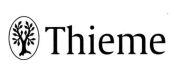

Klientenzentrierte Ergotherapie
Umsetzung in die Praxis

Herausgegeben von
Thelma Sumsion

Deutsche Übersetzung von
Barbara und Jürgen Dehnhardt

Geleitworte von
Christine Craig und John Glossop

Georg Thieme Verlag
Stuttgart · New York

Übersetzer:
Barbara und Jürgen Dehnhardt
Sieverstraße 18
30625 Hannover

Umschlaggestaltung: Thieme Verlagsgruppe
Umschlaggrafik: Martina Berge, Erbach

Die Deutsche Bibliothek –
CIP-Einheitsaufnahme

Ein Titeldatensatz dieser Publikation kann bei Der Deutschen Bibliothek angefordert werden.

Originalausgabe:
This translation of Thelma Sumsion, Client-Centred Practice in Occupational Therapy, 1e is published by arrangement with Churchill Livingstone, a Division of Harcourt Brace and Company Limited
© Harcourt Brace and Company 1999

Grafiken: Uwe Neumann

© 2002 Georg Thieme Verlag
Rüdigerstraße 14
D-70469 Stuttgart
Unsere Homepage: http://www.thieme.de

Printed in Germany

Satz: Burkhardt & Hagedorn GbR, Stuttgart

Druck: Wilhelm Röck, Graphische Betriebe, Weinsberg

ISBN 3-13-129321-7   1 2 3 4 5 6

Geschützte Warennamen (Warenzeichen) werden **nicht** besonders kenntlich gemacht. Aus dem Fehlen eines solchen Hinweises kann also nicht geschlossen werden, dass es sich um einen freien Warennamen handele.

Das Werk, einschließlich aller seiner Teile, ist urheberrechtlich geschützt. jede Verwertung außerhalb der engen Grenzen des Urheberrechtsgesetzes ist ohne Zustimmung des Verlages unzulässig und strafbar. Das gilt insbesondere für Vervielfältigungen, Übersetzungen, Mikroverfilmungen und die Einspeicherung und Verarbeitung in elektronischen Systemen.

Widmung

Marjorie und Clarence, für alles was sie mich über Liebe und meine ländlichen Wurzeln gelehrt haben.

Juri für sein Vertrauen in mich und dafür, dass er mir gezeigt hat: das Leben ist dazu da, gelebt zu werden.

Doe, deren kreatives Beispiel mir den Mut gegeben hat, es allein zu schaffen.

Und allen meinen Freunden, die an mich geglaubt haben, wenn ich es selbst nicht mehr konnte.

Autoren

Anne Carswell, PhD OT(C)
Associate Professor and Director, School of Rehabilitation Science, Universität von British Columbia, Vancouver, British Columbia, Kanada
Anne Carswell ist eine der Autorinnen des *Canadian Occupational Performance Measure* (COPM).

Christine Craig
Direktorin der Ergotherapie-Ausbildung an der Brunel-Universität London, Großbritannien
Frühere Vorsitzende des College of Occupational Therapists (Kammer für Ergotherapie)

Marie Gage MSc BSc(OT) OT(C)
Collective Wisdom Management, Haliburton, Ontario, Kanada
Marie Gage unterrichtet klientenzentrierte Versorgungsplanung bei interdisziplinären Teams, die ihre Versorgung koordinieren möchten.

John Glossop
Vorsitzender des *Lancaster Disablement Information and Support Centre* (Lancaster Informations- und Unterstützungs-Zentrum für Behinderte), Großbritannien

Sandra Jean Graham Hobson MAEd OT(C)
Associate Professor, Schule für Ergotherapie, Universität von Western Ontario, London, Ontario, Kanada
Sandra Hobson unterrichtet klientenzentrierte Praxis in Bezug auf ältere Erwachsene mit kognitiven Störungen und auf junge Erwachsene mit erworbener Hirnschädigung.

Alice Kusznir MEd OT(C)
Leitende Ergotherapeutin und *Senior Occupational Therapist* im Befindlichkeits- und Angstprogramm, Zentrum für Sucht und Psychiatrie, Toronto, Ontario, Kanada
Alice Kusznir arbeitet seit 20 Jahren mit Menschen mit psychischen Störungen, sie hat spezielles Interesse an Stimmungsstörungen und an klientenzentrierter Praxis.

Mary Anne McColl PhD OT(C)
Leiterin der Abteilung Ergotherapie und Professorin an der *School of Rehabilitation Therapy,* Queen's Universität, Kingston, Ontario, Kanada
Mary McColl ist eine der Autorinnen des *Canadian Occupational Performance Measure* (COPM).

Davina Parker MSc Dip COT SROT
Ergotherapie-Managerin, Universitätskrankenhaus Birmingham *NHS Trust,* Birmingham, Großbritannien
Davina Parker schrieb ihre Magisterarbeit über das *Canadian Occupational Performance Measure* und hat klientenzentrierte Praxis in einem Akutkrankenhaus, einem Hospiz und einer Rehabilitationsabteilung eingeführt.

Nancy Pollock MSc OT(C)
Associate Clinical Professor, School of Rehabilitation Science, McMaster Universität, Hamilton, Ontario, Kanada
Nancy Pollock ist eine der Autorinnen des *Canadian Occupational Performance Measure* (COPM).

Elizabeth Scott MSc OT(C)
Verwaltungsleiterin des *Society Women and Health Program,* Zentrum für Sucht und Psychiatrie – Abteilung Clarke sowie *Assistant Professor,* Institut für Ergotherapie, Universität von Toronto, Toronto, Ontario, Kanada
Elizabeth Scott hat jahrelang klientenzentrierte Praxis untersucht, besonders in Bezug auf psychische Gesundheit und Gesundheitsqualität.

Thelma Sumsion MEd BSc (OT) SROT
Direktorin der Ergotherapieschule der Universität von Western Ontario, London, Ontario, Kanada
Thelma Sumsion interessiert sich bereits seit Anfang der 80er Jahre für klientenzentrierter Praxis, sie führte seinerzeit den Vorsitz der kanadischen Arbeitsgruppe, die die ergotherapeutischen Richtlinien für klientenzentrierte Praxis erarbeitet hat.

Geleitwort

Das Konzept der klientenzentrierten Praxis hat im Laufe der Geschichte der Ergotherapie mal mehr, mal weniger Anerkennung erfahren, aber es gehört eindeutig zu den Herzstücken der Ergotherapie. Immer wieder mussten Ergotherapeuten in der Vergangenheit gegen die Einschränkungen durch das vorherrschende medizinische Modell ankämpfen, um den Grundgedanken der klientenzentrierten Praxis nicht untergehen zu lassen. Die Bezeichnung für diese Art von Arbeit hat sich im Laufe der Zeit verändert und wird es wahrscheinlich auch weiterhin tun, was aber eher auf veränderter Terminologie als auf Veränderung des Grundgedankens beruht.

Wie auch immer benannt – das Eigentliche der Ergotherapie ist die Zusammenarbeit bzw. die Partnerschaft zwischen Klient und Therapeut, die gemeinsam versuchen, die Ziele des Klienten zu erreichen. Diesen zentralen Punkt der Ergotherapie, die wahre Bedeutung von klientenzentrierter Orientierung, zu erfassen und in die Praxis umzusetzen, hat sich als schwieriger herausgestellt als die meisten Ergotherapeuten zugeben.

Das vorliegende Buch führt auf klare, logische Weise die Leitidee der klientenzentrierten Praxis, ihre theoretischen Grundlagen zur weiteren Entwicklung und – wahrscheinlich das Wichtigste für Therapeuten – die praktische Anwendung zusammen. Die Herausgeberin hat eine Gruppe sachkundiger Autorinnen gewonnen, die uns durch ihr Wissen und ihre Erfahrung dabei helfen, das Konzept zu verstehen und umzusetzen. Es werden viele Fallstudien vorgestellt, die sinnvoll klientenzentrierte Praxis verdeutlichen. Wer würde die Rechtfertigung für einen roten Rollstuhl in Frage stellen, nachdem er in Kapitel 6 die Geschichte von Herrn N. gelesen hat?

Die meisten Ergotherapeuten würden heute von sich sagen, dass sie klientenzentriert arbeiten; allerdings wären nur wenige von uns in der Lage, dies tatsächlich nachzuweisen. Dieses Buch will uns helfen, den Beweis zu erbringen, dass die Umsetzung effektiv gelingt. Selten hat es eine günstigere Zeit für klientenzentrierte Praxis gegeben. Mit Hilfe dieses Buches haben Ergotherapeuten jetzt die Möglichkeit, das zu erfüllen, was wir immer für richtig gehalten haben.

1999   Christine Craig

Geleitwort

Ich bin ein ehemaliger Lehrer und bin seit 1983 durch eine subarachnoidale Blutung behindert. Ich benutze einen Rollstuhl und habe eine Hemianopsie. Ich bin verheiratet, habe drei Kinder, einen Hund, eine Katze und zwei Goldfische.

Ich bin einmalig, ich bin keine Ansammlung von Symptomen, ich bin mehr als die Summe meiner Behinderungen. Meine Ziele sind wahrscheinlich nicht die Ihrigen; Dinge, die Sie für Ihre schlichte Existenz für unerlässlich halten, haben für mich möglicherweise wenig oder keine Bedeutung.

Vor meiner Hirnblutung war ich begeisterter Regattasegler. Danach hat ein Outdoor-Sportzentrum sich unendliche Mühe gemacht, damit ich in einem extra für Behinderte adaptierten Trimaran segeln konnte. Es hat Stunden gedauert, das Boot aufzutakeln und mich an Bord zu hieven. Segeln sollte ein gewisses Maß an Gefahr oder einen Adrenalinstoß mit sich bringen, aber dieses Arrangement war so sicher, dass es mich gelangweilt hat; ich bin nie wieder gesegelt.

Ich muss mit meiner Behinderung 24 Stunden am Tag leben; ich bin an Wochenenden, Feiertagen und sogar Weihnachten behindert. Krisen tauchen auf, die den Therapeuten nicht ins Konzept passen. Ich bin auch kein Heiliger. Ich tue Dinge, von denen ich weiß, dass sie nicht gut für mich sind, aber sie machen mir Spaß. Ich bin faul, und Therapien sind dann eher effektiv, wenn sie zu meinem Lebensstil passen. Der therapeutische Nutzen eines schweren Bierglases sollte nicht unterschätzt werden, und meine Koordination hat sich stark durch das wiederholte Stopfen und Anzünden meiner Pfeife verbessert, wobei allerdings anzuraten ist, einen Feuerlöscher in der Nähe zu haben.

Ich bin Teil einer Familie, und deren Bedürfnisse sollten mit bedacht werden. Ein Badezimmer voller Eisengestänge ist in Ordnung, so lange genügend Platz für Teenage-Töchter da ist, die sich dort ihr halbes Leben mit Gesichtspackungen und Haarfärben beschäftigen; bieten Sie mir bloß kein Einzelbett an, wie gesund auch immer. Ich bin ein Ehemann und Vater, der zufällig behindert ist.

Ich gehöre dem Komitee für die Ergotherapie-Ausbildung am St.Martin's College in Lancaster an und war an der Validierung der Ausbildung beteiligt. Zu meiner Freude habe ich Thelma Sumsion kennen gelernt, als ich bei einem Ergotherapie-Kongress einen Vortrag hielt; wir stellten fest, dass wir vieles gemeinsam haben.

Ich bin ein starker Befürworter der klientenzentrierten Praxis und hoffe, dass in Zukunft dieser Ansatz mit gesundem Menschenverstand sich auch auf andere Gesundheitsberufe ausweitet.

1999　　　　　　　　　　　　　　　　John Glossop

Vorwort

Mein Interesse an klientenzentrierter Praxis wurde Anfang der 80er Jahre geweckt, als ich Vorsitzende der ersten von mehreren Arbeitsgruppen war, die vom kanadischen Berufsverband (CAOT) organisiert wurden. Diese Arbeit lief über viele Jahre und führte zu etlichen Veröffentlichungen, von denen viele in diesem Buch erwähnt werden; sie sollen Ergotherapeuten über die klientenzentrierte Praxis informieren und ihnen bei der Umsetzung helfen. Die Mitglieder dieser Arbeitsgruppen waren inspirierend; sowohl Klienten als auch Therapeuten verdanken ihrem Engagement für die klientenzentrierte Praxis sehr viel. Seit Anfang der 80er Jahre haben kanadische Therapeuten mit vielen Schwierigkeiten bei der Einführung der klientenzentrierten Praxis gekämpft, und mehrere Artikel in Fachzeitschriften beziehen sich auf Untersuchungen dazu. Das vorliegende Buch möchte die Entwicklung auf diesem Gebiet fortführen, indem es theoretische und praktische Aspekte gemeinsam anspricht. Die Autorinnen wurden aufgrund ihres Interesses und ihrer unterschiedlichen Erfahrungen mit klientenzentrierter Praxis ausgewählt.

Ich bin 1996 nach England gegangen, und mir wurde schnell deutlich, dass Therapeuten überall in Großbritannien das gleiche Interesse hatten wie ihre kanadischen Kollegen. Aus dieser Entdeckung heraus entstand die Idee für dieses Buch und die Einladung an kanadische und englische Therapeuten, ihr Wissen mitzuteilen. Ich habe die Hoffnung, dass Therapeuten in mehreren Ländern die Hindernisse für die Einführung klientenzentrierter Praxis beiseite räumen und sich zum Wohle ihrer Klienten für diesen Ansatz engagieren.

1999　　　　　　　　　　　　　　　Thelma Sumsion

Anmerkungen zur Übersetzung

Wir haben uns bemüht, die Übersetzung dieses Buches so leicht lesbar wie möglich zu gestalten. Aus diesem Grunde verwenden wir für Wörter, die Personen allgemein bezeichnen, nicht Doppelbenennungen (Therapeutin oder Therapeut, Klientin oder Klient), sondern durchgehend die männliche Form. Darin eingeschlossen sind selbstverständlich alle weiblichen Mitglieder der menschlichen Gesellschaft.

Der Begriff Supervision wird im englischen therapeutischen Kontext als rein fachlich bezogen verwendet und bezieht sich nicht auf psychologische Supervision zur Konfliktbewältigung eines Teams. Er bedeutet, dass ältere, fachlich länger erfahrene Kollegen jüngeren beratend zur Seite stehen in Fragen, die Therapie (z. B. durch Sichtstunden), Dokumentation, Vorgehensweisen, Ethik oder Ähnliches betreffen können. Auch leitende Ergotherapeuten bekommen in Großbritannien Supervision von anderen, in der Krankenhaushierarchie höher Stehenden.

Ein zentraler Begriff des Berufes ist im Englischen das Wort ‚occupation'. Dafür gibt es mehrere Möglichkeiten der Übersetzung wie Beschäftigung, Betätigung, Tätigkeit, Handeln, Berufstätigkeit. Im Einklang mit anderen kürzlich erschienenen Übersetzungen und einer Gruppe von Berufsangehörigen, die sich derzeit mit der Übersetzungsproblematik beschäftigt, haben wir überwiegend das Wort ‚Betätigung' gewählt.

Ein weiterer wichtiger Begriff ist ‚performance'. Je nach Kontext müsste dafür Durch- oder Ausführung, Leistung oder Handlung geschrieben werden, dabei schwingt immer die Qualität der Ausführung mit. Um hier in der Übersetzung zu einer einheitlichen Formulierung zu kommen, haben wir in Ermangelung eines äquivalenten deutschen Wortes das in der Psychologie gängige ‚Performanz' gewählt. Entsprechend bedeutet ‚Betätigungs-Performanz' etwa ‚Qualität der Ausführung einer Betätigung'. Bisher ist in der deutschen ergotherapeutischen Literatur dieser Ausdruck noch wenig bekannt, wir sind aber sicher, dass er sich in Anbetracht der derzeitigen Bewegung zur Eroberung englisch-sprachiger Fachliteratur in kurzer Zeit auch bei uns einbürgern wird.

Kapitel 5 wendet sich hauptsächlich an Ergotherapeuten in Leitungsfunktion. Hier wird im Englischen die Hierarchie in Krankenhäusern deutlich. Wir haben ‚senior therapist' in Ermangelung eines deutschen Äquivalents mit ‚erfahrener Therapeut' übersetzt und ‚junior therapist' mit ‚jüngerer Therapeut'. Gemeint ist dabei im Wesentlichen das Dienstalter und die Erfahrung.

Zu einem wichtigen Teil des Umgangs mit Klienten ist im Zuge der Qualitätssicherung zumindest in Großbritannien ‚informed consent' geworden, die informierte Zustimmung oder auch informiertes Einverständnis des Klienten. Es geht dabei darum, dass den Klienten genau erklärt wird, wie die Therapie ablaufen soll, welche Alternativen es gibt und wie der Therapeut die Erfolgsaussichten sieht. Die Klienten geben ihre Einwilligung, indem sie auf der Krankenakte unterschreiben, dass sie informiert worden und einverstanden sind. Dies hat mehrere positive Aspekte: zum einen ist der Therapeut verpflichtet, seine Therapievorschläge von Anfang an dem Klienten klar zu erläutern, zum anderen hat der Klient die Möglichkeit, Therapieformen abzulehnen, wenn sie ihn nicht überzeugen. Für den Therapeuten bringt es eine rechtliche Absicherung mit sich, wenn der Klient zugestimmt hat.

Wenn mehrere Autoren – wie in diesem Buch – jeweils aus ihrer fachlichen Sicht über ein gemeinsames Thema schreiben, liegt mehrfaches Aufnehmen und Darlegen der Grundgedanken nahe. Hier haben wir – sehr vorsichtig – eingegriffen und einige offensichtliche Wiederholungen gestrichen.

In Kapitel 7 haben wir einen Abschnitt mit sehr detaillierten Bevölkerungsstatistiken über Kanada und Großbritannien nicht mit aufgenommen, weil er uns für die deutschsprachige Ausgabe nicht relevant erschien. Dafür wurden einschlägige kurze Angaben aus deutschen Statistiken hinzugefügt. Alle Ergänzungen sind jeweils kenntlich gemacht.

Hannover, Frühjahr 2002

Barbara und Jürgen Dehnhardt

Inhaltsverzeichnis

1	**Überblick über klientenzentrierte Praxis**	1
	T. Sumsion	
1.1	Zunehmende Bedeutung von klientenzentrierter Praxis	3
1.2	Modelle klientenzentrierter Praxis	4
1.3	Definitionen	5
1.4	Klientenzentrierte Programme	7
1.5	Ergebnisse und Evaluation	7
1.6	Modell der Betätigungs-Performanz	8
1.6.1	Bestandteile des Modells	9
1.7	Verbindungen des Modells der Betätigungs-Performanz mit anderen Ansätzen	13
1.8	Zusammenfassung	13
	Literatur	14
2	**Der klientenzentrierte Ansatz**	17
	T. Sumsion	
2.1	Darstellungen des ergotherapeutischen Prozesses	19
2.2	Der traditionelle Ansatz zur Intervention	20
2.3	Der klientenzentrierte Prozess	21
2.3.1	Verordnung	21
2.3.2	Befunderhebung und Datensammlung	21
2.3.3	Zielsetzung durch den Klienten	22
2.3.4	Partnerschaft zur Zielerreichung	22
2.3.5	Evaluation	23
2.4	Zusammenfassung	23
	Literatur	23
3	**Berücksichtigung der Umwelt**	25
	T. Sumsion	
3.1	Spezifische Umweltanteile	28
3.2	Kulturelle Umwelt	29
3.3	Ökonomische Umwelt	29
3.4	Rechtliche Umwelt	29
3.5	Physische Umwelt	30
3.6	Politische Umwelt	30
3.7	Soziale Umwelt	31
3.8	Zusammenfassung	31
	Literatur	31
4	**Probleme bei der Umsetzung**	33
	T. Sumsion	
4.1	Definition des Begriffes Klient	35
4.2	Macht	36
4.2.1	Macht über …	36
4.2.2	Macht zu …	37
4.2.3	Schwierigkeiten bei der Umsetzung	37
4.3	Der Therapeut als Unterweiser	38
4.4	Wahlmöglichkeiten für den Klienten	39
4.5	Klientenzentrierte Sprache	39
4.6	Hindernisse	39

4.6.1	Hindernisse auf Seiten des Therapeuten	39
4.6.2	Hindernisse auf Seiten des Klienten	41
4.6.3	Hindernisse durch das Arbeitsumfeld	42
4.7	Zusammenfassung	43
	Literatur	43

5 Einführung klientenzentrierter Praxis ... 45
D. M. Parker

5.1	Einleitung	47
5.2	Probleme bei der Einführung klientenzentrierter Praxis	48
5.2.1	Personalbezogene Fragen	48
5.2.2	Praxisbezogene Fragen	51
5.3	Strategien zur Einführung klientenzentrierter Praxis	54
5.3.1	Lehren und Trainieren	54
5.3.2	Praktische Umsetzung	55
5.4	Zusammenfassung	57
	Literatur	57

6 Klientenzentrierter Ansatz bei Menschen mit kognitiver Beeinträchtigung ... 59
S. J. G. Hobson

6.1	Die Fähigkeit, sich an klientenzentrierter Versorgung zu beteiligen	62
6.2	Strategien für den klientenzentrierten Umgang	63
6.2.1	Erweitertes Erfassen des Klienten	63
6.2.2	Abgestuftes Entscheiden	64
6.2.3	Eintreten für den Klienten	65
6.2.4	Klientenzentrierung mit Ersatzpersonen	65
6.3	Fallbeispiel	67
6.4	Zusammenfassung	68
	Literatur	69

7 Klientenzentrierter Ansatz bei älteren Menschen ... 71
S. J. G. Hobson

7.1	Die Alterswelle	73
7.2	Hindernisse für die klientenzentrierte Versorgung und Strategien zu deren Bewältigung	74
7.2.1	Gesundheitszustand	74
7.2.2	Einstellungen	77
7.3	Zusammenfassung	81
	Literatur	82

8 Klientenzentrierter Ansatz in psychiatrischen Einrichtungen ... 85
A. Kusznir, E. Scott

8.1	Die Entwicklung klientenzentrierter Praxis in der Psychiatrie	87
8.2	Schwierigkeiten bei klientenzentrierter Praxis in psychiatrischen Einrichtungen	90
8.2.1	Widerstreben der Klienten, sich auf den ergotherapeutischen Prozess einzulassen	90
8.2.2	Diskrepanz von Meinungen und Erwartungen zwischen Therapeut und Klient	92
8.2.3	Schwierigkeiten von Klienten, Entscheidungen zu treffen	93
8.2.4	Diskrepanz zwischen der Entscheidung eines Klienten und seinen Fähigkeiten	94
8.2.5	Schwierigkeiten, die Umwelt des Klienten zu verändern	96

8.3	Zusammenfassung	96
	Literatur	97

9	**Klientenzentrierter Ansatz bei Personen mit körperlichen Beeinträchtigungen**	**99**
	M. Gage	
9.1	Einleitung	101
9.2	Sieben Gesichtspunkte für den Umgang mit Klienten	101
9.3	Synergistische Beziehungen	101
9.3.1	Aufbau einer soliden Basis	102
9.3.2	Entwicklung einer gemeinsamen Vorstellung	102
9.3.3	Erhalt der Beziehung	104
9.4	Der Interaktive Planungsprozess	105
9.4.1	Anliegen und Erwartungen des Klienten	105
9.4.2	Fachwissen und Fertigkeiten des Therapeuten	105
9.4.3	Dokumentation des vom Klienten erwünschten Ergebnisses	107
9.4.4	Allgemeine Hypothesen	107
9.4.5	Ressourcen des Klienten	108
9.4.6	Hindernisse bei der Erhebung	108
9.4.7	Validierung der Erhebungsdaten	109
9.4.8	Aushandeln spezieller Behandlungsziele	109
9.4.9	Einverständnis des Klienten	109
9.4.10	Entwerfen und Durchführen des speziellen Behandlungsplanes	109
9.4.11	Evaluation	109
9.5	Schwierige Situationen bei klientenzentriertem Umgang	110
9.5.1	Unterschiedliche Ziele von Klient und Familie	110
9.5.2	Moralische Dilemmata	110
9.5.3	Therapeut als Teil des Teams	111
9.6	Zusammenfassung	111
	Literatur	111

10	**Das Canadian Occupational Performance Measure (COPM)**	**113**
	N. Pollock, M.A. McColl, A. Carswell	
10.1	Ergebnismessung	115
10.1.1	Wonach wird eine Ergebnis-Messinstrument ausgewählt?	115
10.1.2	Individualisierte Ergebnis-Messinstrumente	116
10.2	Beschreibung des COPM	116
10.3	Entwicklung des COPM	118
10.4	Psychometrische Eigenschaften des COPM	118
10.4.1	Praktikabilität	118
10.4.2	Reliabilität	118
10.4.3	Sensitivität	118
10.4.4	Validität	119
10.5	Schwierigkeiten bei der Anwendung des COPM	119
10.6	Fallbeispiele	121
10.6.1	Gemeindenahe Intervention	123
10.7	Zusammenfassung	124
	Literatur	125

11	**Sachverzeichnis**	**127**

Kapitel 1

Überblick über klientenzentrierte Praxis

Zunehmende Bedeutung von klientenzentrierter Praxis   3

Modelle klientenzentrierter Praxis   4

Definitionen   5

Klientenzentrierte Programme   7

Ergebnisse und Evaluation   7

Modell der Betätigungs-Performanz   8

Verbindungen des Modells der Betätigungs-Performanz mit anderen Ansätzen   13

Zusammenfassung   13

1 Übersicht über klientenzentrierte Praxis

T. Sumsion

Dieses Kapitel behandelt die Kernkonzepte der klientenzentrierten Praxis, die klar verstanden sein müssen, ehe eine Umsetzung erfolgreich stattfinden kann. Mehrere Modelle und Definitionen werden vorgestellt mit einem speziellen Blick auf das kanadische Modell der Betätigungs-Performanz (*Canadian Model of Occupational Performance*, CMOP). Außerdem werden Beispiele aus der Praxis für das CMOP aufgeführt, und die Verbindung dieses Ansatzes mit anderen von Ergotherapeuten genutzten Ansätzen wird kurz skizziert.

1.1 Zunehmende Bedeutung von klientenzentrierter Praxis

Klientenzentrierte Praxis in allen Bereichen der Ergotherapie gewinnt zunehmend an Bedeutung. Die Gründe dafür sind komplex, lassen sich aber auf die einfache Einsicht zurückführen, dass der Klient der wichtigste Faktor bei der Intervention ist. Bei der täglichen Arbeit eines Therapeuten scheinen oft Kostenfragen, Probleme mit der Verwaltung oder personelle Engpässe im Vordergrund zu stehen. Die Neigung, diesen Kräften zu weit nachzugeben, muss jedoch überwunden werden, um zu einer Balance zu finden, die alle ergotherapeutischen Fähigkeiten voll dem Klienten zugute kommen lässt.

Im Gesundheitswesen spielt seit den 80er Jahren der Begriff Gesundheitsförderung eine wesentliche Rolle. Er brachte die Erkenntnis mit sich, dass die Klienten selbst in Gesundheitsfragen eingebunden sein müssen und dass sie für ihre eigene Gesundheit verantwortlich sind. Die WHO (*World Health Organisation*) definiert Gesundheitsförderung als „Prozess, der Menschen befähigt, durch stärkere Einflussmöglichkeiten und mehr Eigenverantwortung ihre Gesundheit zu verbessern" (WHO 1994). Die Überzeugung, dass diese Einsicht wichtig ist, hat dazu geführt, sie in viele verbraucher-orientierte Programme aufzunehmen. Durch die weitere Entwicklung in den 90er Jahren sind Selbsthilfegruppen entstanden, die zum Ziel hatten, Bedürfnissen außerhalb professioneller Hilfe gerecht zu werden. Dies sind echte klientenzentrierte Programme. Die Betonung von Verbraucher- und Menschenrechten sowie die technische Revolution haben ebenfalls die Entwicklung der klientenzentrierten Praxis beschleunigt (Gage 1994, Law et al 1995).

Therapeuten sollten wissen, dass die Ergotherapiekammer in Großbritannien (*College of Occupational Therapists*) den klientenzentrierten Ansatz bei Intervention unterstützt, indem sie in ihrer Berufsethik (*Code of Ethics and Professional Conduct*) festschreibt, dass Intervention klientenzentriert und bedürfnis-orientiert sein soll. Ebenfalls wird dort daran erinnert, dass „jeder Klient einmalig ist und seine eigene Sichtweise über den Ergotherapieprozess mitbringt" (*College of Occupational Therapists* 1995). Therapeuten sollten sich die Bedeutung dieser Aussagen klar machen und sich die notwendigen Kenntnisse zur Umsetzung dieses Ansatzes verschaffen.

Viele Initiativen staatlicher und anderer Organisationen haben ebenfalls eindeutig klargestellt, dass Klienten das Recht haben, Entscheidungen bezüglich des Interventionsverlaufs zu treffen und Verantwortung für ihre eigene Gesundheit zu übernehmen. Die *Patient's Charter* (Patientencharta), die 1995 vom *Department of Health* (Gesundheitsministerium) in Großbritannien veröffentlicht wurde, ist ein Beispiel für ein Dokument, das das Prinzip der klientenzentrierten Praxis unterstützt. Der Begriff „klientenzentriert" erscheint dort zwar nicht wörtlich, aber die zugrunde liegenden Prinzipien dieses Ansatzes sind sehr deutlich in den Formulierungen enthalten. Zu diesen Prinzipien gehört das Recht auf eigene Entscheidungen, auf Zugang zu allen nötigen Informationen vor der Entscheidung und zu allen Dienstleistungen (*Department of Health* 1995).

Auch Universitäten sehen die Notwendigkeit, die Ausbildung zukünftiger Therapeuten und Ärzte zu verändern. In der medizinischen Fakultät einer größeren kanadischen Universität wurde kürzlich eine klientenzentrierte Methode zum Fokus des Curriculums gemacht. Diese Methode erkennt an, dass der Patient nicht einfach eine Krankheit hat, sondern auch Erfahrungen damit, die nur er als Individuum kennt. Den Studenten wird an jedem Wochenbeginn ein Fall vorgestellt. Sie interviewen diesen Patienten, diskutieren darüber und lernen dann während der übrigen Woche, was sie wissen müssen, um den Patienten zu behandeln (*Western Alumni* 1997). Während dieses Prozesses ist der Blick auf den Patienten gerichtet, nicht auf den Therapeuten.

Die angeführten Beispiele könnten zu dem Schluss führen, dass klientenzentrierte Praxis von allen Gesundheitsberufen volle Unterstützung erfährt. Es gibt jedoch viele Aspekte dieses Ansatzes, die die Grundüberzeugungen so manches Therapeuten erheblich auf die Probe stellen, wie wir noch sehen werden. Der Konflikt, der aus der Rolle des Klienten im Entscheidungsprozess und den unterschiedlichen Wertvorstellungen des Patienten und des Therapeuten resultiert, wird im Gesundheitswesen noch lange für Kontroversen sorgen (Emmanuel & Emmanuel 1992). Ein klientenzentrierter Ansatz stellt mit Sicherheit neue Anforderungen an alle Beteiligten (Wilson 1985).

Überlegungen dieser Art gaben den Anstoß zu diesem Buch, das versuchen möchte, die Einführung klientenzentrierter Praxis zu erleichtern. Es ist für alle Therapeuten geschrieben, ob sie nun praktisch tätig, Abteilungsleiter, Lehrkräfte oder Berater sind, oder sich erst in der Ausbildung befinden. Die Informationen sind relevant für Therapeuten in allen möglichen Settings: in Krankenhäusern, in ambulanter Tätigkeit, in Schulen, Universitäten und in der Industrie. Der Blickwinkel ist sowohl theoretisch als auch praktisch ausgerichtet, mit besonderer Beachtung der Lösung einiger schwierigerer Aspekte bei der Umsetzung.

Das Buch beginnt mit der Vorstellung verschiedener Modelle mit klientenzentrierter Praxis, besonders des kanadischen Modells der Betätigungs-Performanz, das von Ergotherapeuten entworfen wurde. Die folgenden Kapitel behandeln den klientenzentrierten Ansatz, die Berücksichtigung der Umwelt und Fragen der Umsetzung. Eine ergotherapeutische Leiterin beschreibt detailliert die Einführung des klientenzentrierten Ansatzes in Abteilungen. Weitere Kapitel besprechen die Umsetzung bei unterschiedlichen Klientengruppen, z. B. solche mit kognitiven Störungen, bei alten Menschen, Klienten mit psychischen oder körperlichen Beeinträchtigungen. Das letzte Kapitel informiert über das *Canadian Occupational Performance Measure*, ein gut einsetzbares Ergebnis-Messinstrument. Alle Autoren sind überzeugt von klientenzentrierter Praxis und haben die gemeinsame Hoffnung, dass „klientenzentriert mehr ist als die neueste Mode" (Sherr Klein 1997).

Dieses Buch handelt von klientenzentrierter Praxis, und deshalb ist die Bezeichnung Klient der bevorzugte Ausdruck für die Person oder die Personen, mit denen der Ergotherapeut zu tun hat. In den nachfolgenden Kapiteln wird das Wort Klient durchgehend benutzt. In diesem Kapitel wird das Wort Patient dann verwendet, wenn es der Autor benutzt, dessen Arbeit vorgestellt wird.

1.2 Modelle klientenzentrierter Praxis

Klientenzentrierte Praxis ist nicht speziell ergotherapeutisch. Mehrere Modelle, die sich auf den Klienten konzentrieren, stammen von anderen Disziplinen. Robinsons Modell (1991) zeigt eine patientenzentrierte Umgebung auf, in der die Therapie- und Versorgungsbedürfnisse des Patienten in die Planung und die Ausführung aller Gesundheitsdienste integriert sind. Das Modell hat drei Hauptkomponenten. Die erste betrifft die „Organisations-Selbstversorgung", d. h. die Aufgabe der Institution, den in ihr Tätigen den erforderlichen Rückhalt zu geben. Die zweite Komponente, „Partner in der Gesundheitsversorgung", berücksichtigt die interdependenten Rollen der Erbringer von Therapie- und Versorgungsleistungen und die notwendige Kommunikation und Zusammenarbeit aller Beteiligten. Der dritte Aspekt betrifft den „Umgang mit dem Wandel". Wir müssen damit leben, dass sich die Umwelt fortwährend verändert; viel Dynamik, die die Gesundheitsberufe zur Kenntnis nehmen müssen, begleitet diese Veränderungen. Jedes Modell, das den Dienst am Klienten zu verbessern sucht, muss auch die Bedürfnisse der Therapeuten berücksichtigen.

Levenstein et al (1986) heben hervor, dass Ärzte und Patienten unterschiedliche Ausgangspositionen haben. Der Arzt soll eine differenzierte Diagnose erstellen durch Anamnese, körperliche Untersuchung und Laborresultate. Der Patient bringt Erwartungen, Gefühle und Bedenken mit und versucht, die Erfahrungen mit seiner Erkrankung zu verstehen. Innerhalb eines klientenzentrierten Ansatzes versucht der Arzt, auch die Position des Patienten zu erkunden und sie mit seiner eigenen abzustimmen. Dieses In-Einklang-bringen führt zu einem positiven Ergebnis sowohl für den Klienten als auch für den Arzt, es wird erleichtert durch Beachtung von sechs interagierenden Komponenten des klientenzentrierten Prozesses (Stewart et al 1995). Dies sind:

- sowohl die Krankheit als auch die Krankheitserfahrung erfassen
- die ganze Person verstehen

- Gemeinsamkeiten für den Umgang herausfinden
- Vorsorge und Gesundheitsförderung einbeziehen
- die Patient-Arzt-Beziehung fördern
- realistisch sein.

All diese Komponenten können in unterschiedliche Aspekte unterteilt werden. Zur Krankheitserfahrung beispielsweise gehören die Vorstellungen und Gefühle des Patienten sowie die Auswirkungen der Krankheit auf seine Lebensführung. Der Prozess des Gemeinsamkeiten-Findens bezieht sich auf Probleme, Ziele und die Rolle sowohl des Arztes als auch des Patienten. Um die Patient-Arzt-Beziehung zu fördern, müssen Fragen der Verantwortungsteilung und der Selbsteinschätzung bedacht werden (Stewart et al 1995). Die letzte Komponente heißt „realistisch sein". Diese zwei Wörter wollen wohl bedacht sein, da es sich oft als schwierig in der klientenzentrierten Praxis erweist, zusammen mit dem Patienten realistische Ziele zu setzen. Es führt nicht weiter, wenn der Patient mit unrealistischen Zielen nach Hause geht, die die Fortschritte eher behindern als fördern.

Speechley (1992) stellt ein Modell aus dem Royal Marsden Hospital vor, das die Partnerschaft, die zwischen dem Patienten und dem Therapeuten geschaffen werden muss, betont. Der Therapeut bringt Expertenwissen und – hoffentlich – Langzeitunterstützung ein. Der Patient bringt die Erfahrungen mit einer Langzeiterkrankung mit. Gemeinsam können diese beiden einen Plan machen und ihn während der Umsetzung ständig re-evaluieren. Dieses Konzept wird hier im Buch noch mehrfach auftauchen.

Alle genannten Modelle betonen den wichtigen Beitrag, den sowohl Klient als auch Arzt / Therapeut in die Intervention einbringen, und die Stärke, die daraus resultiert, wenn diese Beiträge sinnvoll kombiniert werden. Die Modelle verheimlichen auch nicht, dass die Anwendung des klientenzentrierten Ansatzes nicht so einfach ist, weil zum Erfolg viele Dinge gelernt und bedacht sein wollen. Man könnte sagen, dass der klientenzentrierte Ansatz eine andere Art zu denken und eine andere Einstellung ist (Fehrsen & Henbest 1993). Um alles im Blick zu haben, ist es hilfreich, sich die folgenden vier Fragen zu stellen: Mit wem spreche ich? Woher kommt diese Person? Wie ist ihre Situation? Was ist ihr Problem? Weston et al (1989) erweitern diese Fragen, indem sie mehrere Dimensionen der Krankheitserfahrung nennen, die der Arzt berücksichtigen sollte. Hierzu gehören die Vorstellungen der Patienten, ihre Gefühle und was sie für falsch halten, ihre Erwartungen an den Arzt und die Auswirkungen der Erkrankung auf ihr Handeln. All diese Dinge sind ebenso relevant für Ergotherapeuten, wenn sie versuchen, die Betätigungs-Performanz aus der Sicht des Klienten zu verstehen. Die folgenden Kapitel dieses Buches werden sich noch mit einem weiten Spektrum von Fragen und Überlegungen befassen, die das Verstehen des klientenzentrierten Ansatzes und dessen Anwendung erleichtern.

1.3 Definitionen

Bevor der praktisch tätige Therapeut klientenzentrierte Praxis umsetzen kann, sollte er eine klare Definition dieses Ansatzes kennen. Man kann unmöglich die Wirkung eines Ansatzes evaluieren ohne klare Definition dessen, was angewendet wurde. Viele Autoren haben Teildefinitionen für klientenzentrierte Versorgung angegeben, andere haben wohlüberlegte komplette Definitionen vorgestellt. Ein Schlüssel zur patientenzentrierten Methode besteht für den praktisch tätigen Therapeuten darin zu versuchen, in die Welt des Klienten einzutreten und die Erkrankung mit dessen Augen zu sehen (Brown et al 1989). McCracken et al (1983) erweitern dies noch, indem sie sagen, dass „das Wesentliche der patientenzentrierten Methode der Versuch des Arztes ist, die Bedeutung der Krankheit für den Patienten zu verstehen. Anstatt die Krankheit aus seiner eigenen Sicht der Welt zu interpretieren, versucht er, in die Welt des Klienten einzudringen. Das bedeutet die Beantwortung der Frage, warum der Patient gekommen ist und was seine Gefühle, Erwartungen und Befürchtungen sind." Auch Henbest und Fehrsen (1992) unterstützen diesen Ansatz. Für diese Autoren bedeutet „patientenzentriert", den Patienten als Person in den Mittelpunkt der Beratung zu stellen und sich zu bemühen, seine Gedanken, Gefühle und Erwartungen sowie seine Symptome zu verstehen.

Grol et al (1990) nennen als Komponenten des patientenzentrierten Arbeitens:

- den Patienten und seine Probleme, Vorstellungen und Erwartungen ernst nehmen
- den Patienten in Entscheidungen einbeziehen
- Informationen geben, damit der Patient Verantwortung für seine eigene Gesundheit übernehmen kann
- sich verantwortlich fühlen für nicht-medizinische Aspekte des vorgestellten Problems.

Patientenzentrierte Versorgung ist definiert worden als „individuelle und holistische Versorgung, diktiert von den Bedürfnissen und Wünschen jedes Patienten". Die Bedürfnisse der Versorger spielen erst in zweiter Linie eine Rolle (Nuffield Institute 1995). Eine andere Definition besagt, dass der klientenzentrierte Ansatz „auf der Überzeugung beruht, dass der Klient die wichtige Person in der Beziehung ist, und dass er, wenn ihm dazu Gelegenheit geboten wird, die Möglichkeit und die Fähigkeit hat, sich selbst zu helfen" (Dexter & Walsh 1986).

Innerhalb der Ergotherapie gab es zunächst keine ausreichende Definition zur klientenzentrierten Praxis. Da es schwierig ist, zu versuchen und noch schwieriger zu schaffen, etwas anzuwenden, das nicht klar definiert oder verstanden ist, hat das Fehlen einer Definition und damit einer klaren Anleitung zur Umsetzung die Verbreitung von klientenzentrierter Praxis in der Ergotherapie behindert (Gage 1994, McColl & Pranger 1994). Law et al kümmerten sich darum, indem sie klientenzentrierte Praxis 1995 so definierten:

ein Ansatz innerhalb der Ergotherapie, der von einer Philosophie des Respekts für und Partnerschaft mit Personen, die behandelt werden, ausgeht. Er erkennt die Autonomie von Menschen an; die Notwendigkeit, dass der Klient eine Auswahl bei Entscheidungen bezüglich seiner Betätigungs-Bedürfnisse hat; die Stärken, die ein Klient in die Ergotherapie mitbringt und den Nutzen der Klient-Therapeut-Partnerschaft sowie die Notwendigkeit, dass der Klient Zugang zu Behandlungen hat, die in seine Situation passen.

Diese Definition lenkt den Blick auf viele Komponenten aus dem Modell der Betätigungs-Performanz, das später ausführlich dargestellt wird. Sie benennt auch mehrere wichtige Konzepte, die der Therapeut einbringt. Dazu gehört der Respekt für den Klienten und die Partnerschaft mit ihm. Die Autonomie, die Stärken und das Bedürfnis nach Auswahl müssen ebenfalls vom Therapeuten respektiert werden. Auch Fragen des Arbeitsumfeldes und der Zugang zu speziellen Dienstleistungen müssen von uns bedacht werden. Es muss aber auch gesehen werden, dass sowohl Therapeut als auch Klient und Umwelt Hindernisse bei der Umsetzung klientenzentrierter Praxis darstellen können. Darauf soll in den Kapiteln 4 und 9 näher eingegangen werden.

Aus einem Forschungsprojekt in Großbritannien entstand 1997 der Entwurf einer britischen Ergotherapie-Definition für klientenzentrierte Praxis. In der ersten Phase dieses Projekts wurde die Delphi-Technik angewandt, sie ermöglichte 63 Therapeuten, sich an der Erarbeitung einer Definition zu beteiligen. Über mehrere Monate verteilt wurden vier Fragebögen an diese Therapeuten geschickt. Der erste Bogen beschrieb eine Reihe von Aspekten der klientenzentrierten Praxis aus der Literatur und fragte die Teilnehmer, welche dieser Komponenten in die Definition einfließen sollten. Es waren Punkte zu benennen, die nicht aufgenommen werden, und andererseits Punkte, die ihrer Meinung nach zusätzlich hinein sollten. Der zweite Bogen enthielt die aus der ersten Runde zusammengetragene Liste von aufzunehmenden Punkten. Die Teilnehmer wurden dann gebeten, die fünf wichtigsten Punkte aus jeweils drei Gruppen zu benennen, die in der endgültigen Definition enthalten sein sollten. Die drei Gruppen betrafen den Therapeuten, den Klienten und klientenzentrierte Praxis im Allgemeinen. Der nächste Bogen enthielt wieder die Ergebnisse und fragte, ob die Therapeuten mit diesen fünf Punkten in jeder Gruppe einverstanden waren. Danach wurden diese Punkte benutzt, um die Definition zu entwerfen, die dann für einen abschließenden Kommentar an die Teilnehmer geschickt wurde. Der daraus resultierende Definitionsentwurf lautet (Sumsion 1999):

Klientenzentrierte Ergotherapie ist eine Partnerschaft zwischen Therapeut und Klient. Den Betätigungszielen des Klienten wird Priorität eingeräumt, sie stehen im Mittelpunkt von Erhebung und Therapie. Der Therapeut hört dem Klienten zu, respektiert dessen Maßstäbe und adaptiert seine Intervention so, dass sie den Bedürfnissen des Klienten gerecht wird. Der Klient ist aktiv an der Vereinbarung der Behandlungsziele beteiligt, und es wird ihm durch Training und Unterweisung ermöglicht, Entscheidungen zu treffen. Therapeut und Klient arbeiten gemeinsam an den herausgefundenen Schwierigkeiten, die durch unterschiedliche Umweltaspekte zustande kommen, damit der Klient seine Rollenerwartungen erfüllen kann.

Dieses Projekt macht deutlich, wie komplex die Formulierung einer relevanten Definition innerhalb eines Berufs mit so mannigfaltigen Aspekten wie Ergotherapie ist. Es werden noch ausführliche Diskussionen nötig sein, um sicher zu stellen, dass so viele Faktoren wie möglich bedacht werden. Darum wird diese Definition in nachfolgenden Forschungsprojekten weiter ausgefeilt werden, wobei zusätzliche Gruppen von Ergotherapeuten mit einbezogen werden. Dieser Definitionsentwurf dient jedoch derzeit als Arbeitsdefinition für die Umsetzung der klientenzentrierten Praxis.

1.4 Klientenzentrierte Programme

Einem Therapeuten, der die Einführung des klientenzentrierten Ansatzes erwägt, ist anzuraten, zunächst Beispiele von bereits existierenden Programmen zu überprüfen, wie sie von mehreren Disziplinen angeboten werden. Diese Überprüfung beleuchtet Dinge, die bedacht sein wollen, und erleichtert das Erlernen aufgrund von Erfahrungen anderer. Zum Glück gibt es schon viele Programme mit klientenzentrierter Sichtweise. Einige Beispiele werden hier vorgestellt, und der Leser wird gut daran tun, die Literaturnachweise anzusehen für genauere Informationen. Diese Programme beschäftigen sich mit unterschiedlichen Problemen und Schwierigkeiten von Patienten. Wilson und Hobbs (1995) zum Beispiel beschreiben ihr klientenzentriertes Programm als eine therapeutische Partnerschaft, erstellt von einem Team, das mit psychotischen Patienten arbeitet. Das Hauptaugenmerk ist auf Bündnis, Begleitung, Übereinkunft, Aktion und Zugänglichkeit gerichtet. Input des Nutzers ist sehr wichtig bei Programmen, die bei großer emotionaler Belastung wie Trauer eingesetzt werden (Richmond et al 1994). Ein weitere Aspekt klientenzentrierter Programme besteht darin, die Anzahl der Hausbesuche bei einem Klienten einzugrenzen. Haig et al (1994) beschreiben eine patientenorientierte Rehabilitationsplanung, die eine umfassende Vorplanung für Menschen mit eingeschränktem Zugang zu Therapie darstellt. Sie entwickelten ein Evaluationsinstrument, das sie „Quick Programme" (Schnellprogramm) nennen. Vor dem Hausbesuch wird eine Datensammlung vorbereitet, und alle Teammitglieder füllen ihre speziellen Erhebungsbogen aus. Diese Vorausplanung ermöglicht, dass sich die Beteiligten bei einem einzigen Hausbesuch über den Rehabilitationsplan einig werden können. Klientenzentrierte Programme können auch im Krankenhaus angeboten werden. In einem sehr innovativen Programm wird die Hälfte der Betten für Angehörige oder Freunde der Klienten reserviert, die während des Klinikaufenthaltes als Pflegeperson fungieren (Koska 1990).

Die ergotherapeutische Literatur benennt für die Anwendung von klientenzentrierten Prinzipien mehrere Programme für Klienten mit kognitiven Störungen, von Kindern bis zu erwachsenen Klienten (Hobson 1996, Stewart & Harvey 1990). In diesem Buch wird die These vertreten, dass klientenzentrierte Praxis mit jeder Klientengruppe in jeglichem Setting angewendet werden kann, wobei zugegebenermaßen dies bei einigen Klientengruppen und in manchen Settings schwieriger ist als bei anderen. Einige Dinge, die bedacht sein wollen, wenn klientenzentrierte Praxis angewandt werden soll, werden in den folgenden Kapiteln dargestellt, die teils von kanadischen und teils von britischen Ergotherapeutinnen geschrieben wurden. In Kapitel 6 spricht Sandra Hobson die Probleme an, die auftreten können, wenn der klientenzentrierte Ansatz bei der Arbeit mit Klienten mit kognitiven Störungen angewandt wird. In Kapitel 7 beschreibt sie die ähnlich schwierigen Erwägungen bei der Arbeit mit alten Menschen. Alice Kusznir und Elizabeth Scott erläutern in Kapitel 8 mehrere Falldarstellungen als Beispiele für Schwierigkeiten, die auftauchen können, wenn man mit psychiatrischen Klienten arbeitet. Das letzte derjenigen Kapitel, die sich einer speziellen Klientengruppe zuwendet, ist Kapitel 9. Darin beschreibt Marie Gage den Nutzen eines interaktiven Planungsprozesses bei Klienten mit körperlichen Fähigkeitsstörungen.

1.5 Ergebnisse und Evaluation

Die Effektivität von klientenzentrierter Praxis wird fortlaufend evaluiert, und es entstehen viele Instrumente, die hilfreich dabei sind. Kapitel 10 stellt das *Canadian Occupational Performance Measure* (COPM) vor, ein Ergebnis-Messinstrument, das sich auf die Prinzipien der klientenzentrierten Praxis stützt. Praktisch tätige Therapeuten sehen sich vielfachem Druck ausgesetzt, der die Umsetzung des klientenzentrierten Ansatzes in der Realität einschränkt, wenn nicht nachgewiesen werden kann, dass dieser Ansatz effektiv ist. Greenfield et al (1985) haben eine kontrollierte Studie durchgeführt, in der sie den Klienten zureden, ihre Patientenakte zu lesen, Fragen zu stellen und Entscheidungen bezüglich ihrer Behandlung auszuhandeln. Trotz objektiv schlechteren Gesundheitszustandes berichteten die Patienten der Versuchsgruppe von deutlicheren Verbesserungen bei dem Ausfüllen ihrer Rollen und bei Bewegungsfunktionen als die Patienten der Kontrollgruppe. Einige Autoren haben die Effektivität von klientenzentrierter Praxis in anderen Kulturen untersucht und für das klientenzentrierte Interview positive Ergebnisse erhalten (Henbest und Fehrsen 1992). Patientenzentrierte Beratungen haben verbesserte Handlungsergebnisse wie etwa Zufriedenheit und Compliance, Reduzierung von Sorgen und Symptomen und einen verbesserten physiologischen Zustand ergeben (Henbest & Stewart 1990, Stewart et al 1989). Diese wenigen Studien reichen noch nicht aus, die Überlegenheit des klientenzentrierten Ansatzes zu beweisen. Sie sind jedoch Grund genug, um weitere Studien auf diesem Gebiet zu rechtfertigen und um Therapeuten zu ermutigen, sich weiterhin um die effektive Umsetzung klientenzentrierter Praxis zu bemühen.

1.6 Modell der Betätigungs-Performanz

Ergotherapeuten sind in der beneidenswerten Lage, ein eigenes Modell zu haben, auf das sie klientenzentrierte Intervention stützen können. Das Modell der Betätigungs-Performanz bildet die Grundlage für klientenzentrierte Praxis in der Ergotherapie. Eine kanadische Arbeitsgruppe, gemeinsam finanziert vom kanadischen Verband der Ergotherapeuten (*Canadian Association of Occupational Therapists, CAOT*) und dem Gesundheits- und Sozialministerium (*Department of National Health and Welfare*), hat dieses Modell entwickelt. Es wurde 1982 erstmalig vorgestellt und 1983 und 1997 überarbeitet. Das ursprüngliche Modell stützte sich auf Reed und Sanderson (1980) und stellte den Menschen in den Mittelpunkt von mehreren interagierenden Kreisen (Abbildung 1.1). Der mittlere Kreis stellt die drei Bereiche der Betätigungs-Performanz eines Menschen dar, die im Blickpunkt ergotherapeutischer Intervention stehen. Diese Bereiche sind Selbstversorgung, Produktivität und Freizeit. Die Performanz-Komponenten – spirituell, physisch, soziokulturell und geistig – finden sich im inneren Kreis. Die Performanz-Komponenten sind es, die einen Menschen einmalig machen, und sie müssen bedacht werden, wenn man über die Bereiche der Betätigungs-Performanz nachdenkt. „Das Wesentliche eines gesunden handlungsfähigen Menschen ist die ausgeglichene Balance dieser vier Performanz-Komponenten, die das Gefühl des Wohlergehens vermittelt" (Sumsion 1997). Der Klient betätigt sich in den Bereichen der Betätigungs-Performanz innerhalb unterschiedlicher Bereiche der Umwelt. Das ursprüngliche Modell ging von der sozialen, physischen und kulturellen Umwelt aus, 1993 wurde die politische, ökonomische und rechtliche Umwelt hinzugefügt (CAOT 1993) (Abbildung 1.2). Insgesamt

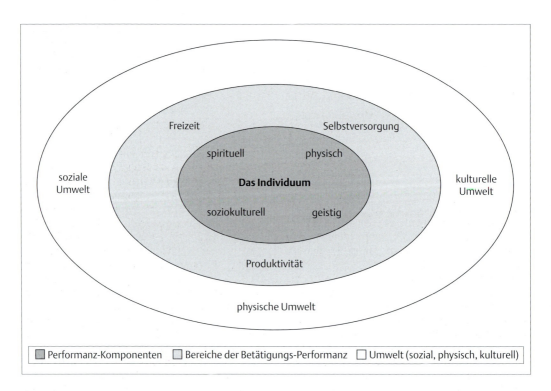

Abbildung 1.1 Interagierende Elemente des Menschen in einem Modell der Betätigungs-Performanz. (Aus den Ergotherapie-Richtlinien für klientenzentrierte Praxis, *Health Canada*. Mit Genehmigung des *Minister of Public Works and Government Services*, Kanada, 1997)

Modell der Betätigungs-Performanz

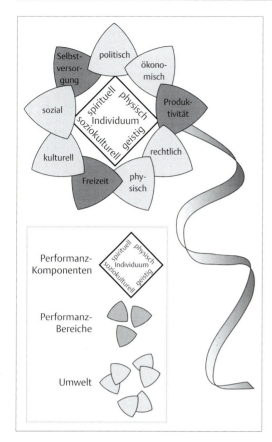

Abbildung 1.2 Interagierende Elemente des Menschen in einem revidierten Modell der Betätigungs-Performanz. (Aus den Ergotherapie-Richtlinien für klienten-zentrierte Praxis bei geistig Behinderten, *Health Canada*. Mit Genehmigung des *Minister of Public Works and Government Services*, Kanada, 1997)

erkennt man aus diesem Modell, dass viele Faktoren die Performanz eines Menschen beeinflussen und dass sie berücksichtigt werden müssen, wenn der klientenzentrierte Ansatz erfolgreich umgesetzt werden soll (Sumsion 1993).

Der Name des Modells wurde 1997 geändert in „Kanadisches Modell der Betätigungs-Performanz (*Canadian Model of Occupational Performance, CMOP*)" (Abbildung 1.3). Diese Version des Modells enthält viele neue Konzepte. Das CMOP ist ein soziales Modell, das den Menschen in einen Sozial-Umwelt-Kontext einbindet, statt die Umwelt als außerhalb des Menschen anzusehen. Für die neue Darstellung war es auch notwendig, die Elemente neu zu ordnen, so dass das Modell weniger statisch wird. Jetzt ist es ein interaktives Modell, das die Beziehungen zwischen den Menschen, der Umwelt und der Betätigung darstellt (L.Townsend, persönliche Mitteilung 1997). Therapeuten ist wohl bekannt, dass in der Wirklichkeit die Interaktion zwischen der Person, ihren Rollen und der Umwelt durchaus dynamisch ist und dass sie ständig verschiedenen Veränderungen gerecht werden muss. Das neue Modell sieht Veränderungen vor und berücksichtigt die Interaktion der einzelnen Elemente.

Selbstversorgung, Produktivität und Freizeit bleiben im mittleren Kreis, werden jetzt aber als Schlüsselbereiche der Betätigung gesehen. Das innere Dreieck stellt nun die Person dar mit der Spiritualität als Kern, um den herum die affektive, kognitive und physische Komponente gruppiert sind. Die Umwelt im äußeren Kreis wird in physisch, institutionell, kulturell und sozial unterteilt (CAOT 1997). Alle diese Teile werden nachfolgend noch ausführlich besprochen.

Dieses klientenzentrierte Modell kann auf Klienten jeden Alters und sowohl bei ambulanten als auch in institutionellen Programmen angewandt werden. Ehe der Therapeut jedoch entscheidet, ob dieses Modell das richtige ist, muss er sich überlegen, wie es in den einzelnen Phasen des ergotherapeutischen Prozesses von der Anfangserhebung bis zur Entlassung angewandt werden kann. Dieser Prozess soll in Kapitel 2 näher beleuchtet werden.

1.6.1 Bestandteile des Modells

Als Hintergrundinformation für die weiteren Kapitel, in denen die Anwendung bei unterschiedlichen Gruppen Erwachsener behandelt wird, sollen hier kurz die Betätigungs- und die Performanz-Komponenten des Modells der Betätigungs-Performanz erläutert werden. Es werden sowohl die Begriffe aus dem ursprünglichen als auch aus dem revidierten Modell dargestellt, um dem Therapeuten zu ermöglichen, den ihm am besten gemäßen Ansatz herauszufinden. Es ist sinnvoll, zunächst die Bestandteile für sich zu klären. Viele Faktoren bestimmen, worauf der Schwerpunkt der Intervention gelegt wird, aber um diese Entscheidung fällen zu können, muss der Therapeut die Bedeutung jeder einzelnen Komponente bzw. jedes einzelnen Bereichs gut durchschaut haben. Er muss sich auch im Klaren darüber sein, dass er alle Bereiche ansprechen muss, wenn er klientenzentriert arbeiten will.

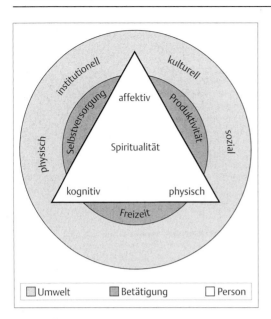

Abbildung 1.3 Kanadisches Modell der Betätigungs-Performanz. (Abdruck mit freundlicher Genehmigung der *Canadian Association of Occupational Therapists 1997 . Enabling Occupation: an occupational therapy perspective.* CAOT Publications ACE, Ottawa, S. 32)

Betätigungs-Bereiche

Die Betätigungs-Bereiche sind Selbstversorgung, Produktivität und Freizeit. Ursprünglich bezog sich Selbstversorgung auf Aktivitäten oder Aufgaben, die routinemäßig ausgeführt werden, um Gesundheit und Wohlergehen eines Menschen in seiner Umwelt aufrecht zu erhalten (Reed & Sanderson 1980). Die neueste Version des CAOT bietet eine einfachere Definition von Selbstversorgung als „Betätigungen, um für sich zu sorgen" (CAOT 1997). Zur Selbstversorgung gehört mehr als nur die Körperpflege. So muss z. B. ein Klient, der seit kurzem nach einem Arbeitsunfall auf den Rollstuhl angewiesen ist, sich über die notwendigen Zeitfaktoren klar werden und dementsprechend seine tägliche Routine verändern. Außerdem muss er notwendige Veränderungen seiner Umwelt wegen seiner neuen Art der Fortbewegung bedenken, oder wie er die Performanz seiner unterschiedlichen Verantwortlichkeiten, z. B. Kinder zur Schule bringen, organisiert bzw. reorganisiert.

Der zweite Bereich ist Produktivität, die ursprünglich definiert wurde als „diejenigen Aktivitäten, die die Person unternimmt, um sich selbst, die Familie und die Gesellschaft zu unterhalten durch die Produktion von Waren und durch Dienstleistungen" (*Department of Health and Welfare & Canadian Physiotherapy Association* 1980). In der Version des CMOP von 1997 wird Produktivität definiert als „Betätigungen, die einen sozialen oder ökonomischen Beitrag leisten oder den ökonomischen Erhalt gewährleisten" (CAOT 1997). Produktivität bedeutet nicht nur bezahlte Arbeit. Es ist das, was jemand tut, um sich produktiv zu fühlen, ob bezahlt oder ehrenamtlich, zu Hause oder in der Gemeinschaft. Stellen Sie sich den Fall einer alleinstehenden Frau vor, die, seit sie erwachsen ist, als Pflegehelferin gearbeitet hat und die plötzlich im Alter von 56 Jahren ihre Stelle verliert. Es ist höchst unwahrscheinlich, dass sie wieder Arbeit findet, wenn die Arbeitslosenquote hoch ist. Die Herausforderung besteht darin, Aktivitäten zu finden, die sie beschäftigen und ihr das Gefühl geben, produktiv zu sein.

Freizeit bestand in der ursprünglichen Definition aus den Breichen des Lebens, die nicht zu Arbeit oder Selbstversorgung gehören (CAOT 1991). Jetzt wird Freizeit einfach als Betätigungen, die man zum Spaß tut, bezeichnet (CAOT 1997). Unter diese Definition fallen verschiedene Aspekte, die für die Ergotherapie wichtig sind. Klienten müssen möglicherweise aufgrund von Verletzung oder Krankheit dabei unterstützt werden zu lernen, wie sie gewohnte Freizeitaktivitäten auf neue Art und Weise weiterhin wahrnehmen können. Ein kürzlich berenteter Mensch, der immer viel zu beschäftigt war, um sich um Freizeitaktivitäten zu kümmern, könnte sich wünschen, neue Aktivitäten zu erlernen. Jemand, der depressiv ist, könnte lernen wollen, mit anderen in Kontakt zu treten, um bei Rückfällen Unterstützung zu bekommen.

Performanz-Komponenten

Tabelle 1.1 liefert die Definitionen der vier ursprünglichen Performanz-Komponenten aus der Version des Modells der Betätigungs-Performanz von 1991. Im Dokument des CAOT von 1997 sind diese Komponenten neu formuliert worden. Die Tabelle zeigt die Veränderungen von den ursprünglich vier separaten Komponenten – geistig, physisch, spirituell und soziokulturell – zu drei Komponenten – affektiv, physisch und kognitiv – die zwar in der Tabelle getrennt definiert, aber von einander abhängig sind.

Ergotherapeuten sind die affektiven, physischen und kognitiven Performanz-Komponenten vertraut, sie berücksichtigen sie immer bei Befunderhebung und Behandlung. Schwierig ist es jedoch, die spirituelle Komponente in die Praxis einzubeziehen. Ihr Stellenwert hat sich von einer der Komponenten zum Herzstück des kanadischen Modells der Betätigungs-Performanz entwickelt. Diese neue Position weist auf die Wichtigkeit hin. Christiansen (1997) betont die Bedeutung, indem sie sagt, „wenn Ergotherapie Menschen als Wesen der Betätigung vollkommen ernst nimmt, muss sie die Spiritualität als wichtige Dimension im täglichen Leben anerkennen".

Spiritualität ist Teil aller Komponenten des Modells. „Sie wohnt den Menschen inne, wird durch die Umwelt geformt und verleiht den Betätigungen Bedeutung" (CAOT 1997). Innerhalb der ergotherapeutischen Literatur haben mehrere Autoren dieses Konzept behandelt, und es wurde in den neueren Ausgaben sowohl der amerikanischen wie der kanadischen Ergotherapie-Zeitschrift eingehend diskutiert. Viele Autoren haben versucht, das Verstehen und die Anwendung dieses Begriffes durch Definitionen und Umschreibungen leichter zu machen. Spiritualität ist definiert worden als Erfahrung von Bedeutung im täglichen Leben, als das Wesentliche eines Menschen, das in Verbindung steht zum Selbst, zu anderen und der gesamten Schöpfung (Urbanowski & Vargo 1994). Spiritualität kann auch als Würde und Wert eines Menschen gesehen werden (Egan & Delaat 1994). Natürlich spielt der Begriff eine wesentliche Rolle innerhalb der Religion, aber in anderer Bedeutung. Spirituelle Angelegenheiten sind sehr persönlich, stehen in Verbindung mit Werten und werden auch durch das kulturelle Erbe beeinflusst. Niemand würde behaupten, dass Ergotherapeuten fähig sein müssten, alle spirituellen Bedürfnisse eines Klienten anzusprechen. Aber ein Ergotherapeut sollte erkennen, dass Klienten die Gelegenheit zum Äußern von derlei Dingen gegeben werden sollte und dass es schwierig sein kann, Erfolg zu haben, ohne diesen Aspekt des Klienten zu verstehen. Oft ist nur nötig, dem Klienten richtig zuzuhören, wenn er solche Bedürfnisse äußert, und ihm Hoffnung und Angenommensein zu vermitteln. Ergotherapeuten wissen, dass dies einen sinnvollen Einsatz der eigenen Person (des Therapeuten) bedeutet (Egan & Delaat 1994, Urbanowski & Vargo 1994).

Ergotherapeuten sollten um die innere Kraft wissen, die es Klienten ermöglicht, auch ange-

Tabelle 1.1 Performanz-Komponenten

Performanz-Komponenten 1991	Performanz-Komponenten 1997
Geistig – gesamte emotionale und intellektuelle Reaktion eines Menschen auf die Umwelt	Affektiv (Fühlen) – Komponente, die alle sozialen und emotionalen Funktionen enthält und zu der sowohl inter- als auch intrapersonale Faktoren gehören
Physisch – motorische Fertigkeiten und sensorische Funktionen	Physisch (Tun) – Komponente, die alle sensorischen, motorischen und sensomotorischen Funktionen enthält
Spirituell – Zustand des Wohlseins; die Kraft, die das ganze Leben durchdringt und dem Leben Sinn gibt	
Soziokulturell – Dimension, die die interpersonalen Beziehungen eines Klienten mit seiner Familie und seinen Gemeinschafts-, Bildungs- und ethnischen Hintergrund beschreibt	
	Kognitiv (Denken) – Komponente, die alle geistigen Funktionen, sowohl kognitive als auch intellektuelle, enthält und zu der u. a. Perzeption, Konzentration, Gedächtnis, Verstehen, Beurteilen und Begründen gehören

Quelle: *Canadian Association of Occupational Therapists* 1991, 1997

sichts großer Schwierigkeiten und Widrigkeiten weiterzuleben. Bei einem kürzlich abgehaltenen Onkologie-Workshop wurde von Spiritualität als dem Bedürfnis nach Sinn gesprochen und von einer Leere, die als Folge von Krankheit auftreten kann (Behan 1997). Die Akzeptanz der spirituellen Dimension schließt auch die Ansichten und Überzeugungen des Klienten bezüglich Willenskraft, Steuerung und Sinn des Lebens mit ein (Christiansen 1997). Wie kann jemand mit einer hohen Wirbelsäulenläsion sonst den Mut finden, sich über das tägliche Leben Gedanken zu machen? Wie können Eltern mit einem schwer behinderten Kind all den kommenden Tagen im Leben dieses Kindes ins Auge sehen? Wie kann eine Mutter mit Krebs im Endstadium stark bleiben, wenn sie weiß, dass sie nicht den Studiumsabschluss der Tochter oder deren Hochzeit miterleben wird? Mit Sicherheit liegt die Antwort auf diese Fragen in der inneren Stärke der jeweiligen Person oder in der eigenen Auslegung ihrer Spiritualität. Darum gehört es zur Rolle des Ergotherapeuten, dem Klienten zu helfen, diese Kraft aufzubringen.

Umwelt

Aussagen zur Umwelt aus zwei früheren Versionen und der neuesten Fassung des Modells der Betätigungs-Performanz werden in Tabelle 1.2 vergleichend kurz vorgestellt. In Kapitel 3 werden sie genauer beleuchtet. Das ursprüngliche Modell benannte die kulturelle, physische und soziale Umwelt und deren Einfluss auf den Klienten. Eine nachfolgende Revision hielt es für sinnvoll, auch die rechtliche, politische und ökonomische Umwelt einzubeziehen. Diese Erweiterung ist eine interessante Aussage vor dem Hintergrund der Entwicklung bzw. des Niedergangs der Gesundheitsversorgung und des zunehmenden Einflusses von Gesetzgebung und Politik. Die neueste Version des Modells behält die kulturelle, physische und soziale Umwelt bei und hat die ökonomische, rechtliche und politische Umgebung in der institutionellen zusammengefasst. Man muss sich darüber klar sein, dass Menschen mit den unterschiedlichen Bereichen der Umwelt dynamisch verbunden sind. Sie alle beeinflussen die Schwierigkeiten, denen sich Klienten gegenüber sehen, und die möglichen Lösungen dieser Probleme.

Tabelle 1.2 Umweltbereiche

Umweltbereiche 1991	Umweltbereiche 1997
Kulturell – Ethos und Wertesystem eines bestimmten Volkes oder einer Gruppe	Kulturell – ethnische, rassische, zeremonielle und Routine-Handlungen, die sich auf dem Ethos und dem Wertesystem von bestimmten Gruppen gründen
Physisch – natürliche und hergestellte Umgebung eines Menschen und strukturelle Grenzen des Lebensraumes	Physisch – natürliche und hergestellte Umgebung wie Gebäude, Straßen, Gärten, Transportmittel, technische Geräte, Wetter
Sozial – Beziehungsmuster von Menschen, die in einer organisierten Gemeinschaft leben	Sozial – soziale Vorlieben bezüglich aller Elemente der Umwelt; Beziehungsmuster von Menschen, die in einer organisierten Gemeinschaft leben; soziale Gruppierungen aufgrund gemeinsamer Interessen, Werte, Einstellungen und Überzeugungen
Rechtlich* Politisch* Ökonomisch*	Institutionell – gesellschaftliche Institutionen, Organisationen und Abläufe, Entscheidungsprozesse, Vorgehensweisen, Zuständigkeiten und Zugänglichkeiten. Diese haben rechtliche, politische und ökonomische Komponenten.

Quelle: *Canadian Association of Occupational Therapists* 1991, 1993, 1997
* *Canadian Association of Occupational Therapists* 1993 (Umweltbereiche, die dem Modell hinzugefügt aber nicht definiert wurden)

1.7 Verbindung des Modells der Betätigungs-Performanz mit anderen Ansätzen

Die zunehmende Betonung der evidenz-basierten Praxis belebt von Neuem die Bestrebung, Interventionen zu etablieren, die auf getesteten und anerkannten Modellen basieren. Dafür ist das Studium und die Durchsicht relevanter Modelle notwendig, auch die Auswahl eines Modells oder einer Kombination von mehreren als Basis für die Intervention. Klientenzentrierte Praxis ist ein Ansatz, der leicht mit anderen Praxisansätzen oder mit anderen Modellen kombiniert werden kann. Ein klientenzentrierter Ansatz stellt sicher, dass Klient und Therapeut als Partner zusammenarbeiten, dass der Klient nach ausführlicher Information selbst die Auswahl über zur Verfügung stehende Therapien trifft. Therapeuten können unterschiedliche Ansätze wählen, um diese Partnerschaft zu fördern und zu stärken. So konzentriert sich zum Beispiel der kognitive Ansatz auf Emotionen, Gedächtnis, Aufmerksamkeit und kreatives Denken, die alle mit den Performanz-Komponenten des CMOP in Verbindung gebracht werden können. Bei diesem Ansatz setzen Klienten selbst ihre Ziele, und es werden mit ihnen Bewältigungs-Fertigkeiten geübt, die ebenfalls zentral in einem klientenzentrierten Ansatz stehen. Der rehabilitative Ansatz ist kompensatorisch und konzentriert sich auf die Adaptation der Umwelt. Das CMOP gibt detaillierte Informationen zu einer Reihe von Umweltbereichen, die die Überlegungen zu solchen Adaptationen fördern. Dieser Ansatz ist flexibel und geht auf individuelle Bedürfnisse ein, der Mensch wird bewusst befragt und ist beteiligt – Schlüsselelemente eines klientenzentrierten Ansatzes. Beide Ansätze enthalten Elemente, die mit klientenzentrierter Praxis harmonieren. Beide betonen zumindest teilweise die Reaktion auf individuelle Prioritäten im Zusammenhang mit den Schwierigkeiten, die sowohl durch die Probleme des Klienten als auch durch die jeweilige Umwelt zustande kommen.

Es ist hier nicht der Versuch unternommen worden, alle Ansätze, mit denen Ergotherapeuten arbeiten, komplett vorzustellen, auch nicht der Versuch, in die Debatte einzusteigen, was der Unterschied zwischen einem Modell, einem Bezugsrahmen und einem Ansatz ist. Es ist jedoch hoffentlich deutlich geworden, dass klientenzentrierte Praxis sich harmonisch in viele andere Praxisansätze einfügt. Zentrale Dinge in der klientenzentrierten Praxis, z. B. dass Klienten selbst die Ziele setzen, dass der Therapeut flexibel genug ist, um sicherzustellen, dass der Ansatz zum Klienten passt und dass der Therapeut die notwendige Anleitung gibt – dies alles sind auch in anderen Ansätzen Schlüssel-Komponenten. Eine Ausnahme, was die genannte Harmonie betrifft, könnte der neurophysiologische Ansatz sein, der direktiv ist und dem Klienten wenig Auswahl bietet, wenn auch die Entscheidung, diesen Ansatz anzuwenden, auf eine klientenzentrierte Art zustande gekommen sein kann. Therapeuten sollten dasjenige Praxismodell auswählen, das zum Umfeld, in dem sie arbeiten, passt, auch zu ihrem eigenen Wissensstand und ihren Fähigkeiten, und es dann mit einem klientenzentrierten Ansatz kombinieren.

Ein weiterer Punkt, der vor dem Ende dieses Einführungskapitels angesprochen werden soll, ist die Frage, ob man teilweise klientenzentriert sein kann. Jeder ausgebildete Therapeut weiß, dass es eine der größten Schwierigkeiten ist, genau den richtigen Ansatz, der so effektiv wie möglich für einen bestimmten Klienten ist, auszuwählen und ihn zum richtigen Zeitpunkt und auf die richtige Weise anzuwenden. Es ist die Kombination dieser Elemente, die zu einem erfolgreichen Ergebnis führt. In dieser Hinsicht besteht kein Unterschied zu jedem anderen Ansatz. Das Geschick besteht darin, die richtige Kombination zu finden, die der Klient wünscht und akzeptieren kann und die zum Erreichen sowohl kurz- als auch langfristiger Ziele führt. Insofern kann es möglich erscheinen, teilweise klientenzentriert zu sein, wenn die für die Situation dieses Menschen angemessenen Komponenten angewandt werden, die sich an den Zielen des Klienten und den relevanten Umweltbedingungen orientieren.

1.8 Zusammenfassung

Ergotherapie basiert auf einer ganzheitlichen Sicht des Klienten. Klientenzentrierte Praxis bietet die Form und den Rahmen, um sicherzustellen, dass Ergotherapie wirklich ganzheitlich und auf jeden Klienten individuell zugeschnitten ist. Aus dem klientenzentrierten Blickwinkel heraus zu praktizieren, ist deutlich schwieriger als aus dem traditionellen direktiven Ansatz. Klient und Therapeut arbeiten zusammen, um die vom Klienten gesetzten Ziele zu erreichen. Der Therapeut ist Fazilitator, der in Partnerschaft mit dem Klienten arbeitet. Gemeinsam beschließen sie, wie die Ziele im Kontext aller relevanten Umweltbereiche erreicht werden können. Der Klient trifft aufgrund von umfassenden Informationen, die verständlich gegeben wurden, die Entscheidung. Es gibt Hindernisse bei der Umsetzung dieses Ansatzes, aber die Kraft der Partnerschaft zwischen Klient und Therapeut kann die meisten überwinden. Der Grad, in dem der Therapeut beteiligt ist, wird vom Klienten entschieden, zumindest können alle Klienten wenigstens teilweise auswählen, und ihre Auswahlmöglichkeit sollte nicht eingeschränkt werden (Baum & Law 1997). Die Anwendung der klientenzentrierten Praxis birgt viele Schwierigkeiten. Nachfolgende Kapitel geben die Ansichten mehrerer Therapeuten wieder, wie man damit in verschiedenen Fachbereichen umgehen kann. Unterschiedliche Sichtweisen sollen dabei bewusst neben einander stehen, um dem Leser die Möglichkeit zu geben, einen klientenzentrierten Weg auszuwählen, der zu dem von ihm gewählten Interventionsansatz und zu den Rahmenbedingungen seines Arbeitsplatzes passt.

Literatur

Baum C M, Law M 1997 Occupational therapy practice: focussing on occupational performance. American Journal of Occupational Therapy 51(4):277–288

Behan S 1997 The spiritual challenges of health care. Occupational Therapy News November:19

Brown J B, Weston W W, Stewart M A 1989 Patient centred interviewing. Part II: Finding common ground. Canadian Family Physician 35:153–157

Canadian Association of Occupational Therapists 1991 Occupational therapy guidelines for client centred practice. CAOT Publications ACE, Toronto

Canadian Association of Occupational Therapists 1993 Occupational therapy guidelines for client centred mental health practice. CAOT Publications ACE, Toronto

Canadian Association of Occupational Therapists 1997 Enabling occupation: an occupational therapy perspective. CAOT Publications ACE, Ottawa

Christiansen C 1997 Acknowledging a spiritual dimension in occupational therapy practice. American journal of Occupational Therapy 51(3):169–172

College of Occupational Therapists 1995 Code of ethics and professional conduct for occupational therapists. College of Occupational Therapists, London

Delbanco T, Muller R, Chapman E 1990 Patient centred care: can your hospital afford not to have it? Hospitals November:48–54

Department of Health 1995 The patient's charter and you. DOH, London

Department of National Health and Welfare and the Canadian Physiotherapy Association 1980 Task force report: Toward assessment of quality of care in physiotherapy. DNHW-CPA, Ottawa

Dexter G, Walsh M 1986 Psychiatric nursing skills: a patient-centred approach. Croom Helm, Beckenham

Egan M, Delaat M D 1994 Considering spirituality in occupational therapy practice. Canadian Journal of Occupational Therapy 61(2):95–101

Emmanuel E J, Emmanuel L L 1992 Four models of the physician-patient relationship. Journal of the American Medical Association 267(16):2221–2226

Fehrsen G S, Henbest R J 1993 In search of excellence. Expanding the patient-centred clinical method: a three stage assessment. Family Practice 10(1):49–54

Gage M 1994 The patient driven interdisciplinary care plan. Journal of Nursing Administration 24(4):26–35

Greenfield S, Kaplan S, Ware J E 1985 Expanding patient involvement in care. Annals of Internal Medicine 102:520–528

Grol R, de Maeseneer J, Whitfield M, Mokkink H 1990 Disease centred versus patient centred attitudes: comparison of general practitioners in Belgium, Britain and The Netherlands. Family Practice 7(2):100–103

Haig A J, Nagy A, LeBreck D B et al 1994 Patient oriented rehabilitation planning in a single visit: first year review of the quick program. Archives of Physical Medicine and Rehabilitation 75:172–176

Henbest R J, Fehrsen G S 1992 Patient-centredness: is it applicable outside the West? Its measurement and effect on outcomes. Family Practice 9(3):311–317

Henbest R J, Stewart M 1990 Patient-Centredness in the consultation 2: Does it really make a difference? Family Practice 7(1):28–33

Hobson S 1996 Being client centred when the client is cognitively impaired. Canadian Journal of Occupational Therapy 63(2):133–137

Law M, Baptiste S, Mills J 1995 Client centred practice: what does it mean and does it make a difference? Canadian Journal of Occupational Therapy 62(5):250–257

Levenstein J H, McCracken E C, McWhinney I R, Stewart M, Brown J B 1986 The patient centred clinical method 1. A model for the doctor patient interaction in family medicine. Family Practice 3(1):24–30

McColl M A, Pranger T 1994 Theory and practice in the guidelines for client centred practice. Canadian Journal of Occupational Therapy 61(5):250–259

McCracken E C, Stewart M A, Brown J B, McWhinney I R 1983 Patient centred care: the family practice model. Canadian Family Physician 29:2313–2316

Nuffield Institute 1995 Progress with patient focussed care in the United Kingdom. Nuffield Institute, University of Leeds

Reed K, Sanderson S R 1980 Concepts of occupational therapy. Williams and Wilkins, Baltimore

Richmond T S, Collican M, McKnew L B, Burton H 1994 Health care ethics forum '94: ethical care from the patient's perspective. American Association of Critical Care Nursing 5(3):308–312

Robinson N C 1991 A patient centred framework for restructuring care. Journal of Nursing Administration 21(9):29–34

Sherr Klein B 1997 Slow dance: a story of stroke, love and disability. Vintage Canada, Toronto

Speechley V 1992 Patients as partners. European Journal of Cancer Care 1(3):22–26

Stewart D, Harvey S 1990 Application of the guidelines for client centred practice to paediatrics. Canadian Journal of Occupational Therapy 57(2):88–94

Stewart M, Brown j B, Weston W W 1989 Patient centred interviewing. Part III: Five provocative questions. Canadian Family Physician 35:159–161

Stewart M, Belle Brown J, Weston W, McWhinney I, McWilliam C, Freeman T 1995 Patient centred medicine transforming the clinical method. Sage, London

Sumsion T 1993 Client centred practice: the true impact. Canadian Journal of Occupational Therapy 60(1):6-8

Sumsion T 1997 Environmental challenges and opportunities of client centred practice. British Journal of Occupational Therapy 60(2):53-56

Sumsion T 1999 A study to determine a British occupational therapy definition of client-centred practice. British Journal of Occupation Therapy 62: in press

Urbanowski R, Vargo J 1994 Spirituality, daily practice and the occupational performance model. Canadian Journal of Occupational Therapy 61(2):88-94

Western Alumni 1997 Learning to Care. University of Western Ontario, London

Weston W W, Brown J B, Stewart M A 1989 Patient centred interviewing. Part 1: Understanding patients' experiences. Canadian Family Physician 35:147-151

Wilson J H, Hobbs H 1995 Therapeutic partnership: a model for clinical practice. Journal of Psychosocial Nursing 33(2):27-39

Wilson R A 1985 Client centred health education: a chance for provider change. Family and Community Health February:1-4

World Health Organisation 1984 Discussion document on the concept and principles of health promotion. Canadian Public Health Association Health Digest 8:101-102

Kapitel 2

Der klientenzentrierte Ansatz

Darstellungen des ergotherapeutischen Prozesses 19

Der traditionelle Ansatz zur Intervention 21

Der klientenzentrierte Prozess 21

Zusammenfassung 23

2 Der klientenzentrierte Ansatz

T. Sumsion

Um Klientenzentrierung in die Praxis umzusetzen, muss der Prozess, der zum Erreichen der angestrebten Ziele führt, verstanden sein. Kapitel 2 zeigt die Sichtweise von vier Ergotherapeutinnen auf den Ergotherapie-Prozess. Der traditionelle Ansatz für Intervention wird mit dem klientenzentrierten verglichen. Diese Gegenüberstellung bildet den Rahmen für die ausführliche Diskussion in den nachfolgenden Kapiteln.

Viel Druck von außen engt die Arbeit eines Ergotherapeuten ein. Solcher Druck beansprucht oft die Zeit, die sonst für Planung und Umsetzung eines kreativen Ansatzes einer Gruppen- oder Einzeltherapie zur Verfügung stünde. Derselbe Druck droht, auch die Arbeit mit Klienten routinemäßig und schematisch statt individuell maßgeschneidert zu machen. Daher müssen Ergotherapeuten sowohl den Ansatz, den sie benutzen, als auch den Prozess, der zu diesem Ansatz gehört und zu einem sinnvollen Ergebnis führen soll, gut durchdenken.

Hier sind mit dem ergotherapeutischen Prozess die speziellen Phasen gemeint, die ein Klient und ein Therapeut von der Verordnung bis zum Ende ihrer gemeinsamen Arbeit durchlaufen. Diese Stadien hängen ab und werden geleitet von dem jeweils vom Therapeuten ausgewählten Modell oder Bezugsrahmen. Es ist wichtig, sich alle Stadien des Prozesses bewusst zu machen, um sicher zu gehen, dass keins ausgelassen und alle optimal für den Klienten genutzt werden.

2.1 Darstellungen des ergotherapeutischen Prozesses

Das Konzept eines therapeutischen Prozesses ist nicht neu für Ergotherapeuten. 1983 entwarfen Reed und Sanderson ein Problemlösungsmodell mit sieben Phasen. Die erste war die Verordnung und die Anfangserhebung, in der der Therapeut Informationen zur Betätigungs-Performanz des Klienten sammelt. Aus deren Analyse ergab sich dann, ob der Klient von ergotherapeutischer Behandlung profitieren würde oder nicht. In der dritten Phase gab es eine formelle Evaluation, um festzustellen, ob der Klient aufgeschlossen für das Konzept der Ergotherapie ist. In der nächsten wurde ein Plan aufgestellt, der viele Aspekte der Intervention berücksichtigte wie Ziele, Medien und anzuwendende Methoden. Dann wurde der Plan ausgeführt, wobei sicher gestellt wurde, dass der Klient verstand, was geschah. Der sechste Schritt war eine zusammenfassende Erhebung, um festzustellen, ob Änderungen am Therapie-Programm vorgenommen werden sollten. Als letztes wurde die Entscheidung getroffen, den Klienten aus der Therapie zu entlassen und gegebenenfalls weitere Therapien zu veranlassen sofern notwendig (Reed & Sanderson 1983).

Dieses Modell eines Problemlösungs-Prozesses bildete die Arbeitsgrundlage für die kanadische Arbeitsgruppe, die das erste Modell der Betätigungs-Performanz entwarf. Dabei ist der Klient aktiv an jedem der sieben Schritte des Ergotherapieprozesses beteiligt. Der erste Schritt ist die Verordnung, hier wird aufgrund der erhaltenen Informationen entschieden, ob der Klient von ergotherapeutischer Intervention einen Nutzen hätte. Die Kriterien für diese Entscheidung werden vom Konzept der Institution, in der der Therapeut arbeitet, bestimmt. Der zweite Schritt ist das Assessment. Daten werden aus mehreren Quellen innerhalb und außerhalb der Ergotherapie zusammengetragen. Interviews, Beobachtung und spezielle standardisierte und nicht-standardisierte Erhebungs-Instrumente sind Teil dieses Assessments, die aus ergotherapeutischer Sicht überprüfen, wie weit der Klient seine Aufgaben erfüllen kann. Eine sorgfältige Auswertung der angesammelten Informationen führt zur Schlussfolgerung und zu Empfehlungen für die Intervention, die genau dokumentiert werden. Die Assessment-Daten werden während des Planungsstadiums geordnet, es werden alle Elemente, die den Ablauf des Programms beeinflussen könnten, durchdacht. Zur Planung gehört einerseits die Wahl eines passenden Modells oder Bezugsrahmens, auf dem die Behandlung aufgebaut werden soll, und andererseits das Erfassen vorhandener Ressourcen für die Intervention. Im Interventionsstadium wird der Plan ausgeführt, indem Therapeut und Klient zusammen arbeiten, um die gemeinsam vereinbarten

Ziele zu erreichen. Re-Evaluation der gemachten Fortschritte geschieht während der gesamten Intervention als Vorbereitung für die Entlassung, die der fünfte Schritt ist. Dies geschieht dann, wenn klar wird, dass der Klient nicht weiter von der Behandlung profitieren kann. Im Idealfall ist die Entlassung bereits von Schritt eins an im Auge behalten und nicht erst jetzt bedacht worden. Es ist wichtig, darauf zu achten, dass alle Aspekte der Intervention abgeschlossen werden, auch die Klient-Therapeut-Beziehung. Nacherhebung ist der nächste Schritt, aber es muss zugestanden werden, dass dies nicht immer und überall möglich ist. Die weitere Beobachtung der Funktionen des Klienten und Bereitstellung zusätzlich notwendiger Informationen gehört leider nicht immer zum Auftrag des Therapeuten. Der letzte Schritt ist die Evaluation der Behandlung. Der Zeitpunkt dafür variiert mit den Rahmenbedingungen der Institution, aber es ist wichtig, dass es einen Mechanismus gibt, um festzustellen, ob die Intervention effektiv war. Arbeitgeber und Ergotherapeuten sollten gemeinsam Kriterien oder Standards aufstellen, um die Qualität jedes einzelnen Stadiums zu kontrollieren (*Department of National Health and Welfare* und *Canadian Association of Occupational Therapists* 1983).

Hagedorn (1995) bezeichnet den ergotherapeutischen Prozess als Fallmanagement. Sie erinnert daran, dass dies kein ausschließlich ergotherapeutischer Prozess ist und dass er auf Konzepten basiert, die auch von anderen Gesundheitsberufen genutzt werden. Clinical Reasoning und Problemanalyse sind Schlüsselkomponenten dieses Prozesses. Sie nennt und diskutiert weitere sechs Kernprozesse der Ergotherapie (Hagedorn 1995):

- Assessment und Evaluation des individuellen Potentials
- Betätigungsanalyse und -adaptation
- Umweltanalyse und -adaptation
- Therapeutischer Einsatz der eigenen Person
- Durchführung der Therapie / Intervention
- Management der Ressourcen

Diese Prozesse sind die Grundlage aller geplanten und durchgeführten ergotherapeutischen Interventionen. Sie sollten während aller Stadien des klientenzentrierten Ergotherapieprozesses, der zwar als sequentielles Unternehmen dargestellt wird, aber in Wirklichkeit eine ständig wechselnde und fließende interaktive Kette von Ereignissen ist, bedacht werden.

Sichtweisen dieses Prozesses werden fortwährend weiterentwickelt und durch Praxismodelle beeinflusst. Fearing et al (1997) haben ein Prozessmodell der Betätigungs-Performanz herausgebracht als Leitlinie für Ergotherapeuten, die versuchen, in der Praxis klientenzentriert vorzugehen. Der Leser wird zur näheren Erläuterung auf Kapitel 10 hingewiesen. Dieses Modell unterstützt klientenzentrierte Praxis und sieht in dem Ergotherapeuten einen Experten sowohl für den Prozess als auch für das Verstehen von Betätigung. Der erste Schritt ist das Benennen, Validieren und die Prioritätensetzung von Problemen der Betätigungs-Performanz. In diesem ersten Schritt erarbeiten Therapeut und Klient Schwierigkeiten bei Betätigungen in der Selbstversorgung, Produktivität und Freizeit. Probleme werden benannt und ihre Wichtigkeit eingestuft. Der zweite Schritt besteht in der Wahl von möglichen Interventionsmodellen. Wie bereits früher erwähnt, kann sich die Intervention auf einen oder mehrere theoretische Ansätze stützen. Der ausgewählte Ansatz wird die Methoden sowohl der Erhebung als auch der Intervention bestimmen. Im dritten Schritt werden Betätigungs-Bereiche und Umweltbedingungen untersucht. Mit der ausgewählten Erhebungsmethode wird herausgefunden, was die Probleme des Klienten verursacht. Im vierten Schritt erarbeiten Therapeut und Klient gemeinsam die Fähigkeiten und Stärken, die der Klient mitbringt, um die herausgefundenen Probleme zu bewältigen. Als nächstes werden die angestrebten Ziel gemeinsam ausgehandelt und Aktionspläne aufgestellt. Es ist wichtig, dass Therapeut und Klient beide mit den Zielen einverstanden sind, weil kaum etwas erreicht werden kann, wenn beide auf unterschiedliche Ergebnisse hinarbeiten. Im sechsten Schritt wird der erarbeitete Plan mit Hilfe von sinnvollen Betätigungen umgesetzt. Als letztes werden die Ergebnisse der Betätigungs-Performanz evaluiert. In Übereinstimmung mit dem Modell der Betätigungs-Performanz haben diese Autoren erkannt, wie wichtig es ist, die Effektivität der Intervention zu evaluieren.

2.2 Der traditionelle Ansatz zur Intervention

Alle Ergotherapeuten halten sich an einen allgemein üblichen oder von ihnen modifizierten Prozess, wenn sie mit Klienten arbeiten, und den meisten ist der traditionelle Ansatz vertraut. Dieser Prozess beginnt mit dem Erhalt einer Verordnung, wie bereits in dem Teil über das Modell der Betätigungs-Performanz dargestellt. Diese Verordnung kann für den Ergotherapeuten entweder speziell für einen individuellen Klienten oder eine Gesamtverordnung für alle Klienten in einem bestimmten Programm sein. Die Angaben auf dieser Verordnung können unterschiedlich sein von deutlich vorschreibend wie die Anweisung, ein bestimmtes Gerät auszugeben, bis zu relativ allgemein, dass bei einem Klienten Probleme bei einer Funktion untersucht werden sollen. Meist gibt es eine bestimmte Verfahrensweise, mit Verordnungen umzugehen, die auch die Zeit vorgibt, innerhalb derer die Untersuchung stattfinden muss.

Der nächste Schritt ist meist ein erstes Treffen zwischen Klient und Therapeut. Es beginnt häufig mit einer Erklärung bezüglich der Verordnung und einer Vorstellung von Angebot und Möglichkeiten der Ergotherapie. Das Gespräch geht dann über in die genauere Vorgeschichte des Klienten und seine derzeitigen Probleme. Der Therapeut wird auch versuchen, wenigstens etwas von der Umwelt zu erfahren, in der der Klient lebt und die seine Betätigungs-Performanz beeinflusst. Um alle Informationen zu bekommen, kann ein Hausbesuch notwendig werden. Weitere Erhebungen können bei dieser oder einer weiter zu vereinbarenden Sitzung durchgeführt werden.

Sobald die Befunderhebung vollständig ist, analysiert der Therapeut die Ergebnisse und trifft dann wieder den Klienten, um ihm vorzustellen, was die Behandlung bieten und wie sie seine erfassten Probleme beheben oder verringern kann. Dann wird die Behandlung durchgeführt. Während der Intervention evaluiert der Therapeut fortlaufend, um zu entscheiden, welche Aspekte wegen Veränderungen des Klienten oder der Umstände modifiziert werden müssen. Wenn entweder die Ziele der Intervention erreicht sind oder eine weitere Behandlung nicht mehr nützlich erscheint, wird die Behandlung beendet. Bei dem heutigen Klima im Gesundheitswesen ist es eher unwahrscheinlich, dass der Therapeut den Klienten später noch einmal wiedersehen kann, um festzustellen, ob er weitere Hilfe braucht. In der Realität gibt es Wartelisten, und sobald ein Klient aus der Behandlung entlassen wird, steht schon der nächste bereit. Wenn möglich und sinnvoll, kann der Klient an ein anderes Programm weitervermittelt werden, um dort Hilfe zu bekommen, aber diese anderen Programme werden meist ebensolche Wartelisten haben.

Als Letztes muss die Evaluation bedacht werden. Die meisten Kostenträger verlangen heute, dass bestimmte individuelle oder methodenspezifische Evaluationen durchgeführt werden, z. B. als Anhörungen, Befunderhebungen vor und nach der Behandlung oder in anderer Form. Diese abschließende Evaluation wird vorbereitet durch die begleitend zur Behandlung laufende Evaluation, die sich dabei schon auf Revisionen der Intervention auswirkt. Insgesamt wird dieser Prozess durch die Zeit- und Ressourcenknappheit beschleunigt, die verlangt, dass der Therapeut so effektiv wie möglich in einem Minimum an Zeit pro Klient arbeitet.

2.3 Der klientenzentrierte Prozess

Im Gegensatz zum traditionellen legt der klientenzentrierte Ansatz den Schwerpunkt auf den Klienten selbst und nicht auf das System, das die Intervention betreibt. Der klientenzentrierte Prozess gibt dem Klienten mehr Kompetenz. Therapeut und Klient bilden eine enge Partnerschaft, um das Erreichen der vom Klienten gewählten Ziele zu ermöglichen. Zum klientenzentrierten Prozess gehören fünf Stadien:

- Verordnung
- Befunderhebung und Datensammlung
- Zielsetzung durch den Klienten
- Partnerschaft zur Erlangung der Ziele
- Evaluation

2.3.1 Verordnung

Die Stadien des klientenzentrierten Prozesses können damit beginnen, dass der Therapeut bei Erhalt der Verordnung diese mit dem Klienten durchsieht und sie dann gemeinsam die Richtung der Intervention festlegen. In der Anfangssitzung sind die Vorstellungen des Klienten und sein Verständnis der Gründe für die Verordnung gefragt. Die Verordnung bestimmt nicht die Intervention; sie stellt eher den Anlass für die erste Sitzung mit dem Klienten und den Anstoß für den Beginn des Prozesses dar. Verhandlungen mit dem Verordnenden können notwendig werden, wenn die Sichtweise des Klienten bezüglich seiner Beteiligung von dessen Sicht abweicht.

2.3.2 Befunderhebung und Datensammlung

Die Anfangssitzung wird benutzt, um Informationen zu sammeln und um die Parameter des Behandlungs-Programms, das verordnet wurde, zu erklären. Dinge wie Anzahl oder Dauer der Sitzungen und Programmvorgaben sollten früh im Prozess vorgestellt werden, ebenso wie der klientenzentrierte Ansatz selbst. Häufig braucht dieser Ansatz etwas Diskussionszeit, weil er für die meisten Klienten neu und ungewohnt ist. Die Effektivität des gesamten Prozesses wird zu diesem frühen Zeitpunkt gefördert, wenn der Klient den Schlüsselaspekt dieser Arbeitsbeziehung, die in eine Partnerschaft übergeht, versteht. Der Schwerpunkt liegt bei dieser Anfangssitzung hauptsächlich auf dem Klienten und nicht so sehr auf den Rahmenbedingungen des speziellen Behandlungsprogramms oder des Systems insgesamt. Der Therapeut bespricht mit dem Klienten dessen Ansichten über das Problem, das zur Verordnung geführt hat, und über Ziele und Wünsche für Veränderung. Man wird dabei oft feststellen, dass diese Ziele und Wünsche nicht unbedingt mit denen des Verordnenden oder auch mit den vom Therapeuten ausgewählten Schwerpunkten übereinstimmen. Methoden werden vereinbart, wie die notwendigen Informationen gesammelt werden entweder über das derzeitige Problem oder über mögliche Ressourcen, die bei der Bewältigung helfen können; der nächste Sitzungstermin wird festgelegt.

Inzwischen gibt es schon einige Instrumente, die bei der klientenzentrierten Sicht in dieser Anfangssitzung und bei der Befunderhebung hilfreich sind. Das *Canadian Occupational Performance Measure* (COPM) wird in Kapitel 10 vorgestellt, es dient sowohl für das Anfangsinterview als auch zum Messen der Ergebnisse. *Das Client Centred Occupational Performance Initial Interview* (CCOPII) wurde für Klienten mit psychischen Problemen entwickelt, die zu Hause leben. Es ist ein halb strukturiertes Interview, das auf der Betätigungs-Performanz basiert (Orford 1995). Klienten werden zu Dingen befragt, die sie bedrücken und die sie davon abhalten, das zu tun, was sie gern tun möchten, mit besonderer Betonung auf Selbstversorgung, Ruhe oder Entspannung, Arbeit, Freizeit und Beziehungen. Das Interview erfasst sowohl den aktuellen wie den früheren Kontext und fragt nach Stärken und Problemen. Kurzfristige Ziele zu Dingen, die der Klient geäußert hat, werden vereinbart und ein Zeitpunkt für eine Überprüfung der Fortschritte bezüglich dieser Ziele festgelegt. Dies sind zwei Beispiele von klientenzentrierten Instrumenten, aber Therapeuten können auch andere Instrumente auf klientenzentrierte Weise benutzen.

2.3.3 Zielsetzung durch den Klienten

Im nächsten Stadium besprechen Therapeut und Klient zusammen alle gesammelten Informationen. Dem Klienten muss genügend Zeit gelassen werden, damit er die Informationen versteht und ausreichend Gelegenheit hat, Fragen zu stellen und Antworten zu bekommen. Eine Forderung an den Therapeuten besteht darin sicherzustellen, dass der Klient alle Informationen hat, die notwendig sind, um eine Entscheidung über Ziele und Methoden der Intervention zu treffen. Dies kann Informationen mit unterschiedlichen Medien erfordern und sich über mehrere Sitzungen hinziehen. Es kann sich zunächst um mündliche und danach um schriftliche Informationen, um Vormachen durch eine Person oder um ein Video handeln. Der Klient sollte Gelegenheit bekommen, die Informationen mit nach Hause zu nehmen, damit er sie überdenken kann und sie ihm helfen, sich Fragen für die nächste Sitzung zu überlegen. Diese Informationen können die Stärken und Probleme der Klienten betreffen, finanzielle und sonstige Hilfen, das Umfeld, Berücksichtigung anderer Betroffener, sowie die Vorschläge des Therapeuten. An diesem Punkt kann es notwendig werden, die Parameter des Programms, die in der Anfangssitzung besprochen wurden, noch einmal zu überdenken. Der Klient muss Realitäten und Grenzen der verfügbaren Ressourcen durchschauen, ehe er die Ziele der Intervention festlegt. Der klientenzentrierte Ansatz macht es erforderlich, dass der Analyse und dem Durchschauen der Erhebungsdaten hinreichend Zeit und Energie gewidmet wird, erst dann setzt der Klient die Ziele. Dies ist möglicherweise der wichtigste Schritt im ganzen Prozess. Die Ziele sind die des Klienten, weil er derjenige ist, der davon profitiert, wenn die Ziele erreicht werden. Der Therapeut profitiert nicht direkt und hat von daher nicht das Recht, ohne das unmittelbare Mitwirken des Klienten einen Plan zu machen (Nicholson & Tobaben-Wissmann 1984). Die Ziele müssen eindeutig formuliert sein und zwar so, dass ihr Erreichen überprüft werden kann. Noch einmal: es muss Zeit für die Diskussion über diese Ziele zugestanden werden, um sicherzustellen, dass alle Beteiligten oder davon Betroffenen sie klar verstanden haben.

2.3.4 Partnerschaft zur Zielerreichung

Therapeut und Klient arbeiten jetzt partnerschaftlich zusammen, um die Ziele zu erreichen. Der Therapeut steuert einerseits erhebliches Wissen zu diesem Prozess bei, andererseits muss er zum Anleiter und Fazilitator werden, der Hindernisse aus dem Weg räumt, damit die vereinbarten Ziele erreicht werden. Dabei müssen ständig aktuelle Informationen gegeben werden, besonders wenn neue Entscheidungen zu treffen sind (Sumsion 1993). Fortlaufende Evaluation geschieht während des gesamten Prozesses, und Therapeut und Klient verständigen sich, wann der Zeitpunkt für eine Re-Evaluation der Ziele gekommen ist und daraufhin die Intervention beendet werden kann. Wie bereits gesagt, müssen Therapeuten rechtzeitig an die Beendigung sowohl der Beziehung zum Klienten als auch anderer Aspekte der therapeutischen Beziehung denken.

2.3.5 Evaluation

Die Form der Evaluation ist die gleiche wie beim traditionellen Ansatz. Hoffentlich gibt es jedoch einen Unterschied, dass nämlich die Ansichten des Klienten offiziell einbezogen werden und nicht nur die etablierten Kriterien des Berufsstandes. In Kapitel 9 stellt Marie Gage Evaluationsmethoden bei Klienten mit physischen Störungsbildern vor. Das COPM (Genaueres dazu in Kapitel 10), das bereits während der Anfangserhebung erwähnt wurde, wird hier wieder aufgenommen; Klienten bewerten erneut ihre eigene Performanz und Zufriedenheit bei den als Ziel gesetzten Betätigungen. Es gibt noch diverse weitere Evaluationsmethoden wie z. B. eine Überprüfung der vereinbarten Ziele oder des Prozesses oder auch spezieller Interventionen. Dabei können unterschiedliche Ergebnis-Messinstrumente benutzt werden.

2.4 Zusammenfassung

In allen Stadien dieses Prozesses treten Fragen auf, die sowohl für den Klienten als auch den Therapeuten aus der jeweiligen Situation erwachsen, sie werden in den folgenden Kapiteln aufgegriffen. Es gibt Ähnlichkeiten zwischen dem traditionellen und dem klientenzentrierten Ansatz. Der Hauptunterschied liegt während des gesamten Prozesses in der Rolle des Klienten, in seiner Position als Schlüsselperson in allen Phasen. Die Partnerschaft – Kern des klientenzentrierten Prozesses – kann nicht zustande kommen, wenn nicht die Beteiligung des Klienten im Vordergrund der Intervention steht. Der ergotherapeutische Prozess muss ernst genommen werden. Man soll jederzeit nachweisen können, dass es sich um einen sorgfältig bedachten Prozess handelt mit genauer Dokumentation über den Beitrag und die Verantwortung aller Beteiligter an der Partnerschaft in jeder Phase des Prozesses.

Literatur

Department of National Health and Welfare and Canadian Association of Occupational Therapists 1983 Guidelines for the client centred practice of occupational therapy. Department of National Health and Welfare, Ottawa

Fearing V G, Law M, Clark J 1997 An occupational performance process model: fostering client and therapist alliances. Canadian Journal of Occupational Therapy 64(1):7–15

Hagedorn R 1995 Occupational therapy perspectives and processes. Churchill Livingstone, Edinburgh

Nicholson J R, Tobaben-Wyssmann S 1984 Client centred rehabilitation: a method for setting realistic goals to meet client needs. Journal of Rehabilitation November/December:39–41,72

Orford J 1995 Community mental health: the development of the CCOPII, a client centred occupational performance initial interview. British Journal of Occupational Therapy 58(5):190–196

Reed K L, Sanderson S R 1983 Concepts of occupational therapy. Williams and Wilkins, Baltimore

Sumsion T 1993 Client centred practice: the true impact. Canadian Journal of Occupational Therapy 60(1):6–8

Kapitel 3

Berücksichtigung der Umwelt

Spezifische Umweltanteile   28

Kulturelle Umwelt   29

Ökonomische Umwelt   29

Rechtliche Umwelt   29

Physische Umwelt   30

Politische Umwelt   30

Soziale Umwelt   31

Zusammenfassung   31

3 Berücksichtigung der Umwelt

T. Sumsion

Dieses Kapitel führt in aktuelle Gedanken über unterschiedliche Aspekte der Umwelt ein, die Überlegungen mehrerer Autoren aus der Ergotherapie werden dargestellt. Eine Fallstudie bietet Gelegenheit zum besseren Verständnis der kulturellen, ökonomischen, gesetzlichen, physischen, politischen und sozialen Umwelt. Diese Anteile der Umwelt sind miteinander verbunden, werden jedoch getrennt behandelt, um die Bedeutung jedes einzelnen besser herauszustellen.

In der ergotherapeutischen Literatur wird der Umwelt zunehmend mehr Aufmerksamkeit gewidmet. Daran wird deutlich, dass die Schwierigkeiten, die Klienten immer wieder mit Teilen ihrer Umwelt haben, zur Kenntnis genommen werden. Ein Beispiel dafür ist die revidierte Fassung des ICIDH (*International Classification of Impairments, Disabilities, and Handicaps*). In diesem Modell steht nicht mehr *disability* (Fähigkeitsstörung) im Vordergrund sondern *activity* (Aktivität), es misst dem Kontext für den Klienten, wenn er eine Aktivität innerhalb der Umwelt ausführt, mehr Bedeutung bei (Chard 1997). Aufgabe des Therapeuten ist es, zum Erreichen der Therapieziele und zum Beseitigen von Hindernissen die Umwelt mit einzubeziehen. Der Sinn dieses Kapitels besteht nicht darin, alles zu vermitteln, was wissenswert ist über die Komplexität der Umwelt. Vielmehr soll der Blick auf eine Fallstudie Therapeuten helfen, Probleme und Lösungen zu erkennen, die in Bezug auf unterschiedliche Anteile der Umwelt bei jedem Klienten zu berücksichtigen sind.

Es gibt viele komplexe und mit einander in Verbindung stehende Konzepte, die den Zusammenhang zwischen Umwelt und Betätigung betreffen (Kielhofner 1995). Menschen suchen nach einer zu ihnen passenden Umwelt, die sie meistern können, und versuchen daher, ihr Umfeld entsprechend zu verändern. Einerseits haben die Menschen in ihrer Umwelt die Freiheit, sinnvolle Auswahlen zu treffen, andererseits fordert die Umwelt auch ein gewisses Betätigungsverhalten von ihnen (Capitman & Sciegaj 1995). Dieses Fordern kann ausgehen von der Art, wie die Umwelt geordnet ist, von den Erwartungen anderer und von Systemen, die zur Steuerung von Abläufen geschaffen wurden. Es kann die Partizipation entweder fördern oder sie behindern (Law 1991). Wie groß der Einfluss der Umwelt ist, hängt von unterschiedlichen Aspekten der Person ab, wie von ihren Werten, Rollen und Gewohnheiten. Zur Ergotherapie gehören Strategien, die die Umwelt berücksichtigen und die sich auf die Betätigungs-Performanz des Klienten im tägliche Leben auswirken. „Therapeuten können Betätigungs-Performanz nicht verstehen, wenn sie nicht auch die Umwelt, in der sie stattfindet, verstehen" (Kielhofner 1995). Das Modell der menschlichen Betätigung sagt, dass die Umwelt das Verhalten beeinflusst und sich auf die Betätigungs-Auswahl auswirkt.

Ergotherapeuten verstehen sich darauf, die Umwelt zu adaptieren. Um die Gründe für eine Fehlanpassung zu erkennen, müssen sie zunächst die Umwelt und deren Auswirkungen analysieren. Dann kann die Umwelt angepasst werden mit dem Ziel, die Zugänglichkeit zu ermöglichen und die Performanz zu erleichtern. Es muss auch bedacht werden, wie groß die Stimulation ist, die von der Umwelt ausgeht (Hagedorn 1997).

Law (1991) hat ausführlich zu Fragen der Umwelt geschrieben. Sie hat Umwelt definiert als „derjenige Kontext und diejenigen Situationen, die außerhalb des Menschen liegen, aber bei ihnen Reaktionen hervorrufen". Ein klinisches Person-Umwelt-Betätigungs-Modell der Betätigungs-Performanz ist auf Konzepten des Modells der Betätigungs-Performanz aufgebaut (Law et al 1996). Die drei Komponenten dieses klinischen Modells sind die Fertigkeiten eines Menschen, die Unterstützung oder Behinderung durch die Umwelt und die Anforderungen von Betätigungen. Betätigungsverhalten geschieht, wenn sich die drei Elemente überschneiden. Die Komponenten interagieren ständig, und auch die einzelnen Komponenten können sich fortwährend verändern. Dieses Modell definiert die Umwelt sehr breit, so dass alle Aspekte einfließen können. Es berücksichtigt auch, dass die Umwelt nicht statisch und oft größeren Veränderungen unterworfen ist als der Mensch. Der Beitrag des Ergotherapeuten besteht darin, das, was der Klient tun möchte oder tun muss und das, was er tun kann, optimal anzugleichen. Das kann nur erreicht werden, wenn die internen Elemente eines Menschen in den Kontext der Umwelt integriert sind (Baum & Law 1997).

3.1 Spezifische Umweltanteile

Die Unterteilung der Umwelt in verschiedene Anteile ist künstlich, weil alle untereinander verbunden sind und weil einzelne Aspekte eines Anteils die anderen zu unterschiedlichen Zeiten beeinflussen. Auch zwischen Person und Umwelt besteht Interdependenz, also ist jeglicher Versuch einer Teilung künstlich (Law et al 1996). Der Blickwinkel auf die persönliche Umwelt eines Klienten wird sich auch je nach seinen Bedürfnissen verschieben (Sumsion 1997).

Diese Interdependenz der Umweltanteile ist bekannt. Dennoch sollen hier sechs unterschiedliche Anteile separat dargestellt werden, um die Bedeutung jedes einzelnen zu unterstreichen. Die Schwierigkeit bei klientenzentrierter Praxis besteht darin, auch wirklich alle Aspekte zu beachten, die einen Bezug zu den Problemen des Klienten haben. Therapeuten vernachlässigen ihre Pflicht gegenüber dem Klienten, wenn sie nicht schon im Anfangsstadium der Intervention den Einfluss jedes einzelnen Aspekts abklären. Einige Anteile können schnell ad acta gelegt werden, andere können zum Zentrum der Intervention werden.

Die hier vorgestellten sechs Umweltanteile stammen aus dem Modell der Betätigungs-Performanz (CAOT 1991, 1993). Es sind die kulturelle, ökonomische, rechtliche, physische, politische und soziale Umwelt. Sie werden einzeln vorgestellt, ihre Reihenfolge stellt keine Rangfolge dar. Jeder Anteil soll anhand des Falles von Herrn C. dargelegt werden.

Der Fall von Herrn C.

Herr und Frau C. sind beide 83 Jahre alt und seit 56 Jahren verheiratet. Sie haben keine Kinder und wohnen in einem zwei-geschossigen, hundert Jahre alten Haus auf dem Bauernhof der Familie von Frau C. Das Badezimmer ist im oberen Stockwerk. Das Land ist zum größten Teil verpachtet, aber die beiden haben noch einen größeren Garten zu pflegen. Frau C. hatte lange einen Antiquitätenladen, in dem sie jetzt noch zeitweilig arbeitet. Herr C. ist Buchhalter. Beide haben einen Führerschein. Eines Tages bekam Herr C. extreme Kreuzschmerzen. Nach ausführlichen Untersuchungen und dem Besuch bei mehreren Ärzten wurden zwei Bandscheiben im unteren Lendenbereich operativ verschmolzen, zwei Tage später erfolgte eine Notoperation zur Entlastung des Drucks im Spinalkanal. Zwei Wochen lag Herr C. auf der Intensivstation, anschließend einige Wochen auf der chirurgischen Station und wurde dann in eine Einrichtung zur Rehabilitation für Wirbelsäulenerkrankungen verlegt. Diese war 160 km vom Haus entfernt, so dass Frau C., die ungern lange Strecken fährt, nur zu Besuch kommen konnte, wenn jemand sie fuhr oder sie selbständig mit dem Zug reisen konnte. Bei der Einlieferung in die Rehabilitationsklinik konnte Herr C. weder laufen noch sich im Bett umdrehen, weder allein essen oder sich anziehen noch schreiben und telefonieren. Er arbeitete hart an seiner Rehabilitation und konnte nach drei Monaten laufen (mit einem Gehgestell), essen, den Oberkörper ankleiden und telefonieren.

Vier Monate nach Verlegung in das Rehazentrum konnte Herr C. probehalber für fünf Tage nach Hause zurückkehren. Das Personal des Zentrums arrangierte mit der zuständigen Sozialstation den Besuch einer Ergotherapeutin, um Hindernisse in der Umwelt zu erörtern, den täglichen Besuch einer Gemeindeschwester und den einer Haushaltshilfe, die in dieser Zeit zweimal für drei Stunden kommen sollte. Der Hausbesuchs-Koordinator des Rehazentrums ging davon aus, dass dieses Arrangement schon deshalb funktionieren würde, weil es beantragt war und plausibel erschien. In der Realität erwies sich, dass die Sozialstation vor Ort nicht kooperativ war; Frau C. hatte Schwierigkeiten, das bestellte Pflegebett zu bekommen, die Ergotherapeutin weigerte sich anzuerkennen, was das alte Haus für dieses Ehepaar bedeutete, und zu verstehen, dass sie nicht umbauen wollten, und die Gemeindeschwester kam spät am Abend. Trotz all dieser Widrigkeiten wurden dieser wie auch weitere Besuche zu Hause für Herrn C. selbst ein Erfolg. Einige Monate später wurde er aus dem Zentrum entlassen und machte weiterhin langsam, aber kontinuierlich Fortschritte. Ein paar Jahre später fuhr er wieder Auto, ging die Treppe zum Badezimmer hinauf und nahm im Grunde sein aktives Leben wieder auf. Reha-Team, Freunde und Familie staunen über Entschlossenheit und Willensstärke sowohl von Herrn C. als auch von seiner Frau, die es ihnen möglich machte, diese großen Schwierigkeiten in ihrem Leben zu meistern und wieder so aktiv zu leben wie vorher.

3.2 Kulturelle Umwelt

Kultur ist ein abstrakter Begriff. Darunter fallen erlernte und übernommene Muster, wie die Welt wahrgenommen und angepasst wird (Fitzgerald et al 1997). Zur Kultur gehören Annahmen, Werte, Normen, Gebräuche und Verhaltensweisen, die von einer Gruppe oder einer Gesellschaft geteilt werden (Kielhofner 1995). Der eigene kulturelle Hintergrund eines Therapeuten oder seine persönlichen Werte oder Vorurteile dürfen nicht den Kontakt mit dem Klienten bestimmen. Kultur kann die Symptome eines Klienten beeinflussen, da sie sich auf das Gefühl auswirkt. Das muss vor allem bedacht werden, wenn man mit psychisch Kranken arbeitet, da kulturelle Erwartungen und Sozialisation sich auf die emotionale Reaktion eines Menschen auswirken. Kummer und Leid werden in einer sozialen Ordnung interpretiert, die durch die Kultur bestimmt ist (Kirmayer 1989).

Ein erster Blick auf Herrn C. scheint keine kulturellen Fragen aufzuwerfen. Herr und Frau C. leben in dem Lande, in dem sie geboren wurden, in einem Ort, in dem sie schon lange zu Hause sind. Dennoch gibt es einiges zu bedenken. Jeder Mensch gehört zu mehreren Kulturen oder Teilkulturen (Sumsion 1997). In diesem Fall muss die ländliche Teilkultur so verstanden werden, dass die Leute hier die Schwierigkeiten, die im Leben auftauchen, selbstverständlich anpacken. Die Elemente der Natur sind eine fortwährende Herausforderung, mit der die Menschen umzugehen gelernt haben. Um zu überleben, müssen sie unabhängig sein, gleichwohl sind sie aber auch bereit, ihren Nachbarn zu helfen. In dieser Kultur muss man nur einmal um Hilfe bitten, und sie wird gewährt. Die Männer der Nachbarfarmen helfen bereitwillig bei Problemen mit dem Rollstuhlzugang und bei Ärger mit dem Katheter. Andere fahren etliche Kilometer, um bei der Apotheke ein Medikament abzuholen und sahen nach, ob sonst noch etwas fehlte.

Die Krankenrolle ist ebenfalls ein wichtiger Aspekt der kulturellen Umwelt. Dieses Paar war eindeutig nicht bereit, diese Rolle zu übernehmen. Unabhängigkeit und Selbständigkeit sind ihnen wichtig, und sie sind entschlossen, diesen Zustand zu erhalten. Die Bedeutung der Familie muss ebenfalls berücksichtigt werden. Dieses Paar hat keine Kinder oder andere Angehörige, die ihnen nahe genug stehen oder die gesund genug sind, um ihnen zu helfen.

Als ein wichtiger kultureller Aspekt ist hier die Ergotherapeutin zu sehen mit ihrem mangelnden Verständnis dafür, welchen Stellenwert die Kultur für dieses Paar einnimmt. Sie akzeptierte nicht die Tatsache, dass sie das ererbte Haus, in dem sie wohnten, nicht verändern wollten. Auch erkannte sie nicht, wie selbstbewusst dieses ältere ländliche Ehepaar ist, sowie dessen Charakterstärke. Die beiden haben gute Ideen und wissen, was gut für sie ist. Sie reagieren unwillig darauf, wenn man ihnen vorschreibt, was sie zu tun haben. Insgesamt hat diese Therapeutin keinen klientenzentrierten Ansatz benutzt.

3.3 Ökonomische Umwelt

Spezielle Literatur über die ökonomische Umwelt in Bezug auf Klienten war nicht zu finden. Täglich liest man jedoch in der Presse von finanziellen Einschränkungen bei Heilmittelerbringern und Programmen im Gesundheitswesen. Diese Einschränkungen wirken sich auf Klienten aus, die sich vielleicht nicht die Therapie leisten können, die sie sich wünschen würden. Die Finanzierung von Langzeit-Einrichtungen ist besonders betroffen, da private Träger versuchen, die Ausgaben zu minimieren und öffentliche Träger mit Budgets auskommen müssen, die nicht die Kosten der Behandlung decken.

Herr und Frau C. haben ein Geschäft, insofern ergaben sich keine unmittelbaren finanziellen Engpässe. Sie werden das Geschäft jedoch nicht auf Dauer weiterführen können, sie müssen sich daher über finanzielle Fragen Gedanken machen, damit sie ihren Lebensstil so lange wie möglich beibehalten können. Viele Jahre lang haben sie Steuern und Krankenversicherung bezahlt, sie haben daher den gleichen Anspruch auf Behandlung und Versorgung wie finanziell schlechter Gestellte. Das Misslingen der Aktion des Hausbesuchs-Koordinators am Reha-Zentrum, die benötigten Gesundheitsberufe zu organisieren, könnte auf begrenzte Reisekosten-Etats zurück zu führen sein.

3.4 Rechtliche Umwelt

Die rechtliche Umwelt gewinnt an Bedeutung, da Klienten zunehmend mit juristischen Angelegenheiten zu tun haben, z. B. bei Unfall- oder Versicherungsleistungen oder bei Verfahren wegen Behandlungsfehlern. Klienten sind inzwischen auch besser informiert über ihre rechtliche Umwelt und ihre Rechte beim Geltendmachen ihrer Bedürfnisse. Therapeuten können sich zwar nicht ständig auf dem Laufenden über Gesetze halten, aber sie sollten wissen, wo man sich beraten lassen kann (Sumsion 1997). Auch über die eigenen

Rechte und Gesetze für ihre Dienstleistungen sollten Therapeuten Bescheid wissen, um sich vor juristischen Auseinandersetzungen schützen zu können.

Es könnte sein, dass Beratung für Herrn und Frau C. nützlich gewesen wäre bezüglich der Therapien, die ihnen zustehen und der Frage, was zu unternehmen gewesen wäre, als diese Dinge nicht vorhanden waren oder nicht so angeboten wurden, wie es hätte sein sollen. Alle Klienten müssen ihre Rechte kennen, besonders wichtig ist dies für ältere Menschen. Nach Herrn C.s schwerer Erkrankung war dem Ehepaar bewusst, dass sie sich um ihre Rechtsangelegenheiten kümmern mussten; sie gingen daher zu einem Rechtsanwalt, aktualisierten ihr Testament und stellten sicher, dass ihre Wünsche respektiert wurden. Ihre Selbstsicherheit und ihre geschäftlichen Erfahrungen machten es ihnen möglich, diese Dinge effektiv zu regeln, aber andere Klienten sind wahrscheinlich nicht in einer solch glücklichen Lage.

3.5 Physische Umwelt

Die physische Umwelt ist die traditionelle Domäne der Ergotherapeuten und auch diejenige, mit der sie am besten vertraut sind. Beispielsweise immer dann, wenn sie sich für ungehinderten Zugang einsetzen, richten sie ihre Aufmerksamkeit auf diesen Teil der Umwelt. Er besteht aus natürlichen Elementen wie Landschaft, Pflanzen, Tieren und gemachten Elementen wie Häusern, Kleidung, Autos (Kielhofner 1995). Die Schaffung der physischen Umwelt wird oft durch gesellschaftliche Werte beeinflusst. „Die Gesellschaft hat eine Umwelt geschaffen, die die täglichen Aktivitäten und die Partizipation vieler Menschen behindert" (Law 1991). Viele Hindernisse der physischen Umwelt schränken die Unabhängigkeit ein. Darum müssen Ergotherapeuten die Umwelt genau untersuchen. Iwarsson und Isacsson (1996) erkannten, wie wichtig eine zuverlässige Erhebung zur Person, Behinderung und vorhandenen Funktion ist und schufen das Erfassungsinstrument *Enabler* (Befähiger). Es misst die individuellen Funktionseinschränkungen, notwendige Mobilitätshilfen und Hindernisse in der Umwelt.

Im Hinblick auf Herrn und Frau C. gibt es viel zur physischen Umwelt zu sagen. Am offensichtlichsten ist der Mangel an Sensibilität bei der Ergotherapeutin, der zu den Bedürfnissen nichts anderes einfiel als der Umbau des Umfeldes. Es gelang ihr weder, den kulturellen Aspekt dieses Vorschlags zu erkennen, noch mit den beiden nach einer Lösung zu suchen, die besser zu ihnen passte. Sie schlug keinen Toilettenstuhl vor und kein Umräumen im Erdgeschoss, um für Herrn C. ein Schlafzimmer zu bekommen. Es blieb Frau C. überlassen, Hilfe für die notwendigen Veränderungen der Umwelt zu finden. Natürlich ist Sicherheit ein wichtiger Faktor. Die Therapeutin könnte darauf fixiert gewesen sein, als sie den Umbau vorschlug, damit Herr C. nicht auf der Treppe gefährdet war. Aber sie ging nicht darauf ein, als er sagte, dass er die Treppe bald bewältigen könne. Sie half ihm auch nicht dabei, indem sie Erleichterungen vorschlug. Seine Entschlossenheit ermöglichte ihm jedoch, sein Ziel zu erreichen, allerdings eher trotz der Therapeuten als mit deren Hilfe. Die Therapeutin schaffte es auch nicht, ihm bei der Bewältigung seiner gemachten Umwelt zu helfen, und beriet nicht mit ihm, wie er sich selber waschen und rasieren könnte. Die physische Umwelt mag zwar im Mittelpunkt stehen, das bietet aber keine Entschuldigung dafür, Wünsche und Ziele des Klienten zu ignorieren. Ergotherapie ist ein kreativer Beruf, der in Partnerschaft mit dem Klienten verblüffende Lösungen physischer Probleme finden kann.

3.6 Politische Umwelt

Ergotherapeuten haben als Einzelpersonen keine lange Tradition von politischem Engagement. Politik wirkt sich jedoch real auf das tägliche Leben der Klienten aus. Die Entscheidung eines Stadtrates oder Kreistages über Finanzierung des öffentlichen Nahverkehrs oder der Absenkung der Bürgersteige hat Auswirkungen auf Klienten. Menschen mit Behinderungen haben traditionell wenig politische Macht, aber das ändert sich rapide. Besonders relevant ist hier die wachsende politische Verantwortung und Macht der Senioren. Therapeuten müssen sich politischer Fragen und dessen, was sie für ihre Klienten bedeuten, bewusst sein und Initiativen von Selbsthilfegruppen unterstützen, wenn diese zu erreichen suchen, dass die Umwelt besser für die Klienten zugänglich wird (Sumsion 1997). Therapeuten müssen eventuell ihre Rolle als Anwalt und Fazilitator herausstellen, damit positive Veränderungen stattfinden. Frau C. ist besonders selbstbewusst, von daher war kein politisches Engagement nötig, aber das entschuldigt nicht das Versäumnis, diesen Aspekt der Umwelt einzubeziehen und festzustellen, welche Fragen bedacht werden sollten.

3.7 Soziale Umwelt

Die soziale Umwelt ist komplex und hat viele verschiedene Komponenten. Sie setzt sich aus sozialen Gruppen zusammen wie Familie und Arbeitskollegen und aus Betätigungsformen wie Anziehen und Angeln (Kielhofner 1995). Herr und Frau C. haben keine große Familie, dafür haben sie viele Freunde, die sozusagen ihre Familie darstellen. Viele Helfer wie zum Beispiel der Fahrer vom Roten Kreuz, der Frau C. in die Stadt fuhr, damit sie ihren Mann besuchen konnte, wurden ebenfalls zu Freunden und bildeten so einen wichtigen Teil dieser Umwelt. Ihr Hof liegt am Rande eines kleinen Dorfes, wo viele Leute ihr ganzes Leben lang gewohnt haben. Diese Beharrlichkeit führt zu engen Bindungen, die sich verstärken, wenn jemand Hilfe braucht. Frau C.s Antiquitätengeschäft ist landesweit bekannt, was ihre sozialen Kreise ebenfalls erweitert, außerdem verleiht es dem Dorf eine herausragende Position.

Auch soziale Rollen müssen beachtet werden. Krankenhäuser bilden eine soziale Umgebung, in der von den Kranken erwartet wird, dass sie sich entsprechend verhalten. Im Krankenhaus wurde von Herrn C. nicht erwartet, dass er in dieser Umgebung völlig gesund wurde. Zu Hause jedoch wurde er als vitaler Mann angesehen in der Rolle des Ehemannes und Hofverwalters. In dieser Umgebung hatte man Vertrauen in seine Stärke und seine Fähigkeiten, und er reagierte sehr positiv darauf. Eine positive soziale Umwelt akzeptiert den Menschen so, wie er ist, und ermutigt ihn, das zu tun, was er möchte. Heute genießt Herr C. seinen Garten, den er plant und organisiert, allerdings erledigt ein Freund die schweren Arbeiten für ihn. Er fährt selbst Auto und führt ein erfülltes Leben, bei dem er in allen Rollen unterstützt und bestärkt wird.

3.8 Zusammenfassung

Diese Falldarstellung betont, wie notwendig es für Therapeuten ist, sich mit Erhebungsinstrumenten vertraut zu machen, die ihnen ermöglichen, alle Aspekte der Umwelt zu evaluieren. Jeder der sechs Umweltanteile muss im Hinblick auf die individuellen Umstände eines Klienten hin berücksichtigt werden. Meist stellt sich heraus, dass einige Anteile wichtiger sind als andere, aber zunächst müssen alle bedacht werden. Um die Bedeutung jedes einzelnen Anteils herauszuarbeiten, wurden sie getrennt dargestellt, aber in der Realität überlappen sie sich häufig. Beispielsweise bildeten die Freunde, die so bereitwillig halfen, sowohl einen Teil der kulturellen wie der sozialen Umwelt. Therapeuten arbeiten in einer sich verändernden Umwelt, die zu mehr Belastung führt, was ihre Fähigkeit, Klienten bei ihren Zielen in allen Umweltaspekten zu unterstützen, beeinträchtigt. Dies darf jedoch nicht ihre Verantwortung verringern, alle Aspekte zu bedenken und mit dem Klienten daran zu arbeiten, Prioritäten zu setzen, um die gesteckten Ziele zu erreichen.

Literatur

Baum C M, Law M 1997 Occupational therapy practice: focusing on occupational performance. American Journal of Occupational Therapy 51(4):277–288

Canadian Association of Occupational Therapists 1991 Occupational therapy guidelines for client centred practice. CAOT Publications ACE, Toronto

Canadian Association of Occupational Therapists 1993 Occupational therapy guidelines for client centred practice. CAOT Publications ACE, Toronto

Capitman J, Sciegaj M 1995 A contextual approach for understanding individual autonomy in managed community long term care. Gerontologist 35(4): 533–540

Chard G 1997 Impairment, activity and participation. British Journal of Occupational Therapy 60(9):383

Fitzgerald M H, Mullavey-O'Byrne C, Clemson L 1997 Cultural issues from practice. Australian Occupational Therapy Journal 44:1–21

Hagedorn R 1997 Foundations for practice in occupational therapy. Churchill Livingstone, Edinburgh

Iwarsson S, Isacsson A 1996 Development of a novel instrument for occupational therapy assessment of the physical environment in the home – a methodologic study on "The Enabler". Occupational Therapy Journal of Research 16(4):227–244

Kielhofner G 1995 A model of human occupation; theory and application. Williams and Wilkins, Baltimore

Kirmayer L 1989 Cultural variations in the response to psychiatric disorders and emotional distress. Social Science Medicine 29(3):327–339

Law M 1991 The environment: a focus for occupational therapy. Canadian Journal of Occupational Therapy 58(4):171–180

Law M, Cooper B, Strong S, Stewart D, Rigby P, Letts L 1996 The person-environment-occupation model: a transactive approach to occupational performance. Canadian Journal of Occupational Therapy 63(1):9–23

Sumsion T 1997 Environmental challenges and opportunities of client-centred practice. British Journal of Occupational Therapy 60(2):53–56

Kapitel 4

Probleme bei der Umsetzung

Definition des Begriffes Klient   35
Macht   36
Der Therapeut als Unterweiser   38
Wahlmöglichkeiten für den Klienten   39
Klientenzentrierte Sprache   39
Hindernisse   39
Zusammenfassung   43

4 Probleme bei der Umsetzung

T. Sumsion

> Dieses Kapitel beschäftigt sich mit Dingen, die die Umsetzung des klientenzentrierten Ansatzes in die Praxis erschweren. Dazu gehören: die Klärung, wer eigentlich der Klient ist; die Übertragung von Macht vom Therapeuten auf den Klienten; der Therapeut als Unterweiser; Sicherheitsprobleme; die klientenzentrierte Sprache. Außerdem werden Hindernisse angesprochen, die in den Therapeuten selber, den Klienten und der Umwelt liegen.

Der Therapeut muss sich vielen Fragen stellen, ehe er effektiv einen klientenzentrierten Ansatz umsetzen kann. Manche Therapeuten meinen, dass klientenzentrierte Praxis automatisch in der Ergotherapie enthalten sei, da diese traditionell ganzheitlich arbeitet. „Von Anbeginn an hat Ergotherapie den Menschen als eine komplexe Mischung aus internen physischen, psychischen, sozialen und kulturellen Variablen angesehen, der in einer ebenso dynamischen Umwelt, nämlich einer Zusammensetzung aus sozialen, kulturellen, interpersonalen, ökonomischen und politischen Variablen lebt" (Kielhofner 1985). Es könnte also scheinen, dass keine Veränderungen notwendig sind, da Ergotherapie von Natur aus klientenzentriert ist. Es mag zwar richtig sein, dass, wenn alle Aspekte des Modells der Betätigungs-Performanz mit jedem Klienten angesprochen werden, ein wirklich ganzheitlicher Ansatz benutzt wurde. Dennoch bleibt aber – sowohl bezüglich der einzelnen Modellkomponenten als auch des Gesamtkonzeptes der klientenzentrierten Praxis – noch vieles zu bedenken, wenn man ein wirklich klientenzentrierter Therapeut sein möchte.

4.1 Definition des Begriffes Klient

Als erstes muss die Definition des Begriffes Klient geklärt werden. Seit einigen Jahren steht die Frage im Raum, ob die Menschen, mit denen Ergotherapeuten arbeiten, Patienten oder Klienten genannt werden sollen. Reilly warnte 1984 die Therapeuten davor, den Ausdruck Patient gegen Klient auszutauschen. Sie befürchtete, dass diese Verlagerung der Terminologie tatsächlich für den Beruf schädlich sein könnte. Andere Autoren schalteten sich in die Debatte ein, indem sie als Patienten jemanden definierten, der auf medizinische Versorgung und Behandlung wartete oder sie schon bekam. Einen Klienten sahen sie hingegen als einen Konsumenten von Dienstleistungen, einen Kunden oder eine Person unter dem Schutz eines anderen. Diese Autoren befürchteten, dass Therapeuten, die den Begriff Klient benutzten, sich weg von einer moralischen und ethischen Tradition der Beziehung hin zu einer mit rechtlichem und ökonomischem Hintergrund bewegten (Sharrott und Yerxa 1985). Sie machten sich auch Sorgen darum, dass Ergotherapeuten Gefahr liefen, das Selbstverständnis ihres Berufes als eines Berufes der Behandlung und Fürsorge zu verlieren, wenn sie auf diesen in Mode gekommenen Zug aufspringen. Herzberg antwortete auf dieses Argument einige Jahre später, indem sie darauf hinwies, dass Sharrott und Yerxa versäumt hatten zu erwähnen, dass es auch andere Definitionen für Patient und Klient gibt. Unter Patient kann jemand verstanden werden, an dem gehandelt wird, und unter einem Klienten ein Mensch, der die professionellen Dienste anderer in Anspruch nimmt. Ein Klient hat das Recht, Informationen zu verlangen und seine Meinung frei zu äußern, wohingegen ein Patient jemand ist, der Hilfe sucht und dem gesagt wird, was er zu tun hat (Herzberg 1990).

Der Kanadische Ergotherapie-Verband (CAOT) definierte Klient ursprünglich als „Empfänger von ergotherapeutischen Diensten" (CAOT 1991). Als sich die Konzepte zur klientenzentrierten Praxis zunehmend weiter entwickelten, wurde deutlich, dass man zunächst bestimmen musste, wer der Klient ist, ehe man an die Intervention ging. Es kommt in der Tat vor, dass der Klient nicht der eigentliche Patient ist, also musste die Definition des Klienten breiter gefasst werden, um auch andere einzuschließen wie Familienmitglieder, enge Bezugspersonen, oder auch Versorger und Partner (Gustavson 1991). Diese Erweiterung ist ein wichtiger Aspekt, wenn man mit Kindern arbeitet oder mit kognitiv eingeschränkten Personen, wenn der als Klient Identifizierte nicht kommunizieren, keine Entscheidungen treffen oder nicht die Informationen des Therapeuten verstehen kann. Situationen dieser Art erfordern eine breitere Definition des Begriffs, damit alle positiven Aspekte der klientenzentrierten Praxis zum Zuge kommen können.

In Anlehnung an *„Enabling Occupation"* (CAOT 1997) können wir „Klienten" aus der Sicht der Ergotherapie wie folgt definieren:

- Personen, die Probleme beim Ausführen von Betätigung haben. Die Gründe dafür können Krankheit, Verletzung oder auch Umweltbedingungen sein.
- Bezugspersonen (z. B. Angehörige) solcher Personen, die für sie sprechen können.
- Institutionen, die für Personen mit Betätigungsproblemen zuständig sind.

Die Akzeptanz des Begriffes „Klient" ist bei der Anwendung der klientenzentrierten Praxis der Sache nach schon impliziert. Der Klient ist die Person, die sich ausgesucht hat, am therapeutischen Prozess teilzunehmen, weil sie das Fachwissen des Therapeuten braucht. Ein Therapeut bedient sich eines Rechtsanwaltes, Bauunternehmers oder Steuerberaters wegen dessen Fachwissen, und ein Klient kommt aus dem gleichen Grunde zum Therapeuten. Jeder erwartet von demjenigen, den er aufsucht, dass er respektvoll behandelt wird, dass der andere aufgrund seines Fachwissens vorhandene Optionen aufzeigt, und dass er dann die notwendigen Schritte zur Umsetzung der ausgewählten Möglichkeiten einleitet. In der klientenzentrierten Praxis mag die Wahlmöglichkeit nicht so relevant sein, da der Klient sich kaum ausgesucht haben dürfte, krank oder behindert zu sein. Dennoch ist real davon auszugehen, dass er einen Experten aufsucht, der ihn bezüglich der Möglichkeiten, die von ihm gewünschten Ziele zu erreichen, beraten kann. Ein Therapeut, der seinem Gegenüber nicht das Recht zubilligt, ein Klient in diesem Sinne zu sein, kann nicht klientenzentriert arbeiten.

4.2 Macht

Ein weiterer Punkt, der vor der Umsetzung des klientenzentrierten Ansatzes bedacht sein will, ist die Frage der Macht. Allen professionellen Beziehungen wohnt ein Element der Macht inne. Traditionell betrachten Ergotherapeuten sich nicht als Menschen mit Macht. Wenn dies nicht so wäre, würde es nicht immer wieder Debatten geben über die Rolle und über die Stellung des Ergotherapeuten. Aber Ergotherapie ist nun einmal ein Gesundheitsberuf, der aus Sicht der Nutzer deutlich Macht besitzt.

4.2.1 Macht über ...

Man sollte das Konzept der Macht richtig verstanden haben, ehe man den Einfluss der Macht bei Interaktionen mit dem Klienten überdenkt. Die traditionelle Lexikon-Definition beschreibt Macht als „im Besitz der Steuerung von, der Autorität über und des Einflusses auf andere Personen zu sein". Henderson (1994) schreibt in einem Artikel über die Macht des Wissens, dass alltägliche Macht das ist, was einer Person Einfluss auf eine andere gibt. Das Konzept der Macht einer Person über eine andere beeinflusst Verhalten und Entscheidungen anderer, zu gehorchen oder konform zu gehen, und es „umfasst Steuerung, Durchsetzungsvermögen, Autorität und Führung" (Raatikainen 1994). Mit Macht über etwas verbindet man das Gefühl der Stärke und Kreativität und nicht das der Schwäche und Unterlegenheit (Hokanson Hawks 1991). All diese Autoren betonen Stärke, Steuerung und Durchsetzungsvermögen, was den Gedanken bestätigt, dass Gesundheitsberufe Macht über Klienten haben und dass Macht auf jeden Fall das Erreichen von Zielen beeinflusst. Gerhardt (1989) geht noch einen Schritt weiter, indem er die Medizin beschreibt als „eine selbst- und machtbewusste Gruppe". Hoffentlich trifft diese Bezeichnung nicht auch auf die Ergotherapie zu.

Auch Sprache ist ein Machtmedium. Medizinisches Vokabular kann für Klienten sehr verwirrend sein und versetzt den Therapeuten in eine Machtposition gegenüber dem Klienten (Gerhardt 1989). Daher sollte der Therapeut bei den Informationen für die Klienten eine einfache Sprache benutzen und sich genügend Zeit nehmen, damit der Klient alle Einzelheiten der Erklärungen oder der schriftlichen Unterlagen verstehen kann.

Therapeuten können mit ihrer Macht über Menschen auf verschiedene Art umgehen. Fachwissen und Macht können benutzt werden, um den Klienten mit seinen Wünschen unter Druck zu setzen und zu steuern, damit er der Verordnung zustimmt; um Informationen zurückzuhalten, die der Therapeut für schädlich hält; um die Partizipation von Angehörigen zu verhindern; um Auswahlmöglichkeiten einzuschränken; um jemandem, der nach Hause möchte, dieses Recht zu versagen, weil der Therapeut ihn noch nicht für selbständig genug hält. Diese

Macht ist wahrscheinlich in der Psychiatrie am ausgeprägtesten, wo Teammitglieder Menschen gegen ihren Willen in der Institution halten. Therapeuten haben tatsächlich Macht über Klienten, und sie könnten ihre Fähigkeiten und ihr Wissen einsetzen, um Klienten zu etwas zu bringen, was diese sonst eigentlich nicht tun würden (Hokanson Hawks 1991). Macht kann also nicht ignoriert werden, sondern bedarf sorgfältiger Berücksichtigung bei jeglicher Intervention, besonders bei solcher, die klientenzentriert sein soll.

4.2.2 Macht zu ...

Therapeuten sollten versuchen, statt Macht auszuüben diese auf Klienten zu übertragen, besonders bei klientenzentrierter Interaktion. Macht abzugeben hängt mit Effektivität zusammen und mit der Fähigkeit, Ziele zu setzen, Feinziele zu erreichen und zu Ergebnissen zu kommen (Raatikainen 1994). Macht abgeben bedeutet, anderen zu Steuerung zu verhelfen (Swaffield 1990).

Das Konzept wird von Law et al (1995) als ein Prozess beschrieben, bei dem Klient und Therapeut gemeinsam erreichen, was keiner von beiden allein bewerkstelligen kann. Kommunikation und gemeinsames Entscheiden ist der Weg zu gemeinsamer Macht (Rogers 1983).

In diesem Sinne kann Macht nach Hokanson Hawks (1991) wie folgt gesehen werden:

- die tatsächliche oder potenzielle Fähigkeit oder Kapazität, Ziele oder Teilziele zu erreichen
- ein interpersonaler Prozess
- gemeinsame Festlegung der Ziele und der Mittel, diese Ziele zu erreichen
- gemeinsames Arbeiten auf diese Ziele hin.

All diese Dinge weisen auf das Basiskonzept der klientenzentrierten Praxis hin. Der klientenzentrierte Prozess wird nicht mehr vom Therapeuten bestimmt, darum ist dieser auch nicht mehr in der Machtposition. Vielmehr leitet der Klient den Prozess und hat darum auch die Macht. Wenn diese Macht erst einmal verstanden und akzeptiert ist, werden Klienten zu Partnern in der Gesundheitsversorgung und können ihre Gesundheit selbst in die Hand nehmen statt immer auf professionelle Hilfe zurückzugreifen. Die Schwierigkeit für den Therapeuten besteht darin zu akzeptieren, wie der Klient sein Problem und alles, was damit zusammenhängt, sieht und interpretiert, und dann auch diese Interpretation ernst zu nehmen.

4.2.3 Schwierigkeiten bei der Umsetzung

Ein klientenzentrierter Ansatz verlangt vom Therapeuten, Macht abzugeben, aber in gewisser Weise mag es auch bedenklich scheinen, andere in dem auszubilden, was Therapeuten gelernt haben. Wenn Therapeuten Familien oder Klienten beibringen, sich selbst zu behandeln – wird dann nicht der Knecht zum Herrn? Der traditionelle Ansatz sieht den Therapeuten als Helfer in einer stärkeren Position als denjenigen, dem geholfen werden soll. Wenn aber die Beziehung in eine echte Partnerschaft verwandelt wird, dann wird die Überlegenheit, die aus den zusammengelegten Fähigkeiten resultiert, zu einer Kraft, mit der andere rechnen müssen.

Ein weiterer Punkt, der oft von Therapeuten angesprochen wird, ist die fehlende Klarheit bezüglich ihrer Rolle, wenn sie Macht abgeben und dem Klienten die Steuerung überlassen. Sie fühlen sich von der Gefahr bedroht, überflüssig zu werden. Diese besteht jedoch nicht, weil sie den Klienten klarmachen, wie wichtig die Übernahme der Verantwortung ist. Die Anleitung dazu wird zu einer wesentlichen Rolle des Therapeuten, der klientenzentriert sein möchte und deshalb dem Klienten bei dem Prozess der Übernahme von Macht hilft. Solche Anleitung ist ohnehin ein wichtiges Konzept in jeglicher therapeutischen Beziehung, aber beim klientenzentrierten Ansatz muss sie ständig wirksam sein. Eine der Hauptfähigkeiten bei der Übernahme von Macht ist das Entscheiden. Entscheidungen können aber nur getroffen werden, wenn alle notwendigen Informationen vorliegen und verstanden worden sind.

Man muss auch die Möglichkeit bedenken, dass der Klient diese Macht gar nicht will. Das kann so sein, aber der Therapeut sollte nicht von Anfang an davon ausgehen. Therapeut und Klient können jedoch im Laufe der Intervention zu dieser Einsicht kommen. Das Ziel des Therapeuten im klientenzentrierten Ansatz ist es, Macht effektiv einzusetzen, indem er seine Fragen so stellt, dass der Klient als Partner antworten kann und nicht Angst hat, falsche Antworten zu geben. Der Therapeut muss dem Klienten gut zuhören und ihm sein Wissen und seine Informationen vermitteln. Er muss auch überprüfen, ob die Klienten die gegebenen Informationen verstanden haben und ob ihnen klar ist, dass die Vorschläge des Therapeuten zu ihrem Besten sind (Swaffield 1990).

Fertigkeiten der Macht können nur durch eine funktionierende Beziehung erworben werden, die von Vertrauen, Wissen, Kommunikation, Engagement, respektvoller Versorgung, Höflichkeit und Selbstvertrauen getragen ist. Beziehungen zu Klienten sind immer komplex, und Macht ist darin eine Realität, die zur Komplexität beiträgt. Wenn Therapeuten wirklich klientenzentriert sein wollen, müssen sie Macht abgeben, sonst sind es reine Lippenbekenntnisse.

Das bedeutet, dass auf Therapeuten zukommen kann,

- Behandlungsprogramme so aufzustellen, dass die Dinge zum Tragen kommen, die dem Klienten wichtig sind und nicht dem Therapeuten
- dem Klienten zu helfen, das Leben in seinen eigenen vier Wänden zu beenden
- sich für Klienten einzusetzen, die als schwierig gelten, weil sie sich nicht mit Behandlungen abfinden wollen, die nicht auf ihre Ziele hinarbeiten
- die Selbsthilfe-Bewegung, die sich um solche Bedürfnisse von Klienten kümmert, bei denen Therapeuten nicht weiter kommen, zu unterstützen
- Sichtweisen zu äußern, die von denen anderer Mitglieder des multidisziplinären Teams abweichen.

Klienten setzen sich gelegentlich Ziele, die unvernünftig scheinen, dennoch muss ihnen dabei geholfen werden, darauf hin zu arbeiten. Ein 80-jähriger Mann braucht Hilfe, wieder selbst Auto zu fahren, und nicht das Erfinden von Hindernissen, weil dieses Ziel unsinnig erscheint. Eine behinderte Mutter braucht kreative Lösungen, um ihr Kind selbst mit der Flasche zu füttern, und nicht die Zusicherung, dass andere das für sie erledigen werden. Ein belasteter Jugendlicher braucht Unterstützung, eine andere Schule zu finden, und nicht, dass ihm gesagt wird, er solle sich mit der bisherigen abfinden. Diese Beispiele mögen etwas krass sein, aber die Herausforderung der klientenzentrierten Praxis besteht darin, durch das Übertragen von Macht zu helfen, und nicht durch das Festhalten an der Macht zu blockieren.

Die vorrangige Fertigkeit, all dies zu bewältigen, ist die Kommunikation – wahre, tiefe, offene und ehrliche Kommunikation. Nur dadurch wird der Therapeut verstehen, was der Klient wirklich möchte und braucht, und nur so wird er ihn in die Lage versetzen können, die Gegebenheiten des Systems, die das Erlangen der gewünschten Ziele entweder unterstützen oder behindern, zu durchschauen.

4.3 Der Therapeut als Unterweiser

Es ist bereits gesagt worden, dass Klienten die notwendigen Entscheidungen nicht treffen können, wenn ihnen nicht alle relevanten Informationen zur Verfügung stehen. Idealerweise sollten Klienten ständig genügend Informationen erhalten, um informierte Entscheidungen fällen zu können (*College of Occupational Therapists* 1995). Die Schwierigkeit besteht für den Therapeuten darin, diese Informationen so zu geben, dass sie vom Klienten auch wirklich verstanden werden. Es gehören gute Kommunikationsfähigkeiten dazu herauszufinden, welche Methode der Erläuterung für diesen oder jenen Klienten am besten geeignet ist. Manche können mehr mit schriftlichen Informationen anfangen, andere brauchen eine ausführliche Erläuterung oder Demonstration. Wieder andere möchten die Information zu Hause mit anderen besprechen, ehe sie eine Entscheidung treffen. Heutzutage sind Klienten auch häufig schon gut informiert durch Zugang zum Internet und können daher bereits anders in den Prozess einsteigen (Richards 1998). Es kann also sein, dass Therapeuten bereits mit Informationen konfrontiert werden, die ihr Wissen, ihre Überzeugungen und Werte auf die Probe stellen.

In der Medizin besteht ein Zusammenhang zwischen Patientenzufriedenheit und Compliance, und es gibt keinen Grund anzunehmen, dass dies in anderen Bereichen anders ist. Epstein et al (1993) beschreiben Patientenunterweisung als Teil ihres Modells für ein medizinisches Interview, das die Zufriedenheit fördert. Wenn man Patienten über ihre Erkrankung unterrichtet, ist es wichtig, ihre Vorstellungen zu erfahren, ihre Vorinformationen und ihr Verständnis herauszufinden und zu Fragen zu ermuntern. Unterweisung ist auch wichtig, wenn man das Ziel der Intervention aushandelt. Auch da muss man herausfinden, wie der Klient sich selbst versteht, und was seine Vorlieben und Bindungen sind. Es wird die Motivation fördern, wenn Lösungen ausgehandelt werden. Der richtige Zeitpunkt ist ein wesentlicher Faktor bei der Übermittlung von Information. Ein Klient, der unter Druck steht, kann möglicherweise das Wissen, das er für eine Entscheidung braucht, nicht aufnehmen (Deber 1994). Therapeuten müssen sensibel sein für solchen Stress und auf jeden Fall beim Informieren die aktuellen Umstände berücksichtigen. Wenn die Therapeuten zuhören und auf der angemessenen Sprachebene antworten, werden sowohl Therapeut als auch Klient davon profitieren.

4.4 Wahlmöglichkeit für den Klienten

Die Wahlmöglichkeit für den Klienten wird als wichtig beim Übernehmen von Macht angesehen, sie bleibt auch während des gesamten klientenzentrierten Prozesses wichtig. Es kann sein, dass Klienten letztendlich doch nicht die notwendigen Entscheidungen treffen wollen, sondern die Zielsetzung und den Weg zum Erreichen dieser Ziele lieber dem Therapeuten überlassen. Ein Therapeut, der wirklich klientenzentriert ist, beginnt den Prozess jedoch damit, dass er dem Klienten zunächst Gelegenheit zum Entscheiden gibt; die Verantwortung wird dem Klienten erst nach ausführlicher Diskussion und Besprechung abgenommen. Selbst die Entscheidung, nicht selbst zu entscheiden, kann erst getroffen werden, nachdem alle nötigen Informationen vermittelt wurden. Ein Mensch, der sein Auto bei einer anderen Versicherung anmelden möchte, kann diese erst sinnvoll wählen, wenn er sich informiert und entsprechende Angebote erhalten hat. Genau so können Klienten sich erst entscheiden, nachdem sie die verfügbaren Möglichkeiten kennen gelernt haben.

Klienten sind die Experten, wenn es um ihre eigenen Stärken und Probleme geht. Nur sie können wirklich verstehen, was es bedeutet, ihr eigenes Leben zu leben. Darum haben sie ein Recht auf die Informationen, die sie brauchen, um auszuwählen, wie sie ihre Probleme angehen können (Law et al 1995). Klienten können ihre Ansichten darüber, welche Ziele sie erreichen wollen, auch im Laufe der Zeit ändern. Dafür brauchen sie neue Informationen, so dass sie neu entscheiden können. Die endgültigen Ziele und das Maß an aufzuwendender Energie für deren Erreichung können nur von der betroffenen Person selbst bestimmt werden (Mold et al 1991). Von Richards (1998) wird der Direktor des *King's Fund* zitiert, der sagt, dass Menschen unvoreingenommene, aktuelle Informationen über ihre Erkrankung und die Risiken und Chancen verschiedener Interventionen haben möchten. Daraus lässt sich ersehen, dass Menschen durchaus bereit sind, wichtige, auch schwierige Entscheidungen selbst zu treffen.

4.5 Klientenzentrierte Sprache

Die Anwendung von klientenzentrierter Praxis bedeutet auch das Sich-aneignen einer anderen Ausdrucksweise. Es werden zwar nur wenige neue Wörter gebraucht, aber das Muster des Sprachgebrauchs muss sich ändern. Denken Sie einmal an die Wörter, die ein Therapeut beim traditionellen Ansatz bei der ersten Begegnung mit einem Klienten benutzt. Wahrscheinlich wird das Gespräch einen Satz wie den folgenden enthalten: „Sie sind heute hier, weil der Arzt Sie zu mir geschickt hat." In der klientenzentrierten Praxis würde ein Satz so nicht gesagt werden. Der Klient würde gefragt werden, warum er da sei, um von Anfang an seine Rolle als Entscheider deutlich zu machen. In einer späteren Therapiesitzung hätte der Therapeut früher wahrscheinlich gesagt: „Aufgrund der Befunderhebung sind dies die Ziele, auf die wir hin arbeiten." In klientenzentrierter Praxis werden die Ergebnisse eher besprochen als mitgeteilt. Im Anschluss an alle notwendigen Informationen, die auf dem Klienten verständliche Weise gegeben werden, wird er dann die Ziele der Intervention festlegen. Handlungen müssen durch Worte unterstützt werden. Die für echte Klientenzentriertheit notwendigen Aktionen werden nicht ablaufen, wenn nicht der Prozess mit Worten, die diesen Ansatz und die zentrale Rolle des Klienten deutlich machen, beginnt und auch damit weiterläuft.

4.6 Hindernisse

Klientenzentrierte Praxis kann durch den Therapeuten, den Klienten oder das Arbeitsumfeld behindert werden (Law et al 1995). In jeder dieser Kategorien sind wiederum mehrere Hindernisse enthalten, ihre Ausgeprägtheit und ihre Beziehungen untereinander hängen von der jeweiligen Situation ab. Die folgende Darstellung zeigt diese Hindernisse auf, sie konzentriert sich jedoch auf die wesentlichen und auf die am häufigsten vorkommenden.

4.6.1 Hindernisse auf Seiten des Therapeuten

Sicherheit des Klienten

Therapeuten sind dafür verantwortlich, dass die Ziele und Mittel der Intervention sicher sind und der Klient nicht zu Schaden kommt. (Diese Gedanken werden von Marie Gage in Kapitel 9 näher ausgeführt.) Im traditionellen Interventionsansatz kann dies relativ einfach erreicht werden, da der Therapeut fachlich beurteilen kann, was sicher ist. Beim klientenzentrierten Ansatz kann es jedoch durchaus vorkommen, dass der Klient Ziele auswählt, von denen der Therapeut meint, dass sie nicht sicher sind oder zumindest unnötige Risiken beinhalten (Law et al 1995). Für dieses Dilemma gibt es keine einfache Lösung. Wenn Klienten das Recht haben, selbst über ihre Pläne zu entscheiden und wenn der Therapeut alle notwendigen Informationen gegeben hat, so dass der Klient das Risiko für seine Entscheidung verstehen kann, dann haben die Klienten auch das Recht, eine scheinbar gefährliche Wahl zu treffen (Clemens et al 1994).

Es ist auch möglich, dass der Therapeut zögert, bei der Unterstützung der Ziele des Klienten Risiken einzugehen (Hobson 1996). In der Presse wird immer häufiger über Klienten berichtet, die selbst über ihren Tod entscheiden möchten und die jemanden brauchen, der ihnen dabei hilft. Dies stellt das Maximum an Entscheidung dar, und jeder muss hier nach seinen eigenen Werten und Überzeugungen handeln. Es steht zu hoffen, dass Ergotherapeuten sich nicht an dieser Debatte beteiligen müssen, aber sie werden dennoch nicht um Entscheidungen herum kommen, die sich auf das Leben eines Menschen auswirken können. So kollidierte beispielsweise der Wunsch eines älteren Klienten, wieder selbständig zu Hause zu leben, mit der Sorge des Therapeuten um die Sicherheit des Klienten. Es könnte um Bedenken wegen Sturzgefahr auf der Treppe gehen, um Verbrennungen beim Gasanzünden oder um die selbständig einzuhaltende Medikamenteneinnahme. Leider müssen sich Therapeuten aus rechtlichen Gründen um diese Dinge kümmern, besonders bei Entscheidungen, die als Unterstützung einer gefährlichen Situation angesehen werden könnten. Wenn jedoch sorgfältig dokumentiert wird, welche Informationen dem Klienten gegeben wurden, wie diese Informationen erläutert wurden, dass die Klienten die Informationen und deren Auswirkungen verstanden haben – dann muss der Therapeut vielleicht loslassen und den Klienten dazu befähigen, selbst zu wählen. In dieser Situation können Therapeuten versuchen, die Umwelt des Klienten so sicher wie möglich zu machen. Bei einem Hausbesuch könnte der Therapeut eventuell die Läufer entfernen, um mögliche Stolpergefahren zu beseitigen. Angehörige können hingewiesen werden auf ehrenamtliche Helfer in der Gemeinde, die das Einkaufen übernehmen könnten. Für die ersten Wochen nach der Entlassung könnten weitere Hausbesuche geplant werden, um inzwischen aufgetauchte neue Probleme zu klären.

Selbstvertrauen des Therapeuten

Es gibt mehrere Gründe, warum das Selbstvertrauen des Therapeuten ein wichtiger Faktor bei der Entscheidung über den Einsatz des klientenzentrierten Ansatzes ist. Wie schon erwähnt, muss man Selbstvertrauen haben, um die Entscheidung eines Klienten gegenüber der Meinung anderer Teammitglieder zu vertreten. Ebenfalls braucht es Selbstvertrauen, sich sicher zu sein, dass man dem Klienten alle notwendigen Informationen so gegeben hat, dass er sie ganz und gar verstanden hat, ehe er sich entscheidet. Der Therapeut muss auch darauf vertrauen können, dass sein eigenes Fachwissen groß genug ist, um dem Klienten die richtigen Informationen zu geben. Die Fähigkeit des Problemlösens wird erhöht durch die Anwendung gesicherter wissenschaftlicher Theorien und Techniken (Schon 1983). Hindernisse tun sich auf, wenn es einem Therapeuten an Wissen über klientenzentrierte Praxis oder an Selbsterkenntnis mangelt (Fraser 1995, Law et al 1995, Levenstein et al 1986). Selbsterkenntnis stellt sicher, dass der Therapeut verlässlich mit persönlichen Grenzen und eingeschränkten Fähigkeiten umgehen kann. Klienten setzen sich gelegentlich Ziele, die völlig unrealistisch sind. Es ist Selbstvertrauen nötig, um die gegebenen Informationen kritisch zu überdenken, die zur Auswahl dieser Ziele geführt haben, und sie noch einmal anders formuliert darzustellen. Auch die Fähigkeit, flexibel genug auf die Bedürfnisse eines Klienten einzugehen, bedarf des Vertrauens. Wenn Therapeuten den Klienten die Auswahl erleichtern möchten, müssen sie bereit sein, für jeden Menschen spezielle Wahlmöglichkeiten anzubieten. Zur partnerschaftlichen Arbeit mit Klienten bedarf es einer ganzen Reihe von Fertigkeiten, von administrativen bis zu politischen, von pädagogischen bis zu praktisch-technischen. Der Faktor Selbstvertrauen bezieht sich nicht nur auf die Aneignung und den Gebrauch dieser Fertigkeiten sondern auch darauf zu wissen, wie viel davon nötig ist.

Weitere Aspekte

Viele Dinge sind Teil der Persönlichkeit des Therapeuten und bestimmen daher, wie jemand an Aufgaben heran geht. Dazu gehören Werte und Überzeugungen eines Therapeuten, die Einfluss darauf haben, wie Aufgaben ausgeführt werden. Wenn ein Therapeut überzeugt ist, dass der Mensch vom Wesen her stark ist, dann wird die Erwartung, dass Klienten mit vielen Widrigkeiten fertig werden, die vorgeschlagene Intervention leiten. Wenn andererseits das Wertesystem von menschlicher Schwäche ausgeht, werden die Erwartungen sich anders gestalten. Überzeugungen und Werte sind komplex, daher müssen Therapeuten ihre eigenen gut kennen und wissen, wie sie sich auf die Arbeit mit Klienten auswirken. Persönliche Werte müssen auch unterschieden werden von den eigenen beruflichen und von denen der Klienten. Dies kann zu Konflikten führen, wenn der Klient Entscheidungen fällt, die in den Augen des Therapeuten ein Sicherheitsrisiko darstellen (Law et al 1995).

Die Fähigkeit eines Therapeuten, eine Beziehung aufzubauen, hat ebenfalls eine wesentliche Auswirkung darauf, ob er sich einen klientenzentrierten Ansatz aneignen kann. Damit Klienten Macht übernehmen können, müssen sie der Person vertrauen, die sie bei dieser Verantwortung unterstützt. Dieses Entwickeln von Vertrauen beginnt mit dem ersten Kontakt und dauert fort bis zum Ende des gesamten Prozesses. Wenn es zu einer positiven Beziehung gekommen ist, wird der Klient sich nicht scheuen, Fragen zu stellen, was wesentlich dafür ist, dass die Informationen mit Sicherheit verstanden sind. Peinliche oder scheinbar unwichtige Fragen lassen sich einfacher stellen, wenn eine gute Beziehung zu der Person besteht, die sie beantworten kann.

Weitere Hindernisse auf Seiten des Therapeuten können ethische Bedenken sein. Ist es ethisch zulässig, einer älteren Klientin finanzielle Unterstützung zu verweigern, weil sie nicht möchte, dass in ihrem Badezimmer Haltegriffe angebracht werden, durch die die mit so viel Liebe entworfene Inneneinrichtung optisch gestört würde? Die Therapeutin weiß, dass die Klientin mit diesen Griffen selbständig und sicher baden könnte. Ohne diese wäre sie ernstlich in Gefahr zu fallen und würde dann eine teure Haushaltshilfe brauchen. Ganze Bände sind schon über Ethik und ethische Dilemmata geschrieben worden, und auch hier kann keine einfache Lösung angeboten werden. Es sei nur betont, dass die Anwendung des klientenzentrierten Ansatzes auch davon abhängt, wie der Therapeut die Situation aus ethischer Sicht empfindet. Die Klientin hat das Recht, die Haltegriffe abzulehnen, aber der Therapeut muss darauf vertrauen können, dass diese Entscheidung gefallen ist, nachdem die Klientin alle wesentlichen Informationen erhalten und verstanden hat.

Es wurde bereits angesprochen, wie wichtig es ist, dass der Klient vor der Entscheidung alle notwendigen Informationen bekommt. Es gibt aber Schwierigkeiten, wenn der Therapeut nicht an alle notwendigen Informationen kommen kann. Da sich diese Informationen auf sehr unterschiedliche Klientenziele beziehen können, werden kreative Strategien gebraucht. In unserem Zeitalter der sich rapide ausweitenden Informationen ist es sehr unwahrscheinlich, dass sich alles Nötige in der ergotherapeutischen Abteilung auftreiben lässt. Externe Quellen wie medizinische und allgemeine Bibliotheken und das Internet werden zunehmend mehr benutzt werden müssen. Therapeuten können dem Klienten bei der Suche in diesen Quellen helfen, sie brauchen nicht alles selbst herauszufinden. Die gemeinsame Verantwortung fördert die Stabilität der Partnerschaft.

Kommunikationsfähigkeiten wurden schon besprochen. Es soll hier noch einmal darauf hingewiesen werden, dass es keinen Sinn macht, hochqualifizierte Informationen zu sammeln, wenn man sie nicht entsprechend vermitteln kann. Diese Informationen müssen den Klienten, deren Bezugspersonen sowie Mitarbeitern in der Ergotherapie und im interdisziplinären Team jeweils in für sie geeigneter Form nahe gebracht werden.

Weitere Barrieren, die Therapeuten zur Einführung der klientenzentrierten Therapie möglicherweise mitbringen, sind großer Zeitdruck (Ku 1993) durch unrealistisch hohe Patientenzahlen und Erwartungen an die Performanz sowie an das sich ständig erweiternde Wissen, das aktualisiert werden muss. Manche Therapeuten sehen klientenzentrierte Praxis auch als zu große Veränderung an (Stewart and Harvey 1990, Toomey et al 1995). Nicht jeder reagiert positiv auf Veränderung, für manchen Therapeuten bedeutet der Wechsel zu klientenzentrierter Therapie eine unüberwindlich hohe Anforderung. Schwierigkeiten können auch dadurch entstehen, dass Klient und Therapeut verschiedenen Geschlechts sind und aus unterschiedlichen Kulturen kommen (Dyck 1989, Law und Britten 1995). Es kann kulturelle Gründe geben, warum der klientenzentrierte Ansatz nicht passt. Wenn weder Klient noch Therapeut dies erkennen, können daraus Konflikte erwachsen. Es kann auch vorkommen, dass ein Therapeut den klientenzentrierten Ansatz als zu anspruchsvoll für Klienten empfindet (Koska 1990, Gage 1994). Im Allgemeinen stellt der klientenzentrierte Ansatz größere Anforderungen an Klienten, was zusätzlich belastend für Menschen mit Problemen ist. Auf den Therapeuten kommt daher die Aufgabe zu, diesen Ansatz so anzuwenden, dass er die Lösung von Problemen erleichtert und sie nicht noch vergrößert.

4.6.2 Hindernisse auf Seiten des Klienten

Hindernisse des Klienten fallen unter mehrere Kategorien. Zum einen können sie in sozialen bzw. Familienangelegenheiten begründet sein. Es kann vorkommen, dass Klienten bisher kaum Macht gehabt haben und sie deshalb Angst haben vor dem, was passieren wird, wenn sie nicht den Wünschen eines anderen nachkommen. Sie können allgemein durch Krankenhauspersonal oder Therapeuten eingeschüchtert sein und deshalb in einer therapeutischen Umgebung nicht Verantwortung übernehmen wollen.

Auch Bildungsbarrieren spielen eine Rolle. Möglicherweise verstehen die Klienten gar nicht den Gedankengang, der hinter der klientenzentrierten Praxis steht, oder es fehlt ihnen das Selbstvertrauen, das mit höherer Bildung einhergeht. Sie mögen bisher keine Gelegenheit gehabt haben, eine gegebene Information zu hinterfragen, und deshalb zögern zuzugeben, dass sie etwas nicht verstanden haben.

Auch kulturelle Prägungen, die bereits in Kapitel 3 in Zusammenhang mit der kulturellen Umwelt angesprochen worden sind, können einen Klienten daran hindern, die Vorteile einer klientenzentrierten Intervention wahrzunehmen. Die Kultur kann z. B. verlangen, die Krankenrolle beizubehalten und sich so zu verhalten, wie es von Kranken erwartet wird. Dazu kann auch gehören, die Macht, Entscheidungen über Ziele und Wege zu fällen, nicht zu übernehmen. Es kann auch von Klienten erwartet werden, dass sie Haltung bewahren, dass sie sich nicht beschweren oder nicht anderer Meinung bezüglich der Intervention sind. Der Klient kann den Therapeuten als Experten ansehen und von ihm erwarten, dass er die Führung übernimmt und die Intervention bestimmt. Der Klient kann auch einfach zu krank oder zu erschöpft sein, um die für Entscheidungen notwendige Energie aufzubringen.

Um ganz bei der klientenzentrierten Praxis mitzuwirken, werden Problemlöse-Fertigkeiten gebraucht. Wenn Klienten diese Fertigkeit nicht haben, kann es sein, dass Therapeuten dirigistischer sein müssen, als sie eigentlich beim klientenzentrierten Ansatz sein möchten (Law et al 1995). Weitere Hindernisse auf Klientenseite werden in Kapitel 7 von Sara Hobson am Fallbeispiel einer Gruppe älterer Klienten dargestellt.

4.6.3 Hindernisse durch das Arbeitsumfeld

Der Faktor Zeit

Die Arbeit von Therapeuten wird durch vielfältigen Druck der Umwelt, auch durch den der Zeit, beeinflusst (Ku 1993). Nie gibt es genug Zeit, um alles das, was getan werden muss, zu tun, und von Seiten der Arbeitgeber werden den Therapeuten immer mehr Klienten zugemutet in dem Versuch, Wartelisten abzubauen und die finanzielle Seite abzusichern. Dieser schnelle Umschlag bedeutet zusätzlichen Stress für Klienten und Therapeuten. Aus diesem Blickwinkel scheint klientenzentrierte Praxis keine vernünftige Option zu sein. Es dauert länger, für jeden Klienten die Informationen auf individuelle Weise und mit der gebotenen Tiefe so zu erläutern, dass er die wichtigen Entscheidungen treffen kann.

Daher braucht klientenzentrierte Praxis, wenn man sie kurzfristig betrachtet, mehr Zeit. Diese Tatsache muss aber im Licht des größeren Wertes, der auf Qualität gelegt wird, betrachtet werden. Am Anfang mag dieser Ansatz tatsächlich mehr Zeit in Anspruch nehmen, aber er verbessert die Qualität der angebotenen Therapie. Langfristig gesehen sollte klientenzentrierte Praxis weniger Zeit brauchen, da der Klient lernt, wichtige Dinge zu erkennen und Verantwortung für Ziele zu übernehmen. Wenn zu Beginn mehr Zeit damit zugebracht wird, dem Klienten die Dinge, die mit seinen Problemen zusammenhängen, verständlich zu machen und partnerschaftlich eine Intervention zu erarbeiten, die er als seine eigene ansieht, dann wird weniger Zeit benötigt, um sicher zu stellen, dass die Therapie eingehalten wird und der Klient weiterhin verantwortlich seine Angelegenheit in die Hand nimmt.

Angelegenheiten des interdisziplinären Teams

Klientenzentrierte Praxis kann sich harmonisch mit anderen Modellen und Ansätzen verbinden lassen. Es wird jedoch schwierig für einen Therapeuten, wenn andere Teammitglieder nach einem traditionellen Ansatz und somit stärker direktiv arbeiten. Es wird verwirrend für die Klienten, wenn ihnen der Ergotherapeut sagt, dass er seine Ziele selbst bestimmen kann, wohingegen andere Teammitglieder festlegen, was er tun soll. Es wird zu Frustration beim Therapeuten kommen, der der Richtung des Klienten folgen möchte, jedoch weiß, dass die anderen Teammitglieder die Entscheidungen nicht mittragen. Dies hängt sehr stark mit dem bereits angesprochenen Selbstvertrauen des Therapeuten zusammen. Sich gegen ein Team zu stellen, um die Wahl eines Klienten zu unterstützen, braucht erheblichen Mut angesichts eines Widerstandes, der schon deshalb stark ist, weil mehr Leute dahinter stehen.

Finanzen und Leitlinien

Finanzielle Prioritäten mögen es nicht zulassen, flexibel zu sein und mehr Zeit darauf zu verwenden, dem Klienten dazu zu verhelfen, persönlich sinnvolle Ziele zu setzen. Die Ressourcen für die Einführung wirklich bedürfnisgerechter Programme mögen nicht vorhanden sein. Wenn in der Institution das medizinische Modell vorherrscht, mag es schwierig sein, klientenzentrierte Praxis umzusetzen (Crowe 1994, Johnson 1994). Die Schlüsselkomponenten klientenzentrierter Praxis wie Autonomie und Verantwortung passen nicht in ein hierarchisches System. Finanzielle Mittel werden üblicherweise so eingesetzt, wie es die Leitlinie des Hauses festlegt; es kommt zu Problemen, wenn Finanzen für Programme gebraucht werden, die dem bevorzugten Ansatz des Hauses entgegen stehen.

4.7 Zusammenfassung

Keines dieser Hindernisse ist unüberwindbar, aber zu ihrer Überwindung wird kreatives Problemlösen gebraucht. Aus dem hier und bereits früher Gesagten – und auch aus noch folgendem – ergibt sich, dass es weder einfach noch problemlos ist, den klientenzentrierten Ansatz einzuführen. Therapeuten sollten aber nicht die Gründe aus den Augen verlieren, derentwegen es ihn gibt, und auch nicht den wichtigen Blick auf den Klienten und dessen zentrale Rolle in diesem Prozess.

Mit diesem Kapitel schließen die Hintergrundinformationen ab, die für die Einführung des klientenzentrierten Ansatzes nötig sind.

Literatur

Canadian Association of Occupational Therapists 1991 Occupational therapy guidelines for client centred practice. CAOT Publications ACE, Toronto

Canadian Association of Occupational Therapists 1997 Enabling occupation: in Occupational therapy perspective. CAOT Publications ACE, Toronto

Clemens E, Wetle T, Feltes M, Crabtree B, Dubitzky D 1994 Contradictions in case management. Journal of Aging and Health 6(1):70–88

College of Occupational Therapists 1995 Code of ethics and professional conduct for occupational therapists. College of Occupational Therapists, London

Crowe M 1994 Problem based learning: a model for graduate transition in nursing. Contemporary Nurse 3(3):105–109

Deber R B 1994 The patient physician partnership: changing roles and the desire for information. Canadian Medical Association Journal 15(2):171–176

Dyck I 1989 The immigrant client: issues in developing culturally sensitive practice. Canadian Journal of Occupational Therapy 56(5):248–255

Epstein R M, Campbell T L, Cohen-Cole S A, McWhinney I R, Smilkstein G 1993 Perspectives on patient doctor communication. Journal of Family Practice 37(4):377–388

Fraser D M 1995 Client centred care: fact or fiction? Midwives June: 174–177

Gage M 1994 The patient driven interdisciplinary care plan. Journal of Nursing Administration 24(4):26–35

Gerhardt U 1989 Ideas about illness: an intellectual and political history of medical sociology. Macmillan, Basingstoke

Gustafson D 1991 Expanding the role of patient as consumer. Quality Review Bulletin October:324–325

Henderson A 1994 Power and knowledge in nursing practice: the contribution of Foucault. Journal of Advanced Nursing 20:935–939

Herzberg S R 1990 Client or patient: which term is more appropriate for use in occupational therapy? American Journal of Occupational Therapy 44(6):561–564

Hobson S 1996 Being client centred when the client is cognitively impaired. Canadian Journal of Occupational Therapy 63(2):133–137

Hokanson Hawks J 1991 Power: a concept analysis. Journal of Advanced Nursing 16:754–762

Johnson R 1993 Attitudes don't just hang in the air – disabled people's perceptions of physiotherapists. Physiotherapy 79(9):619–627

Kielhofner G 1985 A model of human occupation: theory and application. Williams and Wilkins, Baltimore

Koska M 1990 Patient centred care: can your hospital afford not to have it? Hospitals November:48–54

Ku K 1993 Life vs. death: client centred approach in nursing the dying children and their families. Hong Kong Nursing Journal 62(6):16–22

Law M, Baptiste S, Mills J 1995 Client-centred practice: what does it mean and does it make a difference? Canadian Journal of Occupational Therapy 62(5)250–257

Law S, Britten N 1995 Factors that influence the patient centredness of a consultation. British Journal of General Practice 45:520–524

Levenstein J H, McCracken E C, McWhinney I R, Stewart M, Brown J B 1986 The patient centred clinical method. 1. A model for the doctor patient interaction in family medicine. Family Practice 3(1)24–30

Mold J W, Blake G H, Becker L A 1991 Goal oriented medical care. Family Medicine 23(1):46–51

Raatikainen R 1994 Power or the lack of it in nursing care. Journal of Advanced Nursing 19:424–432

Reilly M 1984 The importance of the client versus patient issue for occupational therapy. American Journal of Occupational Therapy 38(6):404–406

Richards T 1998 Partnership with patients. British Medical Journal 316:85–86

Rogers C 1983 Freedom to learn for the 80's. Charles E Merrill, Columbus, Ohio

Schon D A 1983 The reflective practitioner: how professionals think in action. Basic Books, USA

Sharrott G W, Yerxa E J 1985 Promises to keep: implications of the referent patient versus client for those served by occupational therapy. American Journal of Occupational Therapy 39(6):401–405

Stewart D, Harvey S 1990 Application of the guidelines for client centred practice to paediatric occupational therapy. Canadian Journal of Occupational Therapy 57(2):88–94

Swaffield L (1990) Patient power. Nursing Times 86(48):26–28

Toomey M, Nicholson D, Carswell A 1995 The clinical utility of the Canadian Occupational Performance Measure. Canadian Journal of Occupational Therapy 62(5):242–249

Kapitel 5

Einführung klientenzentrierter Praxis

Einleitung   47

Probleme bei der Einführung klientenzentrierter Praxis   48

Strategien zur Einführung klientenzentrierter Praxis   54

Zusammenfassung   57

5 Einführung klientenzentrierter Praxis

D. M. Parker

Für die Umsetzung der Klientenzentriertheit von der Theorie in die tägliche Praxis bedarf es einer Verschiebung der Therapeut-Klient-Beziehung. Dieses Kapitel berät Therapeuten, besonders solche in leitender Funktion, wie diese Veränderung herbeigeführt werden kann, indem entstehende Fragen benannt werden und eine klare Strategie entwickelt wird. Dabei kann hier auf die Erfahrung der Autorin zurückgegriffen werden, die sie bei der Einführung in drei unterschiedlichen Arbeitsfeldern gemacht hat.

5.1 Einleitung

Wie sicher sind Sie im Verstehen und Anwenden von Praxismodellen? Hand hoch alle diejenigen, die mehr als 10 Jahre Berufserfahrung haben und schnell antworten konnten. Wenn diese Frage Sie zögern und nachdenken lässt, lesen Sie weiter...

Derzeitige Studenten der Ergotherapie können locker mit der Theorie von Modellen, Bezugsrahmen und Paradigmen umgehen. Sie können Namen nennen und Strukturen erklären, aber können sie ihr Wissen auch in die Praxis umsetzen? Andererseits, können Sie, als leitender Ergotherapeut, bestimmen, welches Praxismodell Ihre Therapeuten benutzen sollen, und können Sie überprüfen, ob sie es auch tun?

Es ist schön und gut, seine Theorie zu kennen, aber wenn Theorie die Domäne der Hochschullehrer bleibt und nicht in der Praxis ausprobiert wird, dann wird sie schal, der Berufsstand wird sich nicht weiterentwickeln und die Praxis hält nicht Schritt mit akademischen Untersuchungen und umgekehrt.

Die Einführung klientenzentrierter Praxis in der Arbeitsstelle erfordert als erstes ein gutes Verständnis der Grundgedanken der Klientenzentriertheit. Damit verbunden muss das Vertrauen in ihre Wirksamkeit sein; mit anderen Worten, es muss sich für Sie als Therapeut richtig anfühlen. Die Umsetzung der Theorie in die tägliche Praxis bedarf einer grundsätzlichen Veränderung der Art und Weise, wie man mit Klienten umgeht, und ihre Weiterentwicklung verlangt den ständigen Austausch.

Man kann eine reibungslose Einführung nur erreichen, wenn man alle zunächst anstehenden Fragen benennt und sich eine klare Strategie zurecht legt.

Dieses Kapitel will diesen Prozess auf eine praktische Weise angehen, die sich auf die Erfahrungen bei der Einführung im britischen Nationalen Gesundheitswesen stützt. Die Autorin hat klientenzentrierte Praxis in drei unterschiedlichen klinischen Arbeitsgebieten eingeführt; dabei war jeweils neues Lernen und Anpassung an das spezielle Gebiet nötig.

Institution 1
Ort: eine große motorisch-funktionelle Abteilung, Teil eines Universitätskrankenhauses, mit regionalen und überregionalen Spezialabteilungen auf hohem medizinischen Standard.
Ergotherapeutisches Team: neun ausgebildete Ergotherapeuten und zwei Hilfskräfte.
Betten: 500 stationäre Betten.
Klinisches Gebiet: Neurologie, Allgemeinmedizin, Akutgeriatrie, Onkologie, Herz-, Leber-, Nierentransplantationen.
Besonderheiten: das Ergotherapeutenteam war eine einheitliche Gruppe. Jeder arbeitete unabhängig als Teil eines interdisziplinären Teams auf den jeweiligen Stationen. Verbindung untereinander war wichtig, sowohl intern zu den anderen Therapeuten, Stationspersonal und Sozialarbeitern als auch extern zu gemeindenahem Personal, das sich um ambulante Versorgung und effiziente Entlassungsnachsorge kümmert. Die Verweildauer war kurz, es wurde Wert auf schnelle und effiziente Entlassung gelegt.
Modell: medizinisches Modell im Krankenhaus

Institution 2
Ort: Hospiz im Wohngebiet mit palliativer Versorgung.
Ergotherapeutisches Team: eine erfahrene Therapeutin und eine Hilfskraft.
Betten: 25 stationäre Betten, ambulante Versorgung, Tagesklinik
Klinisches Gebiet: alle Formen von Erwachsenen-Onkologie, einige Verordnungen aus dem neurologischen Bereich.
Besonderheiten: das ergotherapeutische Personal war integrierter Teil des interdisziplinären Teams.

Patienten- und Betreuerengagement war eng mit der therapeutischen Versorgung gekoppelt.
Modell: klientenzentriert.

Institution 3
Ort: gemeindenahe Rehabilitationseinrichtung
Ergotherapeutisches Personal: ein klinisch spezialisierter Ergotherapeut leitet ein Therapieteam aus zwei Ergotherapeuten, zwei Physiotherapeuten und einem Techniker.
Betten: 22 Wohnräume, zwei Wohnungen für selbständiges Wohnen.
Klinisches Gebiet: akute medizinische und soziale Rehabilitationsprogramme für gesundheitlich stabile körperbehinderte Erwachsene.
Besonderheiten: Die Station wurde geschaffen als gemeinsame Aktion von öffentlichen und gemeinnützigen Gesundheits-, Sozial- und Bildungs-Einrichtungen, um einen ganzheitlichen Ansatz zur Rehabilitation zu bieten.
Modell: klientenzentriert, begründet auf dem Modell der sozialen Rehabilitation.

Jedes dieser Gebiete hat seine eigenen Schwierigkeiten und Herausforderungen dargestellt. Diese werden im Verlauf des Kapitels immer wieder aufgegriffen und gewähren dem Leser Einblick in Probleme und mögliche Lösungen.

5.2 Probleme bei der Einführung klientenzentrierter Praxis

5.2.1 Personalbezogene Fragen

Entscheidungen treffen

Der erfahrene Leiter weiß, dass Lippenbekenntnisse schnell entlarvt werden; bei Klientenzentriertheit geht es um Praxis und nicht um Worte.

Im Idealfall sollte vor der Einführung ein Prozess gelaufen sein, bei dem die Entscheidung, klientenzentriert zu arbeiten, gefällt wurde. Dieser Prozess könnte ein interner sein; beispielsweise könnten Sie als Leiter vorgegeben haben, mit welchem Praxismodell Ihr Team arbeiten soll. Oft wird das Interesse an neuen Ansätzen geweckt, wenn neue Kollegen oder Studenten in die Abteilung kommen. Der Anlass für eine Veränderung kann auch durchaus dadurch gegeben sein, dass man sich über neue Ideen und Neuerungen austauscht, oder dass bisherige Überzeugungen und Kenntnisse in Frage gestellt werden.
Aber auch von außen könnte der Anstoß kommen. So werden ergotherapeutische Leiter vielleicht um Erfahrungsberichte ihrer Dienste gebeten werden, oder es soll erläutert werden, wie eine bestimmte Intervention wirkt und mit welchem Modell gearbeitet wird. In einem Gesundheitswesen, das auf externen Druck reagiert, müssen wir Therapeuten uns auf solche Veränderungen einstellen. Ein Wechsel zu einem neuen Ansatz könnte also als Ergebnis von politischem Druck erzwungen sein. Strategien des Gesundheitswesens gehen häufig mit neuen Ansätzen und neuem Sprachgebrauch einher, diese sind zwar meist nur von begrenzter Lebensdauer, haben aber dennoch Auswirkungen auf die Dienstleistungen. Im Falle der Autorin gaben in der Institution 1 drei wesentliche Faktoren den Anstoß zur Übernahme eines klientenzentrierten Praxismodells:

- Der erste Faktor bestand im zunehmenden Druck auf die Abteilung, auf den schnellen Durchlauf von Verordnungen zu reagieren, so dass die Therapeuten in Gefahr waren, reine Entlassungs-Koordinatoren zu werden, was dazu führte, dass ihre Kernfertigkeiten verkümmerten. Diese Frustration durch das medizinische Modell hatte zur Folge, dass das Therapeutenteam sich an seine Wurzeln erinnerte und nach einem Praxismodell Ausschau hielt, in dem therapeutische Fähigkeiten besser zum Einsatz kommen.
- Zum zweiten hatte die Abteilung hart an der Entwicklung klinischer und professioneller Praxisstandards mit Auditergebnissen gearbeitet, die sich das Team zu eigen machte und mit denen es arbeitete. Als nächste Stufe sollten die Ergebnisse der Intervention überdacht werden.
- Drittens hatte sich der Leiter der Abteilung entschlossen, ein Aufbaustudium zu machen, das detaillierte Evaluation von der Ergotherapie zugrunde liegenden Theorien beinhaltete. Der nächste logische Schritt führte den Leiter dazu, ein klientenzentriertes Ergebnis-Messinstrument zu benutzen und zu evaluieren; als Konsequenz beschloss das Team, einen klientenzentrierten Ansatz in der Abteilung einzuführen. Dieser Ansatz entsprach dem Wunsch, eher ihren eigenen Fähigkeiten entsprechend zu arbeiten.

Abteilungsleiter und ihre Teams sollten sich klar sein über die benutzte Terminologie. Sie sollten klientenzentrierte Praxis nicht mit patientenorientierter Versorgung verwechseln, und sie sollten auch Vorgesetzten im Gesundheitsdienst nicht zugestehen, diese beiden Ansätze zu verwechseln. Es liegt in der Verantwortung des Leiters, dass, wenn klientenzentriert gearbeitet wird, dies auch in der Praxis erkennbar ist.

Patientenorientierte Versorgung wird eindeutig definiert als „eine Patientenversorgung, in der

Krankenhaus-Ressourcen um den Patienten herum organisiert werden und nicht um die einzelnen Spezialabteilungen" (*British Association of Occupational Therapists* 1994). Das ist keineswegs dasselbe wie klientenzentrierte Praxis mit ihrer Betonung der Zusammenarbeit zwischen Klient und Therapeut.

Es kommt auch vor, dass dem Leiter eine bewusste Veränderung des Ansatzes beim Team aufgefallen ist, weg vom mechanistischen, reduktionistischen medizinischen Praxismodell hin zu einem mehr humanistischen. Ein anderes Team könnte aufgrund von *Clinical Reasoning* beschlossen haben, dass klientenzentrierte Praxis für sie zukünftig der einzig sinnvolle Weg sei. Sumsion (1993) unterstützt den Eindruck, dass klientenzentrierte Praxis eine deutliche Herausforderung darstellt und dass sie ein gutes Beispiel dafür ist, wie wir unsere Fähigkeiten des *Clinical Reasoning* benutzen können.

Der spezielle Prozess, wie man zur Entscheidung für den klientenzentrierten Ansatz kommt, ist wohl weniger wichtig als die Erkenntnis, dass vor der endgültigen Entscheidung ein Prozess, der zum Arbeitsumfeld passt, sorgfältig durchlaufen wird. Sobald die Entscheidung für einen klientenzentrierten Ansatz gefallen ist, sollten die folgenden Punkte beachtet werden, um die Einführung zu erleichtern.

Übereinstimmung

Wenn die Einführung ein Erfolg werden soll, muss die Entscheidung zur Übernahme eines klientenzentrierten Ansatzes vom gesamten ergotherapeutischen Team für richtig gehalten werden. Darum muss der ergotherapeutische Leiter dafür sorgen, dass die Mitarbeiter wirklich verstehen, was klientenzentrierte Praxis bedeutet, und dass sie die Theorie in die Praxis umsetzen können. Das führt zu Übereinstimmung beim Ansatz und vermeidet Ungleichheit bei der Klientenversorgung.

Compliance ist eine Überzeugung, die in der täglichen Praxis getestet werden sollte. Mit anderen Worten, das Wissen von Therapeuten, die sagen, dass sie klientenzentriert arbeiten, die dann aber Interventionspläne unter Ausschluss des Klienten erstellen, muss überprüft werden. Betrachten Sie einmal folgendes Beispiel:

Ein Ergotherapieteam traf sich, um Vor- und Nachteile von klientenzentrierter Praxis zu durchdenken und zu diskutieren. Jeder steuerte seine eigenen Gedanken und Definitionen zum Praxismodell bei. Am Ende schien es, als ob alle Teammitglieder die Theorie des Ansatzes verstanden hatten und nun darauf brannten, die Theorie in die Praxis umzusetzen. In der Besprechung vier Wochen später stellte sich jedoch heraus, dass eine Therapeutin Schwierigkeiten hatte. Sie mochte die Verantwortung für den Therapieplan nicht abgeben. Den Klienten in die Zielsetzung und Therapieplanung einzubeziehen, bedeutete für sie, dass sie die Sache nicht mehr unter Kontrolle hatte. Diese Therapeutin hatte zwar theoretisch zugestimmt, musste für die praktische Umsetzung des Modells aber noch viel lernen und verstehen.

Rollenvorbild

In jedem Team einer Abteilung sollte die Wirkung und der Einfluss von Rollenvorbildern nicht unterschätzt werden. Erfahrene Therapeuten in Schlüs-

---

Fallbeispiel: die Notwendigkeit eines positiven Rollenvorbilds

Ein Beispiel für diese Notwendigkeit wurde bei der Anwendung des Kanadischen Messinstrumentes zur Betätigungs-Performanz (COPM) deutlich. In der Institution 1 bezeichnete sich eine erfahrene Therapeutin als klientenzentriert. Als es jedoch darum ging, entsprechend zu arbeiten, weigerte sich die Therapeutin, das COPM zu benutzen mit der Begründung, dass ältere Menschen Einstufungsskalen nicht verstehen könnten. Eine jüngere Therapeutin, die mit ihr zusammenarbeitete, fand es so schwierig, ihr zu widersprechen und trotzdem eine funktionierende Beziehung zu ihr zu behalten, dass sie sich dieselbe Ansicht zu eigen machte. Die erfahrene Therapeutin hatte Schwierigkeiten damit, klientenzentrierte Praxis voll zu erfassen, und wurde so zu einem dominanten Rollenvorbild für die jüngere.

Umgekehrt wurde eine andere erfahrene Therapeutin aus der Institution 3, die erfolgreich einen klientenzentrierten Ansatz praktizierte, zu einer hervorragenden Lehrerin, indem sie sicher arbeitete und dadurch den Mut zu Vertrauen in die Fertigkeiten von Klientenzentrierung förderte.

Ein solches Rollenvorbild kann beim Training und Aufbau des Selbstvertrauens bei den übrigen Therapeuten hilfreich sein.

selpositionen üben einen erheblichen Einfluss auf jüngere Kollegen und Studenten aus und werden so zu positiven oder auch negativen Rollenbildern (Kielhofner 1992). Dies kann unmittelbar erfolgen durch Praxisbeobachtung, durch Begleiten oder Vermitteln spezieller Techniken, oder mittelbar durch Beeinflussung der Praxis mit Hilfe von Supervision, Unterstützung oder Zielsetzung. Der Einfluss von Erfahrung auf Berufsanfänger sollte alle ergotherapeutischen Leiter, die neue Arbeitspraktiken einführen wollen, daran erinnern, dass die Kollegen mit längerer Erfahrung den neuen Weg unbedingt mittragen müssen, damit sie nicht zum negativen Rollenvorbild werden.

Selbstvertrauen

Jegliche Veränderung der Praxis erfordert Fachwissen, Verständnis, Diskussion, praktische Einübung, Rückmeldung und Selbstvertrauen (Reilly 1984). Wie viele Abteilungen können schon bewusst ihren Ansatz bei der Patientenversorgung angeben, das Modell benennen, es diskutieren und sicher anwenden?

Selbstsichere Leser, die bereitwillig Zeit opfern, um ihr Wissen zu aktualisieren oder die kürzlich ein Aufbaustudium begonnen haben, mögen diese Frage irrelevant finden. Andere, die nicht für sich den Luxus geltend machen können, vor kurzem ein weiterführendes Examen abgelegt zu haben oder die in ihrem Bemühen um Zeit für Fortbildung keine Unterstützung finden, könnten sich nicht in der Lage sehen, diese Frage zu beantworten. Wie auch immer – die Fähigkeit des Einzelnen, sich eine neue Arbeitsweise zu eigen zu machen, kann ihr Selbstvertrauen herausfordern, bedrohen oder stimulieren. Wenn der Abteilungsleiter eine neue Arbeitsweise einführen möchte, sollte er daher unbedingt das Selbstvertrauen seiner Teammitglieder stärken. Wenn es nur schwach ausgebildet ist, müssen Schritte unternommen werden, um es zu verbessern, sonst wirkt es sich negativ auf die Praxis aus.

Vorschläge zur Verbesserung des Selbstvertrauens im Team

Teamarbeit. Einigkeit und gegenseitige Unterstützung im ergotherapeutischen Team fördern Vertrauen und gute Kommunikation untereinander, beides notwendig für die Einführung eines neuen Ansatzes.

Diskussionen und Debatten. Es sollten regelmäßige Sitzungen und Treffen stattfinden, in denen neue Praktiken, Entwicklungen und Probleme diskutiert werden können.

Reflexion der Praxis. Mitglieder des ergotherapeutische Teams sollten versuchen, sich Probleme, besondere Leistungen und spezielle klientenzentrierte Wege in einer Art reflektierendem Praxistagebuch zu notieren. Diese Notizen könnten dann bei der Supervision dazu benutzt werden, spezielle Punkte deutlich zu machen und individuelle Erfolge zu belohnen.

Falldarstellungen. Sobald funktionierende Teamarbeit und Selbstvertrauen etabliert sind, können regelmäßige Falldarstellungen dazu genutzt werden, über Schwierigkeiten zu sprechen, Probleme zu lösen und Ansätze zu diskutieren. Ansatz und Intervention mit den Kollegen zu besprechen, kann dem Selbstvertrauen Auftrieb geben und Praxisstandards festigen.

Eine Untersuchung zur Einführung des COPM hat gezeigt, dass geringes Selbstvertrauen bei der Anwendung dieses Instrumentes ein signifikanter Faktor für die zögerliche Annahme war (Parker 1995). Im Gegensatz dazu zeigten diejenigen, die sich mehr zutrauten und das COPM sicherer einsetzten, ein größeres praktisches Verständnis für klientenzentrierte Praxis. Selbstvertrauen kann gesteigert werden, wenn die Praxis von den Vorgesetzten als richtig mitgetragen wird. Gemeinsame Arbeit kann die Unterstützung untereinander fördern, und Supervision kann dazu benutzt werden, die Durchführung zu verdeutlichen und Erfolge zu belohnen. Das Vertrauen in klientenzentrierte Praxis wird gering bleiben, wenn das Netz der Sicherheit durch Unterstützung aus der Gruppe und Supervision fehlt und gute Praxis nicht zur Kenntnis genommen und anerkannt wird.

Unterstützung des ergotherapeutischen Teams

Die Einführung klientenzentrierter Praxis im ergotherapeutischen Team erfordert Zeit, Mühe und Diskussionen. Jedes einzelne Teammitglieder muss sich dafür einsetzen und Zeit und Energie investieren. Manche mögen zögern, einen Teil ihrer wertvollen Behandlungszeit für andere Aktivitäten zu opfern, besonders wenn sie unter Druck stehen, die Warteliste abzubauen.

Die Abteilungsleitung sollte dafür sorgen, dass die Entschuldigung „Patienten gehen vor" nicht dazu führt, neue Praktiken oder Fortbildungen zu umgehen. Andere Teammitglieder könnten eingeschüchtert werden durch dominantere in der Gruppe, die ihre Ansichten durchsetzen und die

Grundidee zwar annehmen, aber in der Praxis nicht einsetzen.

Teamarbeit macht es möglich, Schwierigkeiten gemeinsam anzugehen und Stärken zu nutzen. Erfahrene Therapeuten können ermuntert werden, andere zu unterstützen und mit ihnen in der Gruppe zusammen zu arbeiten, um so zu einem echten Team zu werden. Oakland (1989) sieht Teamarbeit, Engagement und Problemlösen in deutlichem Zusammenhang mit erfolgreichem Qualitätsmanagement.

Unterstützung durch das Team kann auch hilfreich sein bei Konflikten in der klientenzentrierten Arbeit. Hier ein Beispiel:

In der Institution 1 führt eine Therapeutin eine klientenzentrierte Therapie durch und bereitet die Entlassung eines älteren Herrn vor, für den es zu Hause zu Problemen kommen könnte. Der Konflikt entsteht, als die Angehörigen ihn in ein Pflegeheim geben wollen, damit er versorgt wird. Der Klient ist sich der Risiken voll bewusst, möchte aber unbedingt nach Hause. Die Therapeutin hatte eine klientenzentrierte Erhebung gemacht, mit dem Klienten gemeinsam dessen Probleme herausgefunden und Lösungen erarbeitet. Obwohl die Therapeutin sicher ist, zum Besten des Klienten und entsprechend dessen Wünschen zu handeln, macht sie sich Sorgen über die Reaktionen der Angehörigen. Sie stellt diesen Fall in der Supervision vor und erklärt sich einverstanden, ihn bei der nächsten Trainingssitzung darzulegen. Das Team bespricht den Fall, ermutigt die Therapeutin, die Intervention zu analysieren und als Anwalt des Klienten zu fungieren und berät sie bei der Vorbereitung ihrer Argumente zur Unterstützung des Klienten gegenüber dessen Angehörigen.

Unterstützung durch die Leitung

Zweifellos verlangt jegliche Veränderung der Praxis nicht nur Zeit und Engagement des Teams sondern auch Unterstützung und Ermutigung von Seiten der ergotherapeutischen und der Krankenhausleitung. Dies kann in Form von offiziell zugestandener Zeit für Studien oder freier Zeit für Diskussion und Evaluation geschehen oder durch die Bereitstellung von Trainingsmöglichkeiten, z. B. durch die Anschaffung des *Self Instructional Package for the COPM*. [Anm. d. Übers.: Dieses Trainingsinstrument – Video and Workbook – kann beim kanadischen oder britischen Berufsverband erworben werden; es liegt bisher nicht auf Deutsch vor. In Deutschland und in der Schweiz werden Seminare zum COPM angeboten.]

Die Unterstützung durch die Leitung lässt sich gut an der Freistellung für Untersuchungen zur Theorie und Praxis von klientenzentrierter Praxis messen. Welche Quellen auch immer für die Einführungen von Neuerungen bewilligt werden – wichtig ist, eine Balance zu finden zwischen der Zeit für die klinische Arbeit und für die Weiterentwicklung der Praxis.

5.2.2 Praxisbezogene Fragen

Konflikt

Wenn der Entschluss gefasst ist, den klientenzentrierten Ansatz einzuführen, besteht der nächste Schritt in der Planung, wie sich der Ansatz am besten in die Praxis umsetzen lässt. Den klientenzentrierten Ansatz in der Institution 2 einzuführen, war relativ einfach, weil das Arbeitsumfeld (das Hospiz) schon von Natur aus ein klientenzentriertes Modell darstellt.

Der am häufigsten auftretende Konflikt im Arbeitsumfeld ist die Unverträglichkeit mit anderen Modellen, besonders mit dem medizinischen Modell mit seinem ziemlich mechanistischen, diagnosebezogenen Ansatz, bei dem der Patient im Bett als Mensch ignoriert werden kann. Konflikte werden am deutlichsten im Akutbereich, wo der Zeit- und Entlassungsdruck die Rolle und den Zweck der Ergotherapie in Frage stellen (Blain und Townsend 1993).

In der Praxis halten viele Ergotherapeuten den Konflikt mit dem medizinischen Modell eher für eine Frage der Organisation und der Aktualität der Intervention als für eine grundsätzlich philosophische (Parker 1995).

Steuerung und Autonomie

Der klientenzentrierte Ansatz fordert vom einzelnen Ergotherapeuten, sich mit seiner eigenen Sichtweise des Klienten und der Rolle, die er in der Rehabilitation spielt, auseinander zu setzen. Fragen der Steuerung und des Sich-Einsetzens für den Klienten müssen als Teil des Lernprozesses und der Akzeptanz der Leitgedanken auf Seiten des Therapeuten angesprochen werden.

Der Therapeut, der lieber einen fertigen Therapieplan vorlegt, ist jemand, der gern die Steuerung der Intervention in der Hand behalten möchte. Für einen Therapeuten, der gern für andere sorgen möchte, könnte der Schritt in Richtung Klientenautonomie zu Konflikten führen (Barnitt 1994). Wenn man nicht die Notwendigkeit zur Partnerschaft erkennt, wird dies die Einführung klientenzentrierter Praxis gefährden. Law et al (1995) erinnern uns daran, dass Klient und Therapeut zu Partnern werden, und dass sich dadurch die Machtverhältnisse ändern. Die Leitung sollte sich bemühen, die Angst vor dem Verlust der Steuerung zu erkennen und sich der echten Schwierigkeit, die klientenzentrierte Praxis darstellt, bewusst sein. Denjenigen Therapeuten, die sich schwer tun, den klientenzentrierten Ansatz zu übernehmen, sollte Unterstützung, Supervision und Training angeboten werden. Die Leitung sollte der Tatsache Rechnung tragen, dass nicht nur Klienten sondern auch Therapeuten individuell verschieden sind und jeder Einzelne Klientenzentriertheit innerhalb seiner eigenen Grenzen verwirklicht. Ausgesprochene Ängste sind immer besser als unterdrückte.

Es ist nicht einfach, klientenzentriert zu sein, die Beziehung zu einem Klienten innerhalb eines engen Zeitrahmens zu entwickeln, die Machtübertragung anzustreben und die Intervention in Partnerschaft mit dem Klienten durchzuführen, weil dieser Ansatz auch das Erkennen von Risiken erfordert (Law et al 1994). Die Erkenntnis des Wechsels von der Rolle des Patienten zu der des Klienten muss untersucht, diskutiert, verstanden und schließlich akzeptiert werden, wenn klientenzentrierte Praxis umgesetzt werden soll (Davidson 1991).

Intervention

Zeit spielt eine wichtige Rolle bei der Intervention und damit auch bei klientenzentrierter Praxis. Wenn nicht genügend Zeit in die Vermittlung der Grundidee und der Praxis von Klientenzentriertheit investiert wird, leidet das Vertrauen des Teams in sie (Parker 1995). Die Anforderungen an Kenntnisse und Fertigkeiten verändern sich, wenn ein neuer Ansatz übernommen wird, und der Lernende muss sich als Reaktion darauf verändern (Reilly 1984). Gelegentlich werden auch zukunftsweisende Schritte ignoriert zugunsten eines Ansatzes, der schneller Ergebnisse zeigt und mit dem das Team vertraut ist.

Therapeuten, die den ganzheitlichen Ansatz nicht richtig erfassen, werden oft Schwierigkeiten haben, realistische Interventionspläne aufzustellen, die die echten Bedürfnisse widerspiegeln. Sehen Sie sich einmal folgenden Fall aus der Institution 1 an. In diesem Beispiel hat die Therapeutin Sicherheitsrisiken herausgefunden, aber die Klientin hat keine gesehen – sie verneint ausdrücklich, dass es Probleme gibt.

Um sich diesem Problem klientenzentriert anzunähern, muss die Therapeutin sich mit Frau A., die trotz aller Schwierigkeiten unbedingt nach Hause will, gemeinsam auf ein Ziel einigen. Als nächstes muss sie mit Frau A. zusammen festlegen, was diese erreichen muss, um wieder nach Hause zu können. Dann müssen beide herausfinden, wie die Risiken verringert werden können, damit Frau A. sicher entlassen werden kann. Folgende Aktionen wurden unternommen:

- Ein zweiter Handlauf wurde an der Treppe angebracht.
- Der Treppenläufer wurde befestigt.
- Die Physiotherapeutin übte mit Frau A. speziell das Treppegehen und achtete darauf, dass sie sich dabei Zeit nahm.

Fallstudie aus der Institution 1

Frau A. ist 62 Jahre alt, sie leidet an chronischem Nierenversagen, das im Laufe der letzten Jahre allmählich zu einem abhängigen Lebensstil geführt hat. Sie wohnt allein im eigenen Haus, sie hat eine Tochter, die zwar in der Nähe wohnt, aber tagsüber keine Hilfe leisten kann, da sie eine Vollzeitstelle hat. Die Tochter macht sich Sorgen um die Sicherheit ihrer Mutter nach der Entlassung und fragt sich, ob sie wohl wirklich zurechtkommen kann, besonders da sie mehrere verbrannte Kochtöpfe entdeckt hat und vermutet, dass ihre Mutter das Gas anlässt.
Eine Enkelin hat eine sehr enge Beziehung zu ihrer Großmutter; die beiden scheinen sich gut zu verstehen, und die Enkelin möchte Frau A. unbedingt helfen, sobald sie entlassen ist.
Beim COPM-Interview hat Frau A. Probleme beim Gehen benannt, besonders beim Treppe-Gehen. Die Physiotherapeutin hält sie nicht für sicher auf der Treppe, da sie die Tendenz hat, sich zu übereilen. Weitere Probleme der Betätigungs-Performanz bestehen beim Zubereiten der Mahlzeiten, Einkaufen, zum Bingoklub Gehen und den Hund Ausführen. Die Therapeutin befürchtet, dass Frau A. nicht merkt, wie unsicher sie auf der Treppe ist, und hat daher versucht, sie zum Schlafen im Erdgeschoss zu bewegen, was Frau A. aber ablehnt.

> **Fallstudie aus der Institution 3**
>
> Herr B. ist 25 Jahre alt und erlitt bei einem Arbeitsunfall eine Kopfverletzung. Er hat zwar wieder volle Mobilität erlangt, hat aber die Tendenz zu fallen, wenn er müde ist oder sich schnell bewegt. Er hat Probleme sich auszudrücken und teilweise kognitive Dysfunktionen, speziell in bezug auf das Wiedererlernen der Motorik. Herr B. möchte sehr gerne lernen, wieder mehr im Haus zu tun, besonders möchte er sich selbst wieder sein Essen kochen und seine Freunde besuchen. Er hat eingewilligt, wieder bei seiner Familie zu wohnen, aber seine Eltern haben Angst, ihn tagsüber allein zu lassen, während sie zur Arbeit gehen.
> Der Therapeut führt ein COPM-Interview mit ihm durch, gemeinsam finden sie einige Probleme der Betätigungs-Performanz heraus, aber wegen seiner mangelnden Einsicht und wegen kognitiver Probleme versteht er die Schwierigkeiten nicht in ihrer vollen Tragweite. Der Therapeut bezieht Herrn B. trotzdem in den Erhebungsprozess mit ein und führt in seinem Beisein ein COPM-Interview mit den Eltern durch. So gewinnt der Therapeut größere Einsicht in die Bedürfnisse von Herrn B. Zum Therapieplan gehörte, dass ein freiwilliger Helfer am Wohnort gewonnen wurde, der mit Herrn B. zu Hause arbeitete, um für die Sicherheit bei Haushaltsarbeiten und für die soziale Rehabilitation zu sorgen.

- Frau A. willigte ein, im Erdgeschoss einen Toilettenstuhl zu benutzen unter der Bedingung, dass nur ihre Enkelin ihn ausleert.
- Frau A. übte, einen Teewagen zu benutzen, um besser die Mahlzeiten zubereiten zu können.
- Die Enkelin übernahm das Einkaufen, aber Frau A. schrieb die Einkaufsliste, auf der jetzt auch vorgefertigtes Essen stand, das in dem neuen Mikrowellenherd erwärmt werden konnte.
- Für die Ausflüge zum Bingoklub wurde der Behindertentransport der Gemeinde für sie organisiert.

Der Weg für die Therapeutin besteht darin, die Notwendigkeit eines partnerschaftlichen Ansatzes mit der Klientin zu akzeptieren und sicher zu stellen, dass es um die persönlichen Belange der Klientin geht und nicht um die Steuerung durch die Therapeutin, was von der Klientenzentriertheit wegführen würde.

Mit Sicherheit gibt es auch Klienten, die nur begrenzte Einsicht in ihre Probleme und in ihre Situation haben, z. B. bei Hirnverletzung, kognitiver Dysfunktion, degenerativen Erkrankungen (z. B. Alzheimer). Dennoch kann die Grundidee des Ansatzes beibehalten werden. Ein Therapeut kann trotz begrenzter Einsicht des Klienten klientenzentriert sein, einfach indem er den Klienten in den Interventionsprozess einbezieht, statt selbst ganz und gar die Steuerung zu übernehmen. Hobson (1996) schlägt für den klientenzentrierten Umgang mit kognitiv eingeschränkten Klienten die Technik des abgestuften Entscheidens und die des Fungierens als Anwalt für den Klienten als Methode vor.

Wenden wir uns zunächst Herrn B. aus der Fallstudie zu. Hier wird der Therapeut wahrscheinlich bei der Planung und beim Herausfinden der Probleme meistens selbst die Initiative ergreifen müssen, dennoch sollte er sich bemühen, während des gesamten Prozesses den Klienten wo immer möglich mit einzubeziehen.

Der Fall von Herrn C. macht deutlich, wie wichtig es ist, auf die Wünsche des Klienten einzugehen. Dieser klientenzentrierte Therapeut arbeitete mit Herrn C. daran, das Risiko beim

> **Fallstudie aus der Institution 3**
>
> Herr C. ist ein 46-jähriger Verkäufer, der zur Anschluss-Heilbehandlung kommt. Er erlitt bei einem Verkehrsunfall eine Wirbelsäulenverletzung und ist jetzt Paraplegiker. Er ist fest entschlossen, ein vollkommen unabhängiges Leben zu führen und lehnt jede Hilfe und Einmischung ab. Bei der Befunderhebung gibt er u.a. an, dass er beim Transfer Schwierigkeiten hat, besonders beim Aus- und Einsteigen ins Auto und in die Badewanne. Der Therapeut überprüft die Funktionen und schlägt eine andere Methode des Transfers vor. Herr C. stimmt dieser Methode nicht zu und demonstriert seine eigene, wenn auch etwas ungewöhnliche Methode.

Transfer zu verringern, statt auf seiner (des Therapeuten) Methode zu bestehen. Es ist viel klientenzentrierter, Herrn C. beizubringen, selbst auf seine Haut zu achten, sein Gesäß zu entlasten und sich sicher zu bewegen, als auf einer Methode zu bestehen, die er doch nicht anwenden wird. Noch einmal – bei klientenzentrierter Praxis geht es um die Beziehung zwischen Therapeut und Klient, um gute Kommunikation und Vertrauen und um die Förderung von Verstehen und Einsicht.

▪ Standards

Wenn klientenzentrierte Praxis eingeführt werden soll, müssen deren Grundgedanken auch bezüglich derjenigen Standards der Abteilung beleuchtet werden, die die Strukturqualität ausmachen. Es sollte eine klare Aussage, getragen von der praktischen Arbeit der Kollegen, existieren, die den klientenzentrierten Ansatz bei der Intervention, beim Therapieplan, bei der Entlassung und der Nachfolge-Untersuchung widerspiegelt.

Erwartungen an die Arbeit der Kollegen unter diesem Aspekt können beispielsweise in professionellen Standards ausgedrückt werden:

- „Alle Klientenakten enthalten eine klare Aussage zu klientenzentrierten Richtzielen."
- „Alle Klientenakten enthalten eine schriftliche Aussage zum Einverständnis des Klienten mit der Intervention."

Dies lässt sich in Abteilungsbesprechungen oder durch Evaluation überprüfen.

5.3 Strategien zur Einführung klientenzentrierter Praxis

Sobald die Entscheidung für klientenzentrierte Praxis gefallen ist, muss die Leitung entscheiden, wie die Umsetzung geschehen soll. In diesem Teil des Kapitels geht es um die praktische Durchführung aus Sicht der eigenen Erfahrung der Autorin. Es soll auch erläutert werden, warum dieser Ansatz eingeführt wurde.

Vorstellungen und Strategien werden an Hand dieser Erfahrungen innerhalb des britischen Gesundheitswesens dargestellt. Das wird nicht immer auf andere Situationen übertragbar sein, es kann Ihnen aber zu einem besseren Verständnis für das Team verhelfen, die individuelle Debatte und das Wachstum stimulieren und als Anstoß für Ihre eigenen Ideen dienen.

5.3.1 Lehren und Trainieren

Vorweg – Sie kennen Ihr Team, natürlich. Es wird Ihnen helfen, wenn Sie sich ein klares Profil Ihrer Mitarbeiter erstellen, indem Sie sich die Stärken, Schwächen, Interessen und Fähigkeiten des Einzelnen vor Augen führen. Es wird Ihnen, dem Leiter, helfen, Ressourcen, Bedarf an Training und zusätzlicher Unterstützung zu erkennen und Lösungen für Problembereiche zu finden.

Stellen Sie sicher, dass sowohl allgemeine wie spezielle fachliche Beratung allen Therapeuten zur Verfügung steht. Dadurch werden Schwächen und Probleme individuell behandelt. Supervision auf allen Ebenen kann auch zu einem Netz von Unterstützung innerhalb des Teams werden. Aufzeichnungen über die Supervision sollten selbstverständlich sein, und auch die einzelnen Teammitglieder sollten zu diesbezüglichen Notizen aufgefordert werden.

Hilfreich ist auch, Arbeitsziele miteinander zu verknüpfen, um individuelle Stärken zu fördern und Problembereiche zu entschärfen. Sorgen Sie dafür, dass Ziele der gesamten Abteilung sich in den Aufgaben Einzelner wiederfinden, um so das Engagement für die Abteilung und die Unterstützung der Weiterentwicklung zu fördern. Machen Sie jedem Teammitglied seine Rolle bei der Einführung von klientenzentrierter Praxis deutlich, und legen Sie fest, wie jeder dazu beitragen kann, indem Sie dies in der jeweiligen Zielsetzung festschreiben.

Regelmäßige Beurteilung oder Überprüfung der individuellen Performanz wird die Teammitglieder ebenfalls unterstützen und Fähigkeiten und Stärken erkennbar machen. Es wird ihnen helfen zu erkennen, dass sie eine wesentliche Rolle bei der Einführung spielen, wenn das Erreichte deutlich gemacht wird und die Fortschritte des Einzelnen im klientenzentrierten Tun und Denken aufgezeigt werden. Rückmeldung über die Performanz ist unerlässlich für persönliches und professionelles Wachstum.

Die Erstellung von Fähigkeitsprofilen kann ein Indikator für Trainingsbedarf und oder auch für besonderes Können sein. In einem Fähigkeitsprofil werden unterschiedliche Fähigkeiten aufgelistet wie fachliche, allgemein berufliche, technische und persönliche, was die ganze Bandbreite der Aufgaben deutlich macht, die von den Therapeuten des Teams erwartet wird. Jeder Therapeut kann seine Fähigkeiten selbst im Einzelnen auf einer Skala so einstufen, wie er es empfindet. Diese Methode ermöglicht dem Leiter und dem einzelnen Teammitglied, eine zahlenmäßige Bewertung vieler unterschiedlicher Fertigkeiten zu haben, die sich im Laufe der Zeit auch verändern kann. Der

Leiter gewinnt so mehr Einblick, wie der Einzelne seine Fertigkeiten bei ergotherapeutischen Aufgaben wahrnimmt, und hilft damit, den Bedarf an Training und Unterstützung festzustellen.

Das sichere Erkennen der Kernfähigkeiten bei unterschiedlich Erfahrenen innerhalb des Teams kann die richtige Mischung an Fertigkeiten sicherstellen und Lücken, aber auch Ressourcen innerhalb der Arbeitsgruppe sichtbar werden lassen.

Wenn neue Ideen, die sich auf die Praxis auswirken, eingeführt werden sollen, muss sich die Zusammenarbeit im Team verändern. Dies kann z. B. erreicht werden durch Fortbildungsveranstaltungen zu klientenzentrierter Praxis außerhalb des Hauses mit einem abgestimmten Aktionsplan, zeitlich festgelegtem Einführungsprogramm und als Experten ernannten Mitarbeitern. Zu den Veränderungen im Team sollten auch regelmäßige Überprüfungssitzungen gehören, die den Fortschritt feststellen, schwierige Fragen aufgreifen und den weiteren Weg abstimmen und festlegen.

Ein weiterer Aspekt der Veränderungen besteht im Installieren eines Mentorensystems. Mentoren sind erfahrene Therapeuten, die andere Teammitglieder unterstützen und Denkanstöße geben, die aber nicht unmittelbar verantwortlich für deren Arbeit sind. Das hat den Vorteil, ein Netz der Kommunikation und des Vertrauens innerhalb des Teams aufzubauen.

Mini-Pilotstudien zu bestimmten Fragestellungen können das Üben neuer Fertigkeiten intensivieren, die kostbare Zeit maximieren, frühzeitig Probleme entschärfen und das Team enger zusammenführen. So hatten in der Institution 2 die Teammitglieder große Vorbehalte gegen ein Ergebnis-Messinstrument in der Onkologie. Sie wandten sich nicht gegen klientenzentriertes Arbeiten, wohl aber gegen das Messen von Ergebnissen bei Menschen, die nur noch eine begrenzte Lebensdauer haben. Das Team zögerte also, das COPM zu benutzen, und äußerte offen seine Bedenken. Durch die Ermutigung der ärztlichen Hospizleitung wurde das COPM dennoch eingesetzt, um einige Ergebnisse in der palliativen Versorgung zu messen. Eine kurze Ministudie wurde durchgeführt. Die dienstälteste Therapeutin entschied sich für die Anwendung des COPM zur Befragung über den körperlichen und psychischen Zustand und den Grad des Sich-gestört-fühlens durch das Interview. Die Rückmeldung der Klienten ergab eine positive Zustimmung zur Erhebung, besonders zur Umverteilung der Macht bei der Zielsetzung, wie begrenzt dies auch immer möglich war. Die Anwendung dieses klientenzentrierten Messinstrumentes gab den Therapeuten sehr positive Rückmeldung über ihre Rolle in einem Fachgebiet, in dem der „Erfolg" den Tod bedeutet. Die Unterstützung durch Therapeuten anderer Abteilungen machte die Einführung der Klientenzentriertheit hier relativ einfach.

Um das Training und das Lernen zu unterstützen, muss auch nach Ressourcen gesucht werden. Dabei geht es nicht allein um die Teilnahme an Kursen. Besuche des Personals in anderen Krankenhäusern oder Abteilungen, die schon klientenzentriert arbeiten, kann der praktischen Anwendung Auftrieb geben. Das Begleiten von Kollegen, die schon etwas Übung mit der Klientenzentriertheit haben, kann ein positives Rollenvorbild vermitteln.

Die Anschaffung von Material zum Selbststudium oder für das Training innerhalb des Hauses kann ebenfalls die Sachkenntnis und das Vertrauen vergrößern, zum Beispiel das *Self Instructional Programme for COPM* (Material zum Selbststudium des COPM), oder auch Trainingssitzungen mit erfahrenen COPM-Anwendern zum Austausch von Erfahrungen. Weitere Sitzungen können dazu genutzt werden, klientenzentrierte Probleme zu erfassen und zu diskutieren.

Durch die Zusammenarbeit innerhalb der Berufsgruppe kann man andere Abteilungen mit ähnlichen Strukturen ausfindig machen, mit denen man sich austauschen und so gegenseitig helfen kann, neue Ideen zu entwickeln. Seit sich die Autorin mit dem COPM beschäftigt, haben Kollegen aus anderen Abteilungen, die ebenfalls Interesse am COPM haben, Kontakt zu ihr aufgenommen. Daraus ist eine COPM-Arbeitsgruppe entstanden, die all diejenigen in Großbritannien koordiniert, die bereits mit dem COPM arbeiten, es tun möchten oder bei der Überlegung sind, überhaupt ein Ergebnis-Messinstrument anzuwenden. So können Fähigkeiten gemeinsam genutzt, Probleme diskutiert und gelöst und – das Wichtigste – die Kenntnisse der Berufsgruppe erweitert werden. Außerdem wurde die Gruppe zum Sprungbrett für COPM-Workshops.

5.3.2 Praktische Umsetzung

Klientenzentriert zu sein bedeutet, sein theoretisches Wissen in die Praxis umzusetzen, zu lernen, weiterzuentwickeln und Rückmeldung zu dieser Praxis zu bekommen. Sinnvolle Wege, um dies zu erreichen, können sein:

- Bringen Sie visuelle Präsentationen auf Pinnwänden an. Zum Glück bietet das Kanadische Modell der Betätigungs-Performanz eine exzellente Grafik, die das Modell gut präsentiert (*Ca-*

nadian Association of Occupational Therapists 1997) (siehe Kapitel 1).
- Wenden Sie die Grundideen der klientenzentrierte Praxis überall dort an, wo Sie Kontakt zu Klienten haben. Überprüfen Sie z. B., ob alle Mitarbeiter in der Abteilung, alle Angebote und alle Infoliteratur klientenzentriert und kundenfreundlich sind.
- Sehen Sie sich alle schriftlichen Unterlagen und Formulare daraufhin an, ob sie dem klientenzentrierten Ansatz entsprechen, und sorgen Sie dafür, dass Formulare gemeinsam mit dem Klienten ausgefüllt werden. Wenn möglich geben Sie den Klienten eine Kopie ihrer ausgefüllten Formulare mit; dies führt dazu, dass sie sich mehr damit identifizieren, weil sie selbst Zugang zu ihren Behandlungs-Unterlagen haben. In der Institution 3 wird jedem Klienten eine Kopie seines ausgefüllten COPM-Bogens mitgegeben.
- Erstellen Sie für jeden Therapeuten einen Ordner mit Literatur zu klientenzentrierter Praxis und zu allem, was damit zusammen hängt, oder stellen Sie einen Ordner mit Artikeln und Kontaktadressen für die Abteilung zusammen.
- Geben Sie allen Teammitglieder ein Heftchen, in dem sie ihre Erfolge und Schwierigkeiten auf dem Weg zu klientenzentrierter Praxis festhalten. Diese Hefte können dann bei Teambesprechungen genutzt werden, um kurz Problemsituationen darzustellen. Das übt die Präsentation, ermutigt, Probleme und Erfolge darzustellen, und hebt das Vertrauen.
- Auswertungen der Klientenakten durch Qualitätssicherungsexperten sowie Überdenken der Standards im Team können die Praxis überprüfen und Änderungen in der Einstellung zu klientenzentrierter Praxis erkennen lassen. In der Institution 1 beschloss das Team als Ergebnis ihrer gegenseitigen Falldarstellungen festzuhalten, dass die Kategorie „Zustimmung des Klienten" zur Intervention in der Audit-Checkliste enthalten sein muss.
- Entwickeln Sie die Interviewfertigkeit weiter durch Fallstudien und durch Rückmeldung zu Übungsinterviews auf Video. Ermutigen Sie zu Kritik und Evaluation von Interviews der Teammitglieder, um zu einem Interview-Standard zu kommen. Das Team aus der Institution 1 bat seinerzeit um Rückmeldung zu seiner Interview-Technik, um so das Selbstvertrauen zu stärken.
- Setzen Sie das *Self Instructional Programme* zum COPM ein, zu dem auch ein Video und ein Buch für Notizen gehört. Dies begünstigt genaues Beobachten und kritische Analyse von unterschiedlichen klientenzentrierten Interviews, es kann zu einem guten Lehr- und Lernwerkzeug werden.
- Führen Sie die Evaluation von Ergebnissen in der Abteilung ein. Die Benutzung des COPM stellt sicher, dass der klientenzentrierte Ansatz auch wirklich angewendet wird. Die Durchführungs-Analyse kann ebenfalls Schwierigkeiten mit dieser Praxis aufdecken.
- Geben Sie dem Team Rückmeldung über die Veränderungen in der Praxis entweder, indem Sie zur Eigenevaluation ermutigen, oder durch die Analyse von Daten, Beschwerden oder Komplimenten zur Ausführung. Auch dem Einzelnen kann Feedback durch Supervision oder Lob gegeben werden.
- Ermuntern Sie auch Klienten, sich zur neuen Praxis zu äußern, befragen Sie sie zum Service Ihres Teams. Das könnte per Telefon oder durch schriftliche Befragung geschehen, oder Sie könnten bestimmte Klientengruppen ansprechen und diese interviewen. In der Institution 3 werden sechs Monate nach der Entlassung Nachfolge-Interviews durchgeführt, um die Festigung der erlernten Fertigkeiten zu überprüfen. Dies dient teilweise der erneuten Erhebung der Probleme in der Betätigungs-Performanz und teils der Rückmeldung der Klienten, wie sie die klientenzentrierte Umgangsweise empfunden haben.

Schließlich muss man sich auch fragen, warum man denn diesen Ansatz überhaupt benutzen sollte. Bitte, glauben Sie es mir nicht einfach: Sie müssen sich schon selbst aufmachen und alle Optionen für sich abwägen. Sie kennen Ihr eigenes Team, die Anforderungen und Einschränkungen Ihrer Dienste und die verfügbaren Ressourcen. Sie müssen diese Entscheidung selbst treffen.

Es steht außer Frage, dass es schwierig ist, klientenzentriert zu sein. Es stellt hohe Anforderungen an Engagement, Zeit und Training. Das Team muss aus guten „Menschen-Therapeuten" bestehen, die effektiv und effizient interviewen und Klienten helfen können, ihre Ziele herauszufinden. Bei Klienten, die sich schwer tun, Entscheidungen über ihre Zukunft zu treffen, muss der Therapeut gleichzeitig sensibel und deutlich sein, um ihnen die Übernahme von Macht zu ermöglichen.

Bei anderen Klienten, die Schwierigkeiten mit der Einsicht oder dem Intellekt haben, muss der Therapeut ihre Motivation erhalten, ohne das Ziel aus den Augen zu verlieren.

Klientenzentrierte Praxis hat aber auch ganz eindeutig Vorteile, nicht zuletzt, weil man den Standards gemäß handelt, die von professionellen Ergotherapie-Institutionen gesetzt sind – von der Ergotherapiekammer in Großbritannien und vom

> **Liste von Aktionen zur Einführung klientenzentrierter Praxis**
>
> 1. Überprüfen Sie die derzeitige Praxis und Einstellung.
> 2. Diskutieren und untersuchen Sie entstehende Fragen mit dem Team.
> 3. Lehren und lesen Sie, und beobachten Sie die Praxis.
> 4. Bieten Sie Unterstützung, Supervision und Training an.
> 5. Entwickeln Sie einen Aktionsplan mit Pilotstudien und Versuchsinterviews.
> 6. Seien Sie klientenzentriert bei allen Aspekten der Erhebung und der Intervention um.
> 7. Überprüfen Sie die Berichtführung.
> 8. Evaluieren und überprüfen Sie und geben Sie Rückmeldung.

kanadischen Berufsverband, um nur zwei zu nennen. In der Literatur wird der Nachweis erbracht, dass die Entwicklung der Klient-Therapeut-Beziehung zu erhöhter Klienten-Partizipation, Überzeugung der eigenen Wirksamkeit und höherer Zufriedenheit mit der Therapie führt. Es ist ein Ansatz, der die Partnerschaft zwischen Klient und Therapeut respektiert (Law et al 1995).

Das letzte Wort bei der Übernahme klientenzentrierter Praxis hat schließlich nicht der Leiter sondern das Therapeutenteam, weil sie es letztendlich sind, die sie umsetzen.

In der Institution 1 betonte eine Therapeutin ausdrücklich, dass es sich trotz des Zeitdrucks lohne, diesen Ansatz zu benutzen, weil er ihre Arbeit sinnvoller mache.

In der Institution 2 äußerte eine erfahrene Therapeutin die Bedenken, das COPM bei unheilbar Kranken anzuwenden. Als sie aber die Interview-Fertigkeiten besser beherrschte, stellte sie fest, dass ihre Klientenzentriertheit die Ziele der Klienten viel deutlicher werden ließ und dass ihr dadurch die Arbeit erleichtert wurde. Sie hatte das Gefühl, dass sie genau das tat, was der Klient wollte und brauchte.

In der Institution 3 schließlich fühlte sich eine junge Therapeutin zunächst völlig überfordert bei den ersten Erfahrungen in klientenzentrierter Umgebung, äußerte aber später, dass dieser Ansatz ja die eigentliche Ergotherapie ist.

5.4 Zusammenfassung

Dieses Kapitel hat viele der Schwierigkeiten behandelt, die einem Leiter von Seiten der Therapeuten und vom Gesichtspunkt der Praxis her bei der Einführung des klientenzentrierten Ansatzes begegnen können. Der Leiter muss die Entwicklung vorantreiben und das Team ermutigen, sein Ziel zu erreichen. Für die Umsetzung wurden einige der möglichen Strategien beschrieben, obwohl sie nicht erschöpfend dargestellt wurden. Wenn Leiter ihre Führungsqualitäten unter Beweis stellen wollen, müssen sie ihre Strategien auf ihre Kenntnisse und das Verständnis für das Team, die Rahmenbedingungen und die vorhandenen Möglichkeiten stützen. Leiter müssen ihre eigenen Visionen haben.

Literatur

Barnitt R 1994 Patient agreement to treatment: a framework for therapists. British Journal of Therapy and Rehabilitation 13–4

Blain J, Townsend E 1993 Occupational therapy guidelines for client centred practice: impact study findings. Canadian Journal of Occupational Therapy 60(5):271–285

British Association of Occupational Therapists 1994 Patient focused care guidance for BAOT members. College of Occupational Therapists, London

Canadian Association Of Occupational Therapy 1991 Guidelines for the client centred practice of occupational therapy. CAOT publications ACE, Toronto

Davidson H 1991 Performance and the social environment. In: Christiansen C, Baum C (eds) Occupational therapy; overcoming human performance deficits. Slack, Thorofare, New Jersey, pp 144–177

Hobson S 1996 Reflections on being client centred when the client is cognitively impaired. Canadian Journal of Occupational Therapy 63(2):133–136

Kielhofner G 1992 Conceptual foundations of occupational therapy. F A Davis, Philadelphia

Law M, Baptiste S, Carswell-Opzoomer A et al 1994 Canadian Occupational Performance Measure, 2nd edn. CAOT Publications ACE, Toronto

Law M, Baptiste S, Mills J 1995 Client centred practice: what does it mean and does it make a difference? Canadian Journal of Occupational Therapy 62(5): 250–257

Oakland JS 1989 Total quality management. Butterworth-Heinemann, Oxford

Parker D 1995 An evaluation of the Canadian Occupational Performance Measure. MSc thesis, Exeter University

Reilly M 1984 The importance of the client versus patient issue for occupational therapy. American Journal of Occupational Therapy 38(6):404–406

Shenstone W 1764 On reserve. In: The concise Oxford dictionary of quotations, 3rd edn, vol 2. Oxford University Press, Oxford

Sumsion T 1993 Client centred practice: the true impact. Canadian Journal of Occupational Therapy 60(1):6–8

Kapitel 6

Klientenzentrierter Ansatz bei Menschen mit kognitiver Beeinträchtigung

Die Fähigkeit, sich an klientenzentrierter Versorgung zu beteiligen   62

Strategien für den klientenzentrierten Umgang   63

Fallbeispiel   67

Zusammenfassung   68

6 Klientenzentrierter Ansatz bei Menschen mit kognitiver Beeinträchtigung

S. J. G. Hobson

> Klienten mit kognitiver Beeinträchtigung reagieren empfindlich, wenn man ihre Fähigkeit, sich an klientenzentrierter Versorgung zu beteiligen, in Frage stellt. In diesem Kapitel wird davon ausgegangen, dass man diesen Ansatz trotz mancher Hindernisse bei solchen Klienten benutzen kann. Es sollen vier spezielle Strategien dafür beschrieben werden.

Ergotherapeuten arbeiten häufig mit Klienten, die kognitiv beeinträchtig sind. Dabei kann es sich um vorübergehende oder bleibende Störungen handeln. Vorübergehende Störungen können im Zusammenhang mit akuten Erkrankungen oder mit Nebenwirkungen von Medikamenten auftreten. Dauerhafte Beeinträchtigungen können verschiedene Gründe haben wie erworbene Hirnschädigung, cerebro-vaskulärer Insult, Entwicklungsverzögerung, psychische Krankheiten und unterschiedliche Formen von Demenz. Hier soll es hauptsächlich um dauerhafte Beeinträchtigungen gehen, obwohl sich die beschriebenen Strategien ebenso gut bei vorübergehenden Störungen einsetzen lassen.

Die Verbreitung von kognitiven Einschränkungen ist auf Grund der unterschiedlichen Ursachen schwer zu schätzen. In Großbritannien sind 650 000 Menschen von Demenz betroffen (Alzheimer Gesellschaft GB 1998), 200 000 von traumatischen Hirnverletzungen (Giles & Clark-Wilson 1993), 250 000 von Schizophrenie (*National Schizophrenia Fellowship* 1998). In Kanada haben „über eine Million Erwachsene intellektuelle Fähigkeitsstörungen, Lernfähigkeitsstörungen oder psychische Erkrankungen" (*Statistics Canada* 1994), davon entfallen 252 600 auf Demenz (*Canadian Study of Health and Aging Working Group* 1994) und 83 000 auf geistige Behinderung (*Statistics Canada* 1986). Daraus ergibt sich für beide Länder jeweils mehr als eine Million Menschen mit kognitiven Einschränkungen, wobei viele weitere Gründe nicht erfasst sind.

Aber was genau wird unter kognitiver Beeinträchtigung verstanden? Kognition wird definiert als „der mentale Prozess, durch den Wissen erworben wird", wozu unter anderem Aufmerksamkeit, Wahrnehmungsfähigkeit, Abwägen, Urteilsvermögen, Intuition und Gedächtnis gehören (Thomas 1997, S. 408). Zoltan erklärt 1990: „Kognition ermöglicht dem Menschen, empfangene Informationen zu benutzen und zu verarbeiten, um zu denken und zu handeln" (S. 202). Ganz offensichtlich hat eine Schädigung in allen oder in Teilbereichen kognitiver Funktionen erhebliche Auswirkungen, wodurch solche Menschen besonders auf Ergotherapie angewiesen sind.

Wenn man von der Verbreitung derartiger Beeinträchtigungen ausgeht, von ihren Auswirkungen auf die Betätigungsperformanz und von der Tatsache, dass sie während des ganzen weiteren Lebens bestehen bleiben, so wird ersichtlich, dass die meisten Ergotherapeuten früher oder später mit solchen Klienten arbeiten werden. Aber kann man mit ihnen auch klientenzentriert umgehen? Natürlich wird argumentiert, dass ein Klient mit eingeschränktem Urteilsvermögen und Gedächtnis, ohne all die Fähigkeiten, die in der Definition aufgezählt sind, nicht fähig ist, Therapieziele und deren Prioritäten zu setzen oder Entscheidungen in der Therapie zu fällen. So erwähnen Law et al (1995) speziell Menschen mit schlechten Problemlöse-Fähigkeiten im Kapitel über Schwierigkeiten bei der Umsetzung klientenzentrierter Versorgung.

Hier soll als Gegenposition dargestellt werden, wie klientenzentrierte Praxis, obschon nicht gerade einfach, doch möglich ist. Zunächst soll über die Fähigkeit, sich überhaupt an klientenzentrierter Versorgung zu beteiligen, gesprochen werden mit spezieller Berücksichtigung derjenigen Elemente, die als besonders problematisch angesehen werden. Danach werden vier Strategien vorgestellt, die Therapeuten bei der Umsetzung klientenzentrierter Praxis einsetzen können. Diese Strategien sind erweitertes Erfassen der Klienten, abgestuftes Entscheiden, Eintreten für den Klienten und Arbeiten mit Ersatzpersonen. Einige dieser Ideen sind bereits früher veröffentlicht worden (Hobson 1996).

6.1 Die Fähigkeit, sich an klientenzentrierter Versorgung zu beteiligen

Die frühesten Erörterungen zu klientenzentrierter Praxis sprachen von der Notwendigkeit, dass Klienten eine aktive Rolle im Umgang mit ihren Schwierigkeiten übernehmen, „ohne die Absicht des Therapeuten, die Verantwortung für die Situation abzugeben" (Rogers 1951, S. 7). Das Einbeziehen der Klienten in das Festlegen der Ziele und Methoden (CAOT 1991) und der angestrebten Therapieergebnisse (Law et al 1995) sind integriert in klientenzentrierter Praxis.

Viele Ergotherapeuten haben dabei das *Canadian Occupational Performance Measure* (COPM) als recht hilfreich empfunden, da es ausdrücklich auf die Beteiligung des Klienten bei der Zielsetzung und Bewertung ergotherapeutischer Behandlung angelegt ist. Das COPM gilt als „auf allen Entwicklungsebenen und bei allen Behinderungsgruppen einsetzbar" (Law et al 1991), dennoch halten die Autorinnen und auch andere es nicht bei allen Klientengruppen für geeignet. Besonders genannt als nicht geeignet werden Kinder, Klienten mit kognitiven Einschränkungen und psychisch Kranke (Law et al 1995, Toomey et al 1995, Waters 1995). Wenn das COPM tatsächlich „ein hervorragendes Beispiel für die Anwendung des Wesentlichen des klientenzentrierten Ansatzes" (Sumsion 1993) ist, aber seine Brauchbarkeit bei kognitiven Einschränkungen in Frage gestellt wird, dann fragt sich, ob ein klientenzentrierter Ansatz bei dieser Gruppe überhaupt möglich ist.

Informierte Zustimmung wird als erster Schritt bei klientenzentrierter Praxis angesehen (CAOT 1991). Dafür müssen der Person Informationen über alternative Möglichkeiten der Behandlung gegeben worden sein; es müssen jeweils die Risiken, Vorteile und Nebeneffekte aufgezeigt worden sein, ebenso wie die Folgen, wenn keine Behandlung vorgenommen wird (*Ontario Ministry of Health* 1994). Entscheidungen in den nachfolgenden Stadien der klientenzentrierten Therapie – Zielsetzung, Therapiemethoden und angestrebte Ergebnisse – brauchen Einsicht und Urteilsvermögen.

Venesy (1994) beschreibt die notwendigen Fähigkeiten für kompetentes Entscheiden so:

- Der Person ist bewusst, dass eine Entscheidung zu treffen ist; sie ist bereit, sie zu fällen, und sie kann ihre Entscheidung zum Ausdruck bringen.
- Die Person ist fähig, die für die Entscheidung notwendigen Informationen zu verstehen, ebenso die Vor- und Nachteile sowie das potentielle Ergebnis jeder Option, die Kausalzusammenhänge und die Tatsache, dass es um ihre persönlichen Dinge geht und nicht nur um Abstraktes.
- Die Entscheidung der Person bleibt stabil und steht im Einklang mit persönlichen Werten.

Die kognitiven Anforderungen sind also nicht gerade niedrig. Es ist verständlich, dass oft die Frage gestellt wird, ob ein Klient mit kognitiver Beeinträchtigung überhaupt fähig sei, bei einer solch anspruchsvollen Entscheidung mitzuwirken.

Bei dem Begriff Kompetenz müssen wir den medizinischen und den juristischen Aspekt unterscheiden. Im medizinischen Sinne bezieht sich Kompetenz auf die Fähigkeit einer Person, sich geistig zu betätigen (Thomas 1997, S. 299–300), im juristischen Sinne bezieht sich Kompetenz auf die Fähigkeit, seine persönlichen Angelegenheiten vernünftig zu regeln (Thomas 1997, S. 424).

Es ist wichtig zu verstehen, dass diese Begriffe nicht identisch sind, obwohl sie zusammenhängen. Nicht alle Personen, die klinisch als hilflos angesehen werden, sind rechtlich als nicht geschäftsfähig (in der Schweiz: handlungsfähig) eingestuft; andererseits sind nicht alle Menschen, die rechtlich für nicht geschäftsfähig erklärt wurden, im medizinischen Sinne inkompetent. Zum Teil liegt das daran: „Kompetenz zu definieren ist ein bisschen wie Obszönität zu definieren; sie entzieht sich der Definition" (Jocobellis v Ohio 1964, zitiert bei Venesy 1994, S. 219). In neuerer Literatur (Fulbrook 1994, Silberfeld 1992, Venesy 1994) und in einigen Rechtsvorschriften wird sie als situationsbedingt und als veränderbar im Laufe der Zeit und in unterschiedlichen Zusammenhängen bezeichnet (Venesy 1994). Zum Beispiel kann sich eine Gedächtnisstörung am Ende eines Tages durch Ermüdung verstärken und so auf den Therapeuten einen übertriebenen Eindruck von Unfähigkeit machen.

Bisher ging es hauptsächlich um die Kompetenz der Klienten im medizinischen Sinne, sich an klientenzentrierter Therapie zu beteiligen, um die Fähigkeit also, den eigenen Gesundheitszustand richtig einzuordnen, die Informationen zu Behandlungsoptionen zu verstehen und zu behalten und sie so einzusetzen, dass daraus eine begründete Entscheidung entsteht. Klientenzentrierte Praxis kann komplizierter werden, wenn Menschen rechtlich für nicht geschäftsfähig erklärt werden. In diesem Fall könnte es ihnen nicht gestattet sein, ihre Einwilligung zur Behandlung zu geben, oder sie dürfen ihre Finanzen nicht selbst verwalten; es wäre ihnen dann nicht möglich, spezielle Hilfsmittel oder Dienste zu bezahlen, die für die Umsetzung des Therapieplanes nötig sind. In solchen Fällen sind andere Personen oder Organisationen als „Ersatz-Entscheider" für den Klienten bestimmt worden.

6.2 Strategien für den klientenzentrierten Umgang

Trotz all der beschriebenen Schwierigkeiten gibt es vier Strategien, die Therapeuten im klientenzentrierten Umgang mit kognitiv Eingeschränkten helfen können. Dies sind erweitertes Erfassen des Klienten, abgestuftes Entscheiden, Eintreten für den Klienten und Arbeiten mit Ersatzpersonen. Diese Strategien sollen nun näher behandelt werden.

6.2.1 Erweitertes Erfassen des Klienten

Der kanadische Berufsverband beschreibt 1991 den ergotherapeutischen Prozess in sieben Schritten: Verordnung, (Befund-)Erhebung, Therapieplanung, Behandlung, Entlassung, Nacherhebung und Behandlungsevaluation. Während der Erhebungsphase könnte es beim kognitiv eingeschränkten Klienten zu Schwierigkeiten bezüglich einer detaillierten und genauen Vorgeschichte kommen. Die ist jedoch wichtig, wenn die angebotene Therapie zum persönlichen Kontext passen soll (zu den Rollen, den Interessen, zum Umfeld, zur Kultur und zu den Werten), z. B. wird von Law et al (1995) diese Übereinstimmung als Schlüsselelement der klientenzentrierten Praxis angesehen. Zwei spezielle Vorschläge sollen für die erweiterte Erhebung bei Klienten mit kognitiven Einschränkungen gemacht werden: die Erhebung der Kompetenz im medizinischen Sinne und der ausführlichen Vorgeschichte.

Erhebung der geistigen Kompetenz

Ergotherapeuten haben in der Regel mit der Erhebung der Kompetenz sowohl im medizinischen wie im juristischen Sinne zu tun. Die Bestimmungen über die Überprüfung der rechtlichen Kompetenz sind unterschiedlich je nach Gesetzgebung. Wegen der schwerwiegenden Konsequenzen einer solchen Entscheidung ist die Befugnis, jemanden für nicht geschäftsfähig zu erklären, meist Ärzten vorbehalten. (Falls es interessiert – in Kanada gehören die Ergotherapeuten zu den fünf Berufen, die befugt sind, jemanden für nicht geschäftsfähig zu erklären. Die anderen sind Ärzte, Psychologen, Sozialarbeiter und Krankenschwestern. *Ontario Ministry of the Attorney General* 1996a). [Anm. d. Übers.: In Deutschland wird der Entzug der Geschäftsfähigkeit und die Bestellung eines Betreuers – früher Vormund – vom zuständigen Amtsgericht ausgesprochen. Dazu sind Gutachten eines Psychiaters und eines Sozialarbeiters erforderlich. Die Geschäftsfähigkeit kann allgemein oder nur für bestimmte Bereiche wie Geldangelegenheiten, Aufenthaltsort oder Gesundheitsentscheidungen entzogen werden. In Österreich und der Schweiz gelten ähnliche Bestimmungen.]

Man muss aber auch sehen, dass Ergotherapeuten immer wieder um eine Stellungnahme zu den kognitiven Fähigkeiten gebeten werden. Erhebung und Behandlung der Kognition gehört zu den üblichen Aufgaben der Ergotherapie; Ärzte und andere erkundigen sich bei den Ergotherapeuten, wenn sie die rechtliche Kompetenz eines Klienten beurteilen. In der Rechtsprechung sind die Auslegungen in Bezug auf Kompetenz in anderen als psychiatrischen Fällen oft schwankend, und die Erhebung der Kognition durch einen Ergotherapeuten kann bei der Begründung einer Entscheidung für einen Klienten mit kognitiven Einschränkungen hilfreich sein.

Die Feststellung der Kompetenz im medizinischen Sinne gehört jedoch zu den normalen Aufgaben in der klinischen Praxis. Mit den Worten von Appelbaum und Grisso (1988): „normalerweise ist die Erhebung der Entscheidungsfähigkeit eines Patienten ein impliziter Teil der Arzt-Patient-Interaktion, der oft stattfindet, ohne dass die Beteiligten es merken". Der Ergotherapeut sollte in klientenzentrierter Arbeitsweise überprüfen, in wie weit der Klient fähig ist, seine Einwilligung überall da zu geben, wo Entscheidungen anstehen. Dabei kann das *"sliding model"* hilfreich sein (Venesy 1994), in dem die geistige Kompetenz in Relation zu den potentiellen Konsequenzen gesehen wird. Wenn das Risiko bei einer zu fällenden Entscheidung gering ist, muss die Kompetenz nicht so streng beurteilt werden, während bei hohem Risiko sehr viel genauer hingesehen werden muss. Viele Entscheidungen innerhalb der Ergotherapie, wie zum Beispiel bezüglich der Therapiemethode, bergen nur geringe Risiken. Andere Entscheidungen, wie Entlassung Alleinlebender nach Hause, verlangen sehr genaue Befunderhebung der geistigen Kapazität, um die Risiken der verschiedenen Möglichkeiten zu erkennen und entsprechende Entscheidungen zu begründen.

Venesy (1994) stellt die grundlegenden Anforderungen für informierte Zustimmung sehr klar dar. Ihre Anforderungen decken sich mit denen für Geschäftsfähigkeit in Ontario, wo Folgendes überprüft wird: 1. die Fähigkeit der Person, die für die Entscheidung nötigen Informationen zu verstehen; 2. die Fähigkeit, Alternativen wahrzunehmen; 3. ihre Fähigkeit, die Folgen einer Entscheidung abzuschätzen; 4. ihre Fähigkeit, Gründe für eine Entscheidung erkennen zu lassen. Dies wird auch gelegentlich als Test fürs „Verstehen und Abschätzen" bezeichnet.

Ausführliche Erhebung der Vorgeschichte

Ein Klient mit kognitiven Einschränkungen hat möglicherweise Schwierigkeiten, seine Vorgeschichte verständlich und stimmig zu berichten. Wenn das der Fall ist, müssen zusätzliche Anstrengungen unternommen werden, um genauere Hintergrundinformation über den Klienten zu bekommen. Dies ist nötig, um dem Klienten passende Möglichkeiten anbieten zu können, unter denen er wählen kann. Wenn der Klient sich beispielsweise schon immer für Gärtnern interessiert hat, ist eine Gartentherapie sicher passender als ein adaptiertes Damespiel. Dies ist besonders im Zusammenhang mit abgestuftem Entscheiden wichtig, das anschließend dargestellt werden soll.

Breites Wissen über den Klienten kann dem Therapeuten auch helfen, die Wünsche des Klienten besser zu erkennen, besonders wenn sie unklar oder schwer verständlich ausgedrückt werden. Ein Beispiel dafür, das alle Therapeuten kennen, ist das Nichtäußern von Schmerz in dem Bemühen, ein „guter Patient" zu sein, um als angepasst oder kooperativ empfunden zu werden. Kognitiv eingeschränkte Klienten können oft nicht ihre kulturellen Werte und Bedürfnisse formulieren, aber sie können sehr wohl negativ auf eine, wenn auch unbeabsichtigte, Nichtbeachtung ihrer kulturellen Ethik reagieren. Ganz simple Dinge wie das Berühren des Kopfes (Dihn et al 1990, Richardson 1990) oder direkter Blickkontakt (Lai und Yue 1990, Okabe et al 1990) kann in manchen Kulturen aufdringlich oder beleidigend wirken. Manchmal kann es sogar nicht ausreichen, die Sitten einer bestimmten kulturellen Gruppe zu kennen, weil nicht alle Mitglieder dieser Gruppe die gleichen Werte für wichtig halten (Anderson et al 1990). Der Therapeut kann von engen Bezugspersonen erfahren, welche Werte speziell dieser Klient sich zu eigen gemacht hat, um so unabsichtliche Kränkungen zu vermeiden.

Über die Familie und enge Freunde kann man diese Art von Hintergrundinformation über einen Klienten bekommen, und meist sind sie froh, dass man sie fragt. Sie sind dankbar dafür, soviel Interesse an der Person des Klienten zu erleben. Es ist wichtig daran zu denken, dass Informationen aus unterschiedlichen Quellen gesammelt werden können, besonders, wenn es keine ständige Bezugsperson wie den Ehepartner gibt.

6.2.2 Abgestuftes Entscheiden

Ergotherapeuten halten sich ihre Fähigkeiten im Analysieren von Tätigkeiten, Abstufen und Anpassen zugute. Sie sind also im Besitz von Fertigkeiten im Erheben der physischen, affektiven und kognitiven Anforderungen aller möglichen Aktivitäten, im Modifizieren und Anpassen der Tätigkeiten an die Funktionsstörungen der Klienten. Diese Fertigkeiten lassen sich übertragen auf das Entscheiden. Entscheidungen können auf verschiedene Weise so abgestuft werden, dass Klienten mit unterschiedlichen kognitiven Fähigkeiten beteiligt werden können. Die kognitiven Anforderungen können durch eine *Struktur* modifiziert werden. Zum Beispiel könnte der Therapeut den Entscheidungsprozess vereinfachen, indem er verschiedene Vor- und Nachteile sowie mögliche Ergebnisse von Alternativen aufzeigt, oder indem er mehrere Fragen aufstellt, die zu jeder Möglichkeit der Reihe nach zu beantworten sind. Der Therapeut könnte einen *Rahmen* für die Entscheidungen setzen, er könnte also dem Klienten die Auswahl innerhalb einer begrenzten Anzahl von Möglichkeiten lassen. Dieser Rahmen kann erweitert oder stärker eingeschränkt werden, je nachdem, wie viele Optionen der Klient bewältigen kann. Der Therapeut kann die Entscheidung auch in sequenzierte *Schritte* unterteilen, indem er die gewünschten oder notwendigen Eigenschaften eines Gerätes aufzählt und die aufzubringenden Kosten ermittelt, bevor die gewünschte Marke oder Farbe ausgewählt wird. Den Klienten ihren kognitiven Fähigkeiten angemessene Auswahl zu bieten, ist nur eine andere Art, die „genau richtigen Anforderungen" zu stellen (Yerxa 1989, S. 12).

Selbst wenn ein Klient entmündigt wurde, ist es doch immer noch möglich und sinnvoll, ihn an speziellen Aspekten seiner Versorgung zu beteiligen. Kompetenz ist kein genau festgelegter Begriff; das bedeutet, dass Klienten manche Entscheidungen vielleicht treffen können, andere aber nicht (Fulbrook 1994, Silberfeld 1992, Venesy 1994). Ein Klient, der unfähig ist, den gesamten Verlauf seiner Therapie zu entscheiden, könnte doch trotzdem fähig sein, seine persönlichen Vorlieben für bestimmte Elemente der Behandlung zu äußern, die dann bei der Behandlung berücksichtigt werden. So könnte beispielsweise ein Klient mit postoperativer Verwirrung nicht den gesamten Behandlungsverlauf nach einer Hüftoperation mit Endoprothese entscheiden, aber er könnte durchaus in der Lage sein, deutlich zu machen, dass er lieber an einem Brettspiel die Ausdauer im Stand üben möchte als mit Ballwerfen.

Der Ausdruck „klientenzentriert" ist als zu unspezifisch kritisiert worden. Gage und Polatajko drücken das so aus (1995, S. 116): „klientenzentrierte Praxis ist als etwas beschrieben worden, das vom Beachten der Bedürfnisse eines Klienten bei Entscheidungen während der Therapie reicht bis zur Übernahme der Führung beim Planungsprozess für die Gesamtversorgung". Die beiden Autorinnen sehen dies als zu schwach an und plädieren daher für den Begriff „klientenbestimmt" (client-driven) zur Beschreibung der Praxis. Der Begriff „klientenzentriert" ist aber in der Therapie von Klienten mit kognitiven Einschränkungen gerade deshalb so günstig, weil er unterschiedliche Möglichkeiten bietet, mit Klienten zu interagieren. Es könnte unpassend sein, klientenbestimmt mit kognitiv Eingeschränkten zu arbeiten, dagegen könnte klientenzentrierte Therapie mit dieser Art von Klienten durchaus möglich sein.

6.2.3 Eintreten für den Klienten

Oft arbeiten Ergotherapeuten in einem Team, wo durchaus nicht alle Mitglieder sich klientenzentrierten Prinzipien verschrieben haben, und sie sind gewohnt, für den Klienten einzutreten. Dieses Eintreten wird besonders dann relevant, wenn es um Geschäftsfähigkeit geht, denn Übereinstimmung spielt bekanntlich eine große Rolle bei Entscheidungen über die Geschäftsfähigkeit (Fiesta 1992, Venesy 1994). „Die Frage nach der Geschäftsfähigkeit wird selten erhoben, es sei denn bei Non-Compliance" (Fulbrook 1994, S. 458). Die Wahrscheinlichkeit, für nicht geschäftsfähig erklärt zu werden, besteht auch dann leicht, wenn man zu der Gruppe „der Älteren, der psychisch Kranken und geistig Behinderten und der Hirnverletzten" gehört (Venesy 1994, S. 219; siehe auch Curtin 1995). Schon allein die Tatsache, kognitiv eingeschränkt zu sein, birgt für den Klienten das Risiko, als nicht kompetent angesehen zu werden, ohne dass in irgendeiner Weise eine formelle Überprüfung stattgefunden hätte. Ergotherapeuten müssen dafür sorgen, dass ihre Klienten nicht voreilig und fälschlich ihres Rechts beraubt werden, sich mit einer Behandlung einverstanden zu erklären oder sie abzulehnen.

Das Eintreten für den Klienten ist ebenfalls wichtig, wenn man mit einem nicht geschäftsfähigen Klienten arbeitet. In einem solchen Fall fällt dem Ergotherapeuten die Rolle zu, an Klientenstatt dessen Wünsche bezüglich therapeutischer Entscheidungen gegenüber der Person zu vertreten, die als Betreuer eingesetzt wurde. Dies bedeutet aber, dass Therapeuten vorgeworfen werden kann, irrelevante Informationen in den Entscheidungsprozess einzubringen; aber sie müssen den Mut haben, zu ihrer Überzeugung von klientenzentrierter Praxis zu stehen.

Eine weitere Rolle für Ergotherapeuten besteht darin, eine erneute Überprüfung der Geschäftsfähigkeit zu verlangen bzw. zu initiieren, wenn sie meinen, dass die Situation dies rechtfertigt. Es ist bekannt, dass „die Kompetenz fluktuieren kann aufgrund von Stimmungen, Tageszeit, Stoffwechsel, Schmerz, zwischenzeitlich auftretender Krankheit oder Medikamenten" (Venesy 1994, S. 222). Wenn man davon ausgeht, dass Kompetenz mehr und mehr als situationsabhängig gesehen wird, haben Klienten das Recht, jedwede Entscheidung, zu der sie ihre informierte Zustimmung geben könnten, zu dem Zeitpunkt zu treffen, zu dem es ihnen möglich ist. Das Wesentliche der informierten Einwilligung besteht darin, dass „die Person die Information verstehen kann, die für eine Entscheidung relevant ist, und außerdem fähig ist, die halbwegs vorhersehbaren Konsequenzen dieser Entscheidung abzuwägen" (Bill 1992, S. 5). Wenn ein bestimmter Klient dies kann, aber für nicht geschäftsfähig erklärt wurde, muss der Therapeut auf erneuter Überprüfung und Wiedererlangung der Rechte für den Klienten dringen.

6.2.4 Klientenzentriertheit mit Ersatzpersonen

Es kann vorkommen, dass ein Klient völlig unfähig ist, seine Wünsche irgendwie zum Ausdruck zu bringen, wie z. B. ein apallischer Klient. Es kann auch vorkommen, dass ein Klient für nicht geschäftsfähig erklärt worden ist, und dass die Entscheidung, die ansteht, riskant oder rechtlich besonders wichtig ist. Oder es könnte vorkommen, dass ein Klient aus der Sicht des Therapeuten nicht fähig ist, eine begründete Entscheidung zu fällen – aus welchen Gründen auch immer; es könnte dabei um Schwierigkeiten im Verstehen und Behalten oder im Erfassen des Risikos eines bestimmten Ablaufs gehen oder um das Verarbeiten von Informationen. Als letzte Möglichkeit bietet sich in einer solchen Situation an, eine Ersatzperson für das Entscheiden zu finden.

Möglicherweise ist diese Person bereits rechtlich bestimmt, besonders bei Personen, die für nicht geschäftsfähig erklärt wurden. In manchen Ländern ist es nach der Gesetzgebung auch möglich, dass der Klient, solange er noch entscheidungsfähig ist, eine Person seines Vertrauens vorher bestimmt, die eintritt, falls ein Entzug der Geschäftsfähigkeit nötig wird. Manche Gesetzgebung sieht auch eine festgelegte Hierarchie vor, wobei die Rangfolge z. B. lauten kann: Ehepartner, Sohn bzw. Tochter, Geschwister. Wenn es nötig wird, eine Ersatzperson hinzuzuziehen, so muss der Therapeut herausfinden, wer diese Person ist.

Wann immer die Beteiligung des Klienten unbedingt notwendig ist, wird mit dieser Person beraten, falls der Klient eine bestimmte Entscheidung nicht begründet treffen kann. Dem Therapeuten fällt in diesem Fall die Rolle zu, die Situation zu erklären, den Klienten zu vertreten und dabei sicherzustellen, dass die Ersatzperson die Verantwortung, die sie für den Klienten hat, erkennt; sie muss die vorher geäußerten Wünsche oder früheren Werte des Klienten beachten, seine Vorlieben und Gewohnheiten – und nicht ihre eigenen Vorstellungen.

Fallstudie: Herr N. und der rote Rollstuhl

Herr N. war ein Mann in den Siebzigern, der einen linkshirnigen Insult erlitten hatte. Daraus resultierte eine rechtsseitige Hemiplegie sowie einige Sprachschwierigkeiten, die sich zum Teil auch daraus ergaben, dass Englisch nicht seine erste, nicht einmal seine zweite oder dritte Sprache war. Englisch hatte er nur nebenbei gelernt als Flüchtling in einem zentraleuropäischen Land nach dem zweiten Weltkrieg und bei der Arbeit, nachdem er nach Kanada eingewandert war. Er sprach Englisch mit einem starken Akzent.

Über Angehörige von Herrn N. war nichts bekannt, er lebte in einem Langzeitkrankenhaus. Ein Nachbar hatte eine Zeitlang die Geldangelegenheiten für Herrn N. geregelt, aber der Filialleiter seiner Bank hatte einen Antrag auf Untersuchung gestellt, weil er meinte, dass dieser Nachbar das Geld missbräuchlich verwaltet habe. Nachdem Herr N. für nicht geschäftsfähig erklärt worden war, wurde sein Vermögen in Ermangelung eines vertrauenswürdigen Freundes oder Angehörigen jetzt von einem amtlich bestellten Betreuer verwaltet.

Herr N. brauchte einen Rollstuhl. Er konnte selbständig mit der linken Hand und dem linken Bein fahren, aber weil Herr N. ungewöhnlich klein war, gab es keinen Rollstuhl im Krankenhaus, bei dem er mit dem Fuß den Boden erreichen konnte. Er musste daher selbst einen extra niedrigen Rollstuhl anschaffen. Obwohl Unterstützung aus öffentlichen Geldern vorgesehen war, musste Herr N. doch zusätzlich auch eigene finanzielle Mittel für die Anschaffung aufbringen.

Die Autorin, deren Klient Herr N. damals war, besprach mit ihm die Notwendigkeit, einen Rollstuhl zu besorgen, der so niedrig war, dass Herr N. bequem mit dem Fuß den Boden erreichen konnte. Er verstand sofort, dass es um „einen neuen Rollstuhl, extra für mich" ging und war sehr interessiert daran, die Sache weiter zu verfolgen. Es wurde mit einem örtlichen Lieferanten verabredet, verschiedene Modelle zu Auswahl zu bringen.

Sobald Herr N. die Rollstühle sah, wollte er „den roten Sportwagen" und zeigte dabei auf einen Stuhl mit rotem Rahmen und schwarzer Polsterung. Er sagte, dass dieser „rote Rennwagen" ihm helfen würde, „alle Mädchen, die so sexy sind" einzufangen. Der Rollstuhl, den Herr N. so gern haben wollte, war aber zu breit. Andere Stühle passten besser, aber er blieb dabei, dass er den „roten Rennwagen" haben wollte. Als er gebeten wurde, auch andere Elemente als die Farbe wie z.B. die Bequemlichkeit zu bedenken, sagte er nur immer wieder, dass er den „roten Rennwagen" haben wollte.

Die Therapeutin erkannte, dass diese Vorgehensweise zur Auswahl eines Rollstuhls zu komplex für Herrn N. war, und machte mehrere Versuche, die Aufgabe zu vereinfachen. Zuerst wurde die Reihenfolge festgelegt. Es sollte entschieden werden, welcher am besten passte und am bequemsten war, ehe es um die Farbe ging. Die Fragen wurden so gestellt, dass die Farbe nicht zur Debatte stand, während die vorrangigen Faktoren angesprochen wurden. Herr N. wurde beispielsweise gefragt, ob er diesen Rollstuhl besser fände, wenn er rot wäre. So beantwortete er die Frage nach der Bequemlichkeit oder danach, wie gut er ihn „fahren" konnte. Aber er wurde immer noch von der Menge der Auswahl überwältigt und konnte sich nicht erinnern, welcher Stuhl nun der bequemste war.

Die nächste Veränderung des Entscheidungsprozesses bestand darin, die Zahl der Möglichkeiten, die für Herrn N. zur Auswahl standen, zu reduzieren. Pro Sitzung wurden nur zwei Rollstühle ausprobiert. Mit dieser begrenzten Anzahl wurde es ihm möglich, klare Aussagen zu Bequemlichkeit und Fahreigenschaften zu machen, wobei er aber über Wochen jedes Mal wieder die Farbe ansprach.

Sobald die Fragen des Passens, der Bequemlichkeit und der Fahreigenschaften geklärt waren, musste es nun an die Farbe gehen. Herr N. hatte beharrlich und ausdauernd seinen Wunsch nach einem roten Rollstuhl bekräftigt. Schon vor Beginn der Auswahl waren die Fragen der Finanzierung und die Tatsache, dass Herr N. für den Rollstuhl selbst einen Teil zuzahlen musste, angesprochen worden. Er war sich bewusst, dass er über seine Finanzen nicht selbst bestimmen konnte und sagte, dass „die Regierung" sie verwaltete. Als ihm gesagt wurde, dass es mehr kosten würde, einen roten Stuhl zu bekommen und dass diese Mehrkosten nicht von der öffentlichen Unterstützung übernommen würden, sondern ganz von ihm selbst aufgebracht werden müssten, sagte er: „Er ist es wert". Er fügte hinzu, dass er noch nie einen „sexy roten Sportwagen" gehabt habe und dass der ihm helfen würde, „alle Mädchen einzufangen", wo er doch jetzt nicht mehr jung sei. Als er daran erinnert wurde, dass die Mehrkosten von seinem Betreuer genehmigt werden müssten, sagte er: „Ist mein Geld. Ich kann bezahlen". Es war also an der Zeit, für den Klienten einzutreten.

Es wurde ein Brief an den Betreuer geschrieben, in dem deutlich die Notwendigkeit für einen Rollstuhl erklärt wurde, die verschiedenen Ausstattungen, die Gesamtkosten, der Anteil an Unterstützung und der von Herrn N. aufzubringende Anteil. Bis hierher wurden keine Schwierigkeiten bei der Übernahme des Eigenanteils erwartet. Es konnte jedoch schwierig werden bei den Zusatzkosten für die Farbe. Daher erklärte der Brief anschließend die extra Kosten und die Tatsache, dass hierfür keine Förderung übernommen würde. Außerdem wurde offen ausgesprochen, dass diese Ausgaben nicht unbedingt notwendig seien. Es wurde aber auch erklärt, wie ausdauernd und beharrlich Herr N. bei dieser Vorliebe blieb, und auch, dass ihm die Farbe noch wichtiger war als die Bequemlichkeit. Die Gründe für seine Wahl wurden nicht im Einzelnen mitgeteilt, aber der Einfluss der Farbe auf die Akzeptanz des Rollstuhls wurde herausgestellt. Außerdem wurde darauf hingewiesen, dass Herrn N. durchaus wisse, wer sein Geld verwaltet und dass Extrakosten entstehen würden. Er sei sich aber sicher, dass die Kosten sich lohnen würden und er sie sich leisten könne. Der Brief schloss damit, den Betreuer zu drängen, die Zusatzkosten zu genehmigen, sofern das Geld vorhanden sei.

6.3 Fallbeispiel

Das Fallbeispiel von Herrn N. und dem roten Rollstuhl stammt aus der klinischen Praxis der Autorin. Dies war der Fall, der das Interesse an klientenzentrierter Praxis bei Klienten mit kognitiver Beeinträchtigung überhaupt erst bei ihr geweckt hatte. Hier wurden erstmalig die Strategien des abgestuften Entscheidens und des Eintretens für den Klienten angewandt.

Einige Kollegen spotteten über den Gedanken, sich für einen roten Rollstuhl einzusetzen. Einer sagte, dass Herr N. sich bestimmt nicht mehr daran erinnern würde, dass er mal einen roten Stuhl hatte haben wollen, wenn er geliefert würde; andere lachten über die Verschwendung von Zeit und Mühe, weil der Betreuer nie die unnötigen Ausgaben genehmigen würde. Die Autorin, als in diesem Fall zuständige Ergotherapeutin, empfand dies nie als Verschwendung. Ergotherapeuten bemühen sich, klientenzentriert zu sein, und in diesem Fall führten die Bemühungen zum Ziel. Herr N. hatte am Entscheidungsprozess teilgenommen und sich klar für einen roten Rollstuhl entschieden. Die Gründe zu glauben, dass er diese Entscheidungen fällen konnte, lagen darin, dass er seinen Wunsch durchgängig über mehrere Wochen aufrecht erhielt, dass er bereit war, für die Zusatzkosten zu zahlen und dass er einen eindeutigen Grund für seine Wahl hatte. Die Tatsache, dass er den Rollstuhl als Auto bezeichnete oder dass andere mit seinen Gründen nicht einverstanden sein könnten, spielte eine untergeordnete Rolle gegenüber seiner geistigen Zurechnungsfähigkeit. Er hatte den Test „Verstehen und Umsetzen" bestanden.

Schließlich erklärte sich der Betreuer einverstanden, und Herr N. bekam seinen roten Rollstuhl. Diese Entscheidung war für die Therapeutin in den Augen der Kollegen eine gewisse Rechtfertigung, aber die Anwendung des klientenzentrierten Ansatzes, modifiziert durch abgestuftes Entscheiden und Eintreten für den Klienten, war auf jeden Fall angemessen, wie auch immer das Ergebnis. Für diesen Standpunkt gibt es Unterstützung durch eine informelle Abstimmung unter ungefähr 60 Ergotherapeuten, die mit kognitiv eingeschränkten Klienten arbeiten. Sie stimmten begeistert zu, dass Ergotherapeuten auf die Klienten hören und ihre Meinung respektieren sollten, auch wenn die Klienten kognitive Schädigungen erlitten haben oder sie für nicht geschäftsfähig erklärt worden sind (Hobson 1996).

6.4 Zusammenfassung

Ergotherapeuten behandeln häufig Klienten mit kognitiven Störungen, und diese Klienten reagieren besonders empfindlich, wenn ihre Fähigkeit, an klientenzentrierter Versorgung beteiligt zu werden, in Frage gestellt wird. Obwohl diese Art des Umgangs erhebliche kognitive Anforderungen an die Klienten stellt, kann und sollte der Ergotherapeut klientenzentrierte Therapie praktizieren. Zu diesem Zweck sind in diesem Kapitel vier Strategien vorgestellt worden:

- *Erweitertes Erfassen* des Klienten erlaubt dem Ergotherapeuten, so viel wie möglich über den Klienten zu erfahren und seine Entscheidungen zu verstehen. Jeder Ergotherapeut hat mit der *Erhebung der Kompetenz im medizinischen Sinne* zu tun, um so festzustellen, ob der Klient aus medizinischer Sicht in der Lage ist, vernünftige Entscheidungen zu treffen. Es kann sich dabei um die eher formale Erhebung der kognitiven Fähigkeiten handeln, oder sogar um die rechtliche Feststellung der Geschäftsfähigkeit. Während *der ausführlichen Erhebung der Vorgeschichte* spricht der Therapeut mit Personen, die den Klienten gut kennen, um so Gewohnheiten, Vorlieben und Kommunikationsstil besser zu verstehen.
- Das *abgestufte Entscheiden* ist eine Methode zur Modifizierung des Entscheidens, um den kognitiven Einschränkungen des Klienten gerecht zu werden. Dabei hilft der Therapeut dem Klienten, Entscheidungen zu treffen, indem er behutsam bis zu einem gewissen Grad klientenzentriert vorgeht; er bringt dabei Elemente wie Auswahl und Autonomie ein und sorgt professionell für die Sicherheit des Klienten. Er kann die Risiken, die eine anstehende Entscheidung birgt, abwägen und – wenn diese gering sind – mehr Auswahl und Autonomie anbieten.
- Das *Eintreten für den Klienten* ist nicht neu für Ergotherapeuten, aber es wird besonders wichtig, wenn sie mit kognitiv eingeschränkten Klienten zu tun haben. Meist wird angenommen, dass diese keine Entscheidungen über ihre Behandlung einbringen können, obwohl selbst für nicht geschäftsfähig erklärte Klienten ihre Wünsche ausdrücken können. Therapeuten können für sie im Team und bei anderen für ihr Wohl Verantwortlichen eintreten.
- Als letztes Mittel können Ergotherapeuten eine *Ersatzform der Klientenzentriertheit* anwenden, wenn ein Ersatzentscheider an Stelle des Klienten befragt wird. Hierbei muss sicher gestellt werden, dass diese Person klar versteht, dass sie an des Klienten Statt handelt.

Mit diesen Modifikationen wird es möglich, klientenzentriert mit kognitiv eingeschränkten Klienten zu arbeiten, was allerdings beileibe nicht bedeutet, das es einfach ist. Es kann sich zu einem echten Härtetest für die Fertigkeiten und die Überzeugung der Therapeuten auswachsen. Solches Vorgehen vereint das fachliche Können und das theoretische Wissen der Ergotherapie. Die Theorie kommt in der besonders gekonnten Erhebung und in der Adaptation der Aktivitäten zum Ausdruck. Die Kunst besteht darin, so viel Vertrauen und Beziehung aufzubauen, dass es dem Therapeuten möglich wird, die Wünsche des Klienten zu verstehen und sie anderen Beteiligten nahe zu bringen. Sich für klientenzentrierten Umgang in solchen Fällen zu entscheiden, bedeutet auch einen Test für die Willensstärke, denn es ist so viel einfacher und auch akzeptabel, den nicht klientenzentrierten Umgang mit diesen Menschen zu rechtfertigen. Kollegen könnten Ihr Handeln als edelmütig aber unrealistisch abwerten. Einige sind davon überzeugt, dass es unmöglich sei, wohingegen andere mit einem schlechten Gewissen erkennen, dass Sie etwas versuchen, was sie selbst nicht tun.

Ergotherapeuten werden ermuntert, sich trotzdem dieser Herausforderung zu stellen. Andere haben es auch versucht und sind erfolgreich gewesen, und Klienten verdienen einfach die größte Mühe. Eine neuere Studie zur klientenzentrierten Versorgung aus Sicht von psychisch Kranken und geistig Behinderten fasst die Begründung in ihrem Titel zusammen: „Klientenzentrierter Umgang heißt, dass ich als Mensch wertgeschätzt werde" (Corring 1996). Wenn Ergotherapeuten glauben, dass ihre Klienten „wertgeschätzte Menschen" sind, und wenn sie dies im Umgang mit ihnen deutlich machen wollen, dann müssen sie ihnen klientenzentrierte Versorgung bieten, was auch immer die Defizite sind, derentwegen sie zu ihnen kommen.

Literatur

Alzheimer's Disease Society 1998
http://www.vois.org.uk/alzheimers

Anderson J M, Waxler-Morrison N, Richardson N, Herbert C, Murphy M 1990 Conclusion: delivering culturally sensitive health care. In: Waxler-Morrison N, Anderson J, Richardson E (eds) Cross-cultural caring: a handbook for health professionals. University of British Columbia Press, Vancouver, ch 10, pp 245–267

Appelbaum P S, Grisso T 1988 Assessing patients' capacities to consent to treatment. New England Journal of Medicine 319(25):1635–1638

Bill 109 1992 An act respecting consent to treatment, 1992 Statutes of Ontario. Queen's Printer for Ontario Toronto

Canadian Association of Occupational Therapists 1991 Occupational therapy guidelines for client-centred practice. Canadian Association of Occupational Therapists, Toronto

Canadian Study of Health and Aging Working Group 1994 Canadian study of health and aging: study methods and prevalence of dementia. Canadian Medical Association Journal 150(6):899–912

Corring D J 1996 Client-centred care means I am a valued human being. Master's thesis, The University of Western Ontario, London

Curtin L L 1995 Good intentions pave the road ... Nursing Management 26(2):7–8

Dihn D, Ganesan S, Waxler-Morrison N 1990 The Vietnamese. In: Waxler-Morrison N, Anderson J, Richardson E (eds) Cross-cultural caring: a handbook for health professionals. University of British Columbia Press, Vancouver, ch 8, pp 181–213

Fiesta J 1992 Refusal of treatment. Nursing Management 23(11):14–18

Fleming M H 1991 The therapist with the three-track mind. American Journal of Occupational Therapy 45(11):1007–1014

Fulbrook P 1994 Assessing mental competence of patients and relatives. Journal of Advanced Nursing 20:457–461

Cage M, Polatajko H 1995 Naming practice: the case for the term client-driven. Canadian Journal of Occupational Therapy 62(3):115–118

Giles G M, Clark-Wilson J 1993 Brain injury rehabilitation: a neurofacilitatory approach. Chapman & Hall, London

Hobson S J G 1996 Being client-centred when the client is cognitively impaired. Canadian Journal of Occupational Therapy 63(2):133–137

Lai M C, Yue K K 1990 The Chinese. In: Waxler-Morrison N, Anderson J, Richardson E (eds) Cross-cultural caring: a handbook for health professionals. University of British Columbia Press, Vancouver, ch 4, pp 68–90

Law M, Baptiste S, Carswell-Opzoomer A, McColl M A, Polatajko H, Pollock N 1991 Canadian Occupational Performance Measure. Canadian Association of Occupational Therapists, Toronto

Law M, Baptiste S, Mills J 1995 Client-centred practice: what does it mean and does it make a difference? Canadian Journal of Occupational Therapy 62(5):250–257

National Schizophrenia Fellowship 1998
http://www.nsf.org.uk

Okabe T, Takahashi K, Richardson E 1990 The Japanese. In: Waxler-Morrison N, Anderson J, Richardson E (eds) Cross-cultural caring: a handbook for health professionals. University of British Columbia Press, Vancouver, ch 6, pp 116–140

Ontario Ministry of the Attorney General 1996a Regulation no. 243/96. Queen's Printer for Ontario, Toronto

Ontario Ministry of the Attorney General 1996b Form C: assessment form. Queen's Printer for Ontario, Toronto

Ontario Ministry of Health 1994 Consent to treatment: a guide to the Act. Queens Printer for Ontario, Toronto

Richardson E 1990 The Cambodians and Laotians. In: Waxler-Morrison N, Anderson J, Richardson E (eds) Cross-cultural caring: a handbook for health professionals. University of British Columbia Press, Vancouver, ch 2, pp 11–35

Rogers C R 1951 Client-centred therapy: its current practice, implications, and theory. Houghton Mifflin, Boston

Silberfeld M 1992 New directions in assessing mental competence. Canadian Family Physician 38:2365–2369

Statistics Canada 1986 Report on the Canadian health and disability survey 1983–1984. Supply and Services Canada, Ottawa

Statistics Canada 1994 Selected characteristics of persons with disabilities residing in households: 1991 health and activity limitations survey. Statistics Canada, Ottawa

Sumsion T 1993 Client-centred practice: the true impact. Canadian Journal of Occupational Therapy 60(1):6–8

Thomas C L (ed) 1997 Taber's cyclopedic medical dictionary. F A Davis, Philadelphia

Toomey M, Nicholson D, Carswell A 1995 The clinical utility of the Canadian Occupational Performance Measure. Canadian Journal of Occupational Therapy 62(5):242–249

Venesy B A 1994 A clinician's guide to decision making capacity and ethically sound medical decisions. American Journal of Physical Medicine and Rehabilitation 73(3):219–226

Waters D 1995 Recovering from a depressive episode using the Canadian Occupational Performance Measure. Canadian Journal of Occupational Therapy 62(5):278–282

Yerxa E J, Clark F, Frank C et al 1989 An introduction to occupational science, a foundation for occupational therapy in the 21st century. Occupational Therapy in Health Care 6(4):1–17

Zoltan B 1990 Evaluation and treatment of cognitive dysfunction. In: Pedretti LW, Zoltan B (eds) Occupational therapy: practice skills for physical dysfunction. Mosby, St Louis, ch 12, pp 202–209

Kapitel 7

Klientenzentrierter Ansatz bei älteren Menschen

Die Alterswelle   73

Hindernisse für die klientenzentrierte Versorgung und Strategien zu deren Bewältigung   74

Zusammenfassung   81

7 Klientenzentrierter Ansatz bei älteren Menschen

S. J. G. Hobson

Demographische Veränderungen bringen es mit sich, dass Ergotherapeuten mehr und mehr alte Menschen behandeln werden. Typische Merkmale dieser Bevölkerungsgruppe wie Gesundheitszustand und Einstellungen, die die klientenzentrierte Versorgung erschweren, werden besprochen. Es werden spezielle Empfehlungen gegeben, die die Anwendung des klientenzentrierten Ansatzes erleichtern können.

7.1 Die Alterswelle

Die Welt erfährt zur Zeit etwas, das als Alterswelle bezeichnet wurde (Dychtwald & Flower 1990), und dies ganz besonders in den weiter entwickelten Ländern (*Office of Gerontological Studies* 1996). Dychtwald und Flower (1990) nennen drei Faktoren, die diese demographische Verschiebung bewirken. Die Menschen werden älter als früher, besonders in den Ländern, in denen die medizinische Versorgung die Lebenserwartung verlängert hat. Ein zweiter Faktor ist die sinkende Geburtenrate. Der dritte Faktor, der den Effekt der beiden anderen besonders in Nordamerika, aber auch in Europa noch verstärkt, ist die Welle des Babybooms nach dem zweiten Weltkrieg. 2011 werden die ältesten Menschen dieser Gruppe 65 Jahre alt sein.

Insgesamt ist die anteilig am schnellsten wachsende Gruppe der Bevölkerung diejenige über 65 und von dieser wiederum die der Hochbetagten (85 Jahre und älter) (Dychtwald & Flower 1990). 1994 machten die Älteren 18,2 % der Bevölkerung in Großbritannien aus, insgesamt 10 Millionen Menschen (*Age Concern England* 1997). Die erwartete Wachstumsrate derjenigen über 65 beträgt nur 2% für die nächsten zehn Jahre, aber dies ist kein Grund zur Beruhigung. Die Zahl der Menschen über 75 Jahre wird sich voraussichtlich innerhalb der nächsten 50 Jahre verdoppeln, die der über 90-Jährigen sogar verfünffachen (*Age Concern England* 1997). In Kanada ist der Anteil der über 65-Jährigen niedriger (11,6% 1991, d. h. 3,2 Millionen Menschen), wächst dafür aber schneller (*Office of Gerontological Studies* 1996). Dieser Anteil wird sich voraussichtlich bis zum Jahr 2031 verdoppeln; auch hier wird die älteste Gruppe (über 85 Jahre) schneller wachsen und sich dabei nahezu verdreifachen (*Office of Gerontological Studies* 1996).

[Anm. d. Übers.: In Deutschland betrug der Anteil der Menschen über 65 Jahre 16,1% (Statistisches Jahrbuch 2000), er wird im Laufe der nächsten 3 Jahrzehnte auf über 25% anwachsen.]

In Anbetracht dieser Zahlen wird deutlich, warum es hier ein spezielles Kapitel zu dieser Altersgruppe gibt. Die meisten Ergotherapeuten werden zumindest gelegentlich mit älteren Menschen zu tun haben, und für viele wird diese Altersgruppe die Mehrzahl ihrer Klienten bilden.

Dieses Kapitel beginnt mit einer kurzen Beschreibung der Altersgruppe. Im Folgenden soll der Blick auf Hindernisse für klientenzentrierte Umgangsweisen mit älteren Menschen gelenkt werden. Natürlich können auch bei jüngeren Klienten ähnliche Probleme auftauchen, und nicht bei allen älteren werden diese Hindernisse im gleichen Ausmaß auftreten. Solche Hindernisse beziehen sich auf die typischen Lebensumstände im höheren Alter, auf den Gesundheitszustand und auf die Einstellungen sowohl der älteren Menschen selbst als auch derjenigen, die in Gesundheitsberufen tätig sind. Strategien zur Überwindung dieser Barrieren und zur Förderung klientenzentrierter Arbeitsweisen werden aufgezeigt.

Wir greifen hier Teilelemente klientenzentrierter Praxis auf, wie sie in zwei Artikeln dargestellt sind. Law et al (1997) beschreiben klientenzentrierte Praxis als getragen von Respekt für die Klienten, indem Therapeuten Klienten in den Entscheidungsprozess einbeziehen, sich für sie einsetzen und auf ihre Erfahrungen und ihr Wissen zurückgreifen. Eine frühere Aufzählung von Law und ihren Mitarbeiterinnen (1995) benennt Autonomie und Auswahl, Partnerschaft und Verantwortung, Befähigung, Übereinstimmung mit dem Kontext, Zugang, Flexibilität und Achtung der Vielfalt. All diese Elemente sollen besprochen werden.

Im Hinblick darauf, dass früher nur wenige ein Alter erreicht haben, das wir heute als „hohes Alter" bezeichnen, werden die heutigen Alten „Alterns-Pioniere" genannt (Kiernat 1991). Ehe Ergotherapeuten solchen Menschen klientenzentrierte Behandlung anbieten können, müssen sie deren Umwelt und ihre Kultur verstehen, so dass die Therapie zum Kontext passt (Law et al 1995). Der einzelne ältere Klient kann mehr oder weniger typisch für seine Kohorte (Jahrgangsgruppe) sein. Es ist nützlich, sich mit der realen Umwelt dieser Gruppe vertraut zu machen, um so den Klienten ganzheitlich zu sehen, die richtigen Fragen zu stellen und die ganz persönlichen Erfahrungen zu erkennen. Frauen leben länger als Männer, also wird die Mehrzahl der Klienten weiblich sein und wahrscheinlich auch verwitwet. Wenn der Klient ein Mann ist, so ist er vermutlich noch verheiratet und hat daher wohl mehr soziale Unterstützung (*Office of Gerontological Studies* 1996). Der ältere Klient lebt oft noch in den eigenen vier Wänden, aber mit zunehmendem Alter nimmt auch die Wahrscheinlichkeit zu, dass ein Umzug in eine Altenwohnung oder in ein Heim nötig wird (*Office of Gerontological Studies* 1996).

Die meisten Älteren haben weniger frei verfügbares Einkommen als Jüngere. Das sollte man bedenken, weil „angemessenes Einkommen sich auf die Gesundheit, auf das Wohlbefinden und auf den Lebensstandard Älterer auswirkt" (*National Advisory Council on Aging* NACA 1991, S. 1). Die finanziellen Möglichkeiten Älterer, an Freizeitaktivitäten teilzunehmen – für Ergotherapeuten wichtig zu wissen – können besonders eingeschränkt sein.

7.2 Hindernisse für die klientenzentrierte Versorgung und Strategien zu deren Bewältigung

In Fragen der Gesundheit gibt es viele Unterschiede zwischen älteren Menschen und jüngeren Erwachsenen. Zwei Hauptkategorien sollen hier dargestellt werden. Es ist zum einen der Gesundheitszustand und zum anderen die Einstellung dieser Klienten und vieler Mitarbeiter im Gesundheitsdienst. Beides stellt potentielle Hindernisse für klientenzentrierte Arbeit dar.

7.2.1 Gesundheitszustand

Es ist eine weit verbreitete Annahme, dass das ältere Erwachsenenalter von schlechter Gesundheit und Abhängigkeit geprägt ist. Dies ist nur teilweise richtig. Behinderungen nehmen zwar zu, ebenso Medikamentenverbrauch und Krankenhausaufenthalte (*Age Concern England* 1997). Dies verzerrt jedoch das Bild. „Die meisten älteren Leute brauchen nicht übermäßig viel Gesundheitsversorgung und nehmen sie auch nicht in Anspruch" (Novak 1993, S. 203), und nur 20% der kanadischen Senioren geben an, dass sie im täglichen Leben Hilfe brauchen (NACA 1993b). Eine Längsschnittstudie in der kanadischen Provinz Manitoba ergab, dass weniger als ein Viertel aller Senioren irgendwann im Krankenhaus waren, und fast drei Fünftel aller Krankenhaustage wurden von nur 5% der älteren Bevölkerung gebraucht (Roos et al 1984). Außerdem gingen die Senioren nur 1,7 mal so häufig pro Jahr zum Arzt wie die 15- bis 44-Jährigen und nur 0,9 mal so häufig wie die 45- bis 64-Jährigen (Roos et al 1984). Von den kanadischen Senioren beurteilen 74% ihre Gesundheit als gut, sehr gut oder hervorragend (*Office of Gerontological Studies* 1996).

Im folgenden Teil sollen mehrere spezielle Themen detaillierter angesprochen werden, um deutlich zu machen, welche Hindernisse sie für klientenzentrierten Umgang darstellen können. Es sind sensorische Veränderungen, Komorbidität und Gebrechlichkeit sowie Belastungen durch das Umfeld. Zu jedem Thema werden jeweils Empfehlungen gegeben, wie man trotzdem klientenzentriert vorgehen kann.

Sensorische Veränderungen

Die Qualität des sensorischen Systems nimmt im Alter ab, wenn auch nicht alle Sinne gleich schnell schwinden (Levy 1986). Geschmacks-, Geruchs-, taktiler und vestibulärer Sinn sollen, obwohl sie auch betroffen und wichtig sind, hier nicht im Mittelpunkt stehen, weil deren Veränderungen nicht unmittelbar die gleichen Auswirkungen auf klientenzentriertes Arbeiten haben wie das Sehen und Hören.

Der Hörverlust im Zusammenhang mit dem Alterungsprozess, als Presbycusis bezeichnet, wird auf über 50% bei den über 60-Jährigen geschätzt. Bei diesem Verlust handelt es sich nicht unbedingt darum, überhaupt nicht mehr hören zu können; häufig ist es die Schwierigkeit, Laute zu unterscheiden, besonders bei der Sprache (Lai 1990). Das führt zu enormer Frustration und Verunsicherung in sozialen Situationen; auf jeden Fall stellt es ein Hindernis für die klientenzentrierte Beziehung dar.

Für die Verschlechterung des Sehens bei Älteren gibt es viele Gründe, z. B. Presbyopie (schlechte Anpassung an das Nahsehen im Alter),

Katarakt, Glaukom und diabetische Retinopathie (Naeyaert 1990). Der Hauptgrund für das schlechtere Sehvermögen liegt jedoch in der Makuladegeneration, bei der das Zentrum des Sehfeldes eines Menschen (der gelbe Fleck) beeinträchtigt ist und das Bild dort verwischt wird. Makuladegeneration allein ist für 45% des jährlich gemeldeten Sehverlusts verantwortlich (Naeyaert 1990). Bei insgesamt 10% der über 65-Jährigen beeinträchtigt die Verschlechterung des Sehens das tägliche Leben (Naeyaert 1990). Auch dies wirkt sich natürlich auf die Versorgung der betroffenen Klienten aus.

Klientenzentrierte Strategie: verstärkte Kommunikation

Ohne effektive Kommunikation zwischen Klient und Therapeut kann Versorgung nicht klientenzentriert sein. Klienten müssen fähig sein, Informationen zu empfangen und zu verstehen, sie müssen ihre unabhängige Wahl zu jedem Zeitpunkt des Prozesses zum Ausdruck bringen können, vom Anfang der Befunderhebung bis zur Ergebnismessung. Unter dem Gesichtspunkt von Hör- oder Sehbeeinträchtigungen so vieler älterer Menschen müssen sich Therapeuten um optimale Kommunikation bemühen, damit sich die Klienten am Entscheidungsprozess beteiligen können (Law et al 1995,1997). Ein Setting mit niedrigem Geräuschpegel und hellem, aber nicht blendendem Licht zur Verfügung zu stellen, kann in einer geschäftigen Abteilung oder im hektischen Haushalt eines Klienten recht schwierig sein; aber die Mühe lohnt sich, weil so die Kommunikation mit den älteren Klienten verbessert werden kann.

Es werden in der Literatur viele Möglichkeiten beschrieben, wie man Alters-Schwerhörigen (Orange & Ryan 1995) und Alters-Sehbehinderten (Cooper 1985, Kolanowski 1992) gerecht werden kann. Die meisten vergessen aber den Hinweis, dafür zu sorgen, dass die alten Menschen ihre Brille und ihr Hörgerät auch wirklich tragen. Es ist erstaunlich, dass dies übersehen werden kann; viele Therapeuten scheinen auch nicht zu wissen, wie man ein Hörgerät anschaltet, wie man die Batterien überprüft und die Lautstärke einstellt. Oft haben Klienten bemerkt: „Sie sind die Einzige, die mal meine Brille putzt."

Für Sehgeschädigte ist es wichtig, dass Testmaterial und Heimprogramme in einer größeren Schrift vorliegen. Ebenso sollten die intellektuellen Fähigkeiten in Bezug auf alles schriftliche Informationsmaterial bedacht werden. Viele der Älteren haben nur eine geringe Schulbildung. Ein Klient, der nicht hören, nicht sehen und die therapeutischen Informationen nicht lesen kann, hat keinen wirksamen Anteil an der therapeutischen Partnerschaft. Außerdem zeigt sich in der Nichtbeachtung solcher Fakten mangelnder Respekt dem Klienten gegenüber (Law et al 1997).

Komorbidität und Gebrechlichkeit

Ein komorbide Erkrankung ist eine, die mit einer anderen zusammen auftritt, derentwegen der Klient ursprünglich den Arzt aufgesucht hat. Bei Älteren tritt Komorbidität häufiger auf als bei Jüngeren, hauptsächlich weil sie eher chronische Gesundheitsprobleme haben wie Arthritis, Hypertonie und Probleme der Atemwege. Die Berücksichtigung der Komorbidität ist wichtig, da durch sie die Heilung akuter Beschwerden kompliziert oder verzögert werden kann. Zum Beispiel kann ein Klient mit Schenkelhalsfraktur Hilfsmittel wie ein Gehgestell nicht richtig benutzen, wenn er außerdem rheumatische Beschwerden in Händen und Knien hat.

Eine Begleiterscheinung multipler Gesundheitsprobleme ist ein erhöhter Medikamentenkonsum (*Office of Gerontological Studies* 1996) und die Einnahme zusätzlicher, freiverkäuflicher Arzneimittel. Das kann zu Komplikationen bei der Genesung führen wegen des erhöhten Risikos von toxischen Reaktionen der Medikamente untereinander. Ergotherapeuten, die häufiger in die häusliche Umgebung der Klienten kommen als andere Gesundheitsberufe, sind am ehesten in der Lage, das Einnehmen vieler verschiedener Medikamente aufzudecken.

Weil viele ältere Menschen bereits eine oder mehrere chronische Erkrankungen haben (*Age Concern England* 1997, NACA 1993b), werden sie oft als gebrechlich bezeichnet, womit ausgedrückt werden soll, dass sie anfällig für weitere Erkrankungen sind wie sekundäre Komplikationen, Medikamentenmissbrauch und Mangelernährung. Die krankmachenden Faktoren wirken sich bei älteren Klienten stärker aus. Brummel-Smith schreibt 1990: Sobald erst einmal eine Sache schief läuft, kann daraus eine ganze Serie ungünstiger Reaktionen resultieren, so dass es zu einer Katastrophenlawine kommt. Als Beispiel dafür dient ein Patient, der zunächst eine einfache Infektion der Atemwege bekommt, dann eine Abwehrreaktion gegen Histamine entwickelt, stürzt, daraufhin immobil wird und nach weiteren Komplikationen in ein Pflegeheim eingewiesen wird. Sicher ist dies ein Extremfall, aber manche älteren

Menschen kann selbst ein kleines Leiden an eine Schwelle bringen, nach der sie nicht mehr zurecht kommen und öffentliche Unterstützung brauchen. Ergotherapeuten spielen hier eine wichtige Rolle, weil sie sich um Aktivitäten der Selbstversorgung kümmern; dadurch können sie das gesundheitliche Risiko der Gebrechlichkeit minimieren.

Die Probleme der Komorbidität und Gebrechlichkeit bedrohen die klientenzentrierte Praxis in mehrerlei Hinsicht. Zum einen beeinflussen sie die Einstellung des Klienten und auch des Therapeuten, sie verstärken negative Stereotypien über das Altern und fördern eine Haltung, die man als therapeutischen Nihilismus bezeichnen könnte, nämlich die Überzeugung, dass therapeutische Intervention sinnlos sei.

Zum andern tragen sie zur weitgehenden Unübersichtlichkeit der Gesundheitsprobleme bei. In geriatrischen Einrichtungen sieht jedes Mitglied eines Pflege- oder Therapieteams vorwiegend den Ausschnitt von Problemen aus dem eigenen Fachgebiet. Selbst wenn darauf geachtet wird – und auch dies geschieht nicht überall – Anregungen oder zumindest Reaktionen der Patienten aufzunehmen (Brummel-Smith 1990), geht dies im Allgemeinen nicht so weit, wie es für klientenzentrierte Therapie nötig wäre.

Klientenzentrierte Strategie: Eintreten für den Klienten

Der klientenzentrierte Ergotherapeut spielt im Team eine wichtige Rolle als Anwalt für die Belange des älteren Klienten, soweit dies irgend möglich ist. Wenn die volle Beteiligung des Klienten nicht möglich ist, aus welchen Gründen auch immer, sollte der Therapeut auf jeden Fall sicherstellen, dass die Meinung des Klienten vom Team angehört wird. Gesundheitsberufe arbeiten oft nach dem medizinischen Modell mit Schwerpunkt auf dem Problem bzw. der Diagnose. Dies kann zur Spaltung des Teams führen. Es liegt in der Verantwortung des klientenzentrierten Therapeuten, den Klienten als Menschen zu betrachten, der mehr ist als die Summe seiner Gesundheitsprobleme, und diese Sichtweise dem Team deutlich zu machen. Dies gehört zum Respektieren des Klienten dazu. Reduktionismus passt nicht zur klientenzentrierten Praxis.

Belastungen durch das Umfeld

Wegen der im Alter auftretenden sensorischen Veränderungen kann es bei älteren Menschen leichter vorkommen als bei jüngeren, dass sie Signale aus der Umwelt falsch interpretieren. So ist etwa Sehschwäche eine Hauptursache für Stürze (Tobias et al 1990). Der hier einzuführende Begriff „Belastungen durch das Umfeld" (*environmental vulnerability*) nach Lawton und Nahemov (1973) geht aber weit über dieses einfache Beispiel hinaus.

Das Fähigkeits-Anforderungs-Modell (*model of competency-press*) bezieht sich auf die Interaktion zwischen den kognitiven, psychischen und physischen Fähigkeiten einer Person und den an sie gestellten Anforderungen durch das Umfeld. In dem Modell wird für ein sinnvoll angepasstes Verhalten eine Balance zwischen Fähigkeiten und Anforderungen für notwendig gehalten. Anforderungen aus dem Umfeld, die die Fähigkeiten der Person deutlich über- oder unterschreiten, führen zu negativen Empfindungen und zu Fehlanpassungen.

Wegen einer damit zusammenhängenden Hypothese wird das Fähigkeits-Anforderungs-Modell in der gerontologischen Literatur häufig diskutiert. Diese Umfeld-Anpassungs-Hypothese (*environmental docility hypothesis*) besagt, dass mit der Abnahme der Fähigkeiten einer Person der Einfluss des Umfeldes auf ihr Verhalten zunimmt (Lawton & Nahemov 1973). Danach würde für Ältere die Belastung durch das Umfeld ansteigen. Diese negative Hypothese wurde von Lawton (1985) später ergänzt durch die Umfeld-Aktivitäts-Hypothese (*environmental proactivity hypothesis*), die besagt, dass Personen mit höherem Kompetenzniveau die in ihrem Umfeld liegenden Möglichkeiten besser nutzen können.

Die Umfeld-Anpassungs-Hypothese bietet eine Erklärung für die größeren Schwierigkeiten, die ältere Menschen bei der Anpassung an neue Umgebungen haben, z. B. die häufig festgestellte Verwirrung unmittelbar nach der Einlieferung in ein Krankenhaus oder die große Belastung, die der angekündigte Hausbesuch eines Sozialarbeiters hervorruft. Beide Hypothesen passen übrigens zur Theorie und Praxis der Ergotherapie, wo das Umfeld als bestimmender Faktor für die Betätigungs-Performanz und als möglicher Einstieg in die Intervention betrachtet wird.

Klientenzentrierte Strategie: Steuerung durch den Klienten

Das entscheidende Merkmal der klientenzentrierten Praxis ist die dem Klienten ermöglichte Auswahl und Gestaltung innerhalb des gesamten therapeutischen Prozesses, und genau dies wird durch das Fähigkeits-Anforderungs-Modell erreicht.

Der Klient muss die ihm angemessene Stimulation durch das Umfeld auswählen können. Dabei soll ein Klient mit größeren Fähigkeiten aus einer breiteren Palette von Möglichkeiten des Umfeldes wählen können, für einen stärker eingeschränkten Klienten, den die Fülle nicht verwirren darf, sollte auch die Auswahl angemessen eingeschränkt werden. Ein klientenzentriert arbeitender Therapeut wird die Wünsche des Klienten schon bei dieser Vorstufe der Auswahl berücksichtigen.

Ein Ergotherapeut muss sich klar machen, dass bei der klientenzentrierten Praxis dem Klienten Verantwortung aufgebürdet wird – ein hohes Maß von Umfeld-Anforderung. Das mag für kompetente Klienten ideal sein, weniger fähige werden die Anforderung als belastend empfinden, darunter leiden und in unangepasstes Verhalten ausweichen. Wer wirklich klientenzentriert arbeiten will, sollte sich darauf einstellen, die Entscheidungsanforderungen für schwächere Klienten so weit abzusenken, dass nur noch ein „optimaler Anreiz" übrigbleibt.

7.2.2 Einstellungen

Manche Einstellungen alter Menschen spielen eine Rolle bei klientenzentrierter Praxis, vielleicht sogar eine stärkere als der Gesundheitszustand. Einstellungen haben einen subtilen aber bestimmenden Einfluss auf das Verhalten, also wirken sich auch die Einstellungen gegenüber dem Altern und über die Alten auf die Gesundheitsdienste für alte Menschen aus. Einstellungen werden von wichtigen Bezugspersonen gelernt (Shilton 1995), daher variieren sie zwischen Kulturen (Bonder 1994). Medien und Humor spielen ebenfalls eine Rolle bei deren Entwicklung (Novak 1993).

Diskriminierung alter Menschen

Die Diskriminierung alter Menschen ist ein Vorurteil, tatsächlich eine Voreingenommenheit gegenüber dem Alter; es handelt sich dabei um Klischees. Solche Einstellungen sind häufig in westlichen Kulturen anzutreffen, in der Literatur ist der Begriff „Gerontophobie" geprägt worden (Helm 1987). Weder der Einzelne im Gesundheitsdienst noch das gesamte Gesundheitssystem ist frei davon; dies zeigt sich in der Zurückhaltung, in diesem Bereich zu arbeiten, in niedriger angesetzten Zielen für ältere Klienten (Kiernat 1991, Shilton 1995) oder darin, dass die Defizite alter Menschen selektiv besser in Erinnerung bleiben als ihre Stärken (Edelstein & Semenchuk 1996). Es wird deutlich, dass diese Diskriminierung den Zugang zu Therapie erschwert. Zum Glück sieht es so aus, als ob Ergotherapie-Studenten eine positive Einstellung haben, vielleicht wegen eines relativ hohen Wissensstandes (Todd et al 1986).

Man muss aber auch bedenken, dass manche älteren Menschen selbst diese Einstellung teilen und der Überzeugung sind, dass „Menschen ihres Alters nicht wieder gesund werden und mit Behinderungen nicht zurecht kommen können" (Brummel-Smith 1990). Diese Einstellung kann sich durch ihren Gesundheitszustand verstärken, wenn sie gebrechlich sind oder multiple gesundheitliche Probleme haben. Eine weitere Verstärkung kann in der Art und Weise liegen, wie sie aufgrund ihrer äußeren Erscheinung und der Klischees behandelt werden. Orange und Ryan beschreiben 1995 eine „Kommunikationskategorie", der Ältere sich ausgesetzt sehen, wenn Menschen in ihrer Umgebung entsprechend ihrem Klischee ihr Kommunikationsmuster verändern, z. B. lauter sprechen, ihre Botschaften vereinfachen oder überwiegend geschlossene Fragen stellen. Diese veränderten Muster engen die Gelegenheit zu Kommunikation für ältere Menschen ein, z. B. durch Begrenzung auf Ein-Wort-Antworten, was wiederum zu Verlust von Selbstwertgefühl und reduzierter Interaktion führt. In einer solchen Situation werden die negativen Klischees und Einstellungen noch weiter verstärkt, und es kommt zu einem Circulus viciosus.

Klientenzentrierte Strategie: Eintreten für den Klienten, therapeutischer Einsatz der eigenen Person, verstärkte Kommunikation

Das Umfeld der Gesundheitsversorgung ist nicht immun gegen Diskriminierung Älterer. Diese wird manchmal offen gezeigt, wenn Klienten als „Bettenblockierer" abgestempelt werden und so deutlich gemacht wird, dass sie weniger Recht haben auf ein Krankenhausbett als jüngere Patienten; es kann aber auch subtiler geschehen, indem älteren Klienten weniger Behandlungszeit zugebilligt wird (Shilton 1995). Um den gleichwertigen Zugang zu Behandlung zu gewährleisten, muss der Ergotherapeut die Klischees von Kollegen und des Systems insgesamt beim Namen nennen. Sich für den Klienten einzusetzen – ein Element der klientenzentrierten Praxis – wird besonders wichtig, wenn sicher gestellt werden muss, dass der alte Mensch die Behandlung bekommt, die er braucht.

In den letzten Jahren hat sich die Aufmerksamkeit auf den Anteil des Klienten an der therapeutischen Beziehung gerichtet, und der Begriff „therapeutischer Einsatz der eigenen Person" mit seiner Betonung auf den Aktionen und Einstellungen des Therapeuten ist nicht mehr so gebräuchlich. Der Therapeut hat aber immer noch beachtlichen Einfluss innerhalb der therapeutischen Beziehung, und es gibt Momente, wo man ihn einsetzen sollte.

Ergotherapeuten mit einer diskriminierenden Einstellung Alten gegenüber können nicht klientenzentriert arbeiten, denn dazu gehört Respekt gegenüber den Klienten sowie eine positive und bestärkende Haltung. Manche Autoren raten zu Optimismus (Kiernat 1991) oder Enthusiasmus (Helm 1987), vielleicht als Gegenmittel zu den Klischees des Systems; der angemessenere Weg liegt aber darin, seine eigene Einstellung zu überprüfen, um sicher zu gehen, dass sie nicht die Behandlungsentscheidungen beeinflusst (Brummel-Smith 1990, Helm 1987), um auftretende Momente der therapeutischen Hoffnungslosigkeit zu überwinden (Brummel-Smith 1990) und um realistische Ziele (Andrews 1987, Davis 1996) für jeden Klienten zu setzen, gleich welchen Alters. Der bewusste Einsatz der eigenen Person, um Respekt gegenüber dem älteren Klienten zu demonstrieren, kann helfen, das Selbstwertgefühl des Klienten wieder herzustellen. Übermäßiger Optimismus oder plumpe Ermutigung sind Formen der Herablassung, solche therapeutische Unehrlichkeit wird die Partnerschaft zwischen Klient und Therapeut untergraben.

Eine weitere Strategie, um Diskriminierung zu bekämpfen, ist gesteigerte Kommunikation. Dies wurde schon im Abschnitt über sensorische Veränderungen angesprochen; dabei ging es jedoch nicht um die Barrieren für eine effektive Kommunikation durch Einstellungen. Orange und Ryan schlagen hier nun das „Modell der verstärkten Kommunikation" vor (1995). In diesem Modell bedenken Menschen, die mit Älteren umgehen, die Anpassungen der Kommunikation, die nötig werden könnten. Aber sie setzen sie erst ein, wenn sie festgestellt haben, dass sie tatsächlich nötig sind. Die Kommunikation nur dann zu modifizieren, wenn es sich als notwendig erweist, stärkt beide Seiten und macht das Kommunizieren effektiv (Orange & Ryan 1995). Darin zeigt sich der Respekt für den Klienten, die Kommunikation wird verbessert, und die Partnerschaft zwischen Klient und Therapeut entspricht der in klientenzentrierter Praxis geforderten.

Gesundheitsüberzeugungen

Die Ansichten darüber, was Gesundheit ist, gehen weit auseinander (van Maanen 1988), auch darüber, was Krankheiten verursacht, und welche Behandlung daher wahrscheinlich wirksam ist (Waxler-Morrison 1990). Auffassungen von Gesundheit und Krankheit unterliegen stark dem Einfluss der Kultur (Waxler-Morrison 1990) und soziodemographischen Faktoren wie Geschlecht, Alter, Bildung, Einkommen und sozialen Bindungen (Galanos et al 1994, Strain 1989). Zwei Aspekte seien hier betrachtet: Einstellungen dem Gesundheitspersonal gegenüber und der Glaube an sich selbst.

Ältere Menschen erleben die medizinischen Berufe positiver und stufen deren Versorgung höher ein als jüngere (Thornson & Powell 1991). Diese Einstellung kann dazu führen, dass ältere Klienten eine passive Rolle in medizinischen Interaktionen übernehmen, entweder weil sie die Therapeuten verehren oder weil sie durch deren Wissen eingeschüchtert sind (Hofland 1992). Besondere Hochachtung der Gesundheitsberufe kann dazu führen, dass Ältere fürchten, zu viel Zeit der Therapeuten für sich in Anspruch zu nehmen, oder dass sie fälschlicherweise annehmen, dass der Therapeut schon weiß, worum es geht, so dass sie es ihm nicht mehr sagen müssen (Hofland 1992). Als Folge davon berichten sie zu wenig über ihre Belange. Sowohl die übermäßige Hochachtung als auch die Einschüchterung sind einer Partnerschaft nicht zuträglich, weil eine passive Rolle nicht zur Beteiligung des Klienten bei der Behandlungsplanung beiträgt.

Der zweite Aspekt ist der Glaube an sich selbst. Er ist etwas Ähnliches wie das Selbstbild, das Kielhofner (1985) in seinem Modell der menschlichen Betätigung beschreibt; beide beziehen sich auf das Erwarten von Erfolg oder das Gefühl: ich kann es schaffen. Der Glaube an sich selbst bezieht sich auf das Initiieren und Aufrechterhalten von Bewältigungsanstrengungen (Bandura 1978) und überwindet Angstreaktionen (Bandura & Adams 1977). Der Glaube an sich selbst in Bezug auf den Gesundheitszustand gibt an, in wie weit Personen glauben, dass sie ihre eigene Gesundheit beeinflussen können. Diese Überzeugung kann eine entscheidende Auswirkung auf klientenzentrierte Praxis haben, deren oberstes Prinzip besagt (Rogers 1951), dass Klienten die Verantwortung dafür haben, ihre Probleme selbst zu lösen.

Bandura nennt vier Quellen für Informationen, die den Glauben an sich selbst prägen: Performanz-Erfahrungen, Erfahrungen aus zweiter Hand, verbales Überzeugen und aversive Erregung (die unangenehmen physiologischen Symptome negativer Emotionen, besonders Angst). Abler und Fretz (1988) sind der Meinung, dass sie alle negativ besetzt sein können bei älteren Menschen, was ein erhöhtes Risiko für niedrigen Glauben an sich selbst bedeutet. Der Alterungsprozess kann sich nachteilig auf die Performanz auswirken und so diesen Glauben mindern. Erfahrungen aus zweiter Hand – Gleichaltrige mit schlechter Gesundheit zu erleben – können sich ebenfalls negativ bemerkbar machen. Aussagen im Sinne der Klischees über das Altern in der westlichen Kultur können Menschen verbal überzeugen und so ebenfalls negativ wirken. Schließlich können ältere Menschen eine gesteigerte physiologische Reaktion auf Angst erfahren, die ihren Glauben an sich selbst ebenfalls schmälert (Abler und Fretz, 1988). Geringer Glaube an sich selbst ist ein Hindernis für klientenzentrierte Therapie, weil er mit niedriger Erfolgserwartung gekoppelt ist. Klienten, die nicht davon überzeugt sind, dass sie ihren Gesundheitszustand positiv beeinflussen können, werden mit geringerer Wahrscheinlichkeit eine aktive Rolle in der Therapie übernehmen. Die Passivität eines Klienten steht im Widerspruch zu klientenzentrierter Versorgung.

Klientenzentrierte Strategien: Unterweisung, Selbstbestimmtheit des Klienten und Förderung des Glaubens an sich selbst

Wegen ihres Respekts vor Therapeuten verlassen sich Ältere gern auf deren Rat und fühlen sich unwohl bei dem Gedanken, dass sie ihnen sagen sollten, wie die Therapie gestaltet werden soll. Daher müssen sich die Therapeuten zunächst ein Bild von der Einstellung der Klienten machen, ehe sie eine klientenzentrierte Beziehung aufbauen. Sie müssen dem Klienten erklären, was klientenzentrierte Versorgung bedeutet, und die Rollen und Verantwortlichkeiten beider Partner klarstellen. Übertriebene Achtung oder Ehrfurcht vor Therapeuten müssen behutsam korrigiert werden, um das Bewusstsein für die besonderen Kenntnisse, die der Klient zur Situation beitragen kann, herauszustellen. Sobald der Klient seine Rolle verstanden hat und der Therapeut ihn seinerseits mit Respekt behandelt und zu Beiträgen ermutigt, wird der Klient wahrscheinlich bereitwilliger mitarbeiten.

Es kann notwendig sein, dass der Therapeut zunächst mit einer eng begrenzten Steuerung durch den Klienten zufrieden sein muss, bis dieser sich in der Verantwortung wohlfühlt. Dabei hofft er, dass der Klient sich zunehmend beteiligt und sich eine echte Partnerschaft entwickelt. Wenn ältere Menschen nicht wie jüngere überzeugt sind, dass sie Verantwortung für ihre Gesundheit übernehmen sollten, werden sie sich auch weniger verantwortlich für therapeutische Entscheidungen zeigen. Die Autorin hat als wirksame Strategie, die Klienten zu ermutigen, mehr Steuerung zu übernehmen, Folgendes herausgefunden: die zu informiertem Einverständnis nötigen Informationen geben; erklären, was diese Informationen mit den Klienten zu tun haben – Ratschläge aber erst dann zu erteilen, wenn die alten Menschen genügend Gelegenheit hatten, die Informationen zu überdenken. Dieser Prozess legt die therapeutischen Begründungen offen und gibt dem Klienten die Möglichkeit, sich in Ruhe eine Meinung zu bilden und diese dann später mit dem Rat des Therapeuten zu vergleichen. Jedes Mal, wenn dieser Prozess benutzt wird, hat der Klient die Möglichkeit, seine Meinung zu äußern, sofern er es möchte. Manche Klienten haben ihre Meinung erst später in der therapeutischen Beziehung ausgesprochen, wahrscheinlich weil sie allmählich Vertrauen in ihre eigene Fähigkeit gewonnen haben, sinnvolle therapeutische Entscheidungen zu treffen. Eine andere Strategie, die für manche Entscheidungen über therapeutische Aktivitäten gut funktioniert, besteht darin, eine Auswahl mit ähnlichen Erfolgsaussichten zu bieten und die Ähnlichkeiten zu erklären. Das vermindert die Wahrscheinlichkeit, dass ein Klient eine von ihm gefällte Entscheidung als Risiko empfindet.

Eine weitere Methode, die Beteiligung des Klienten an der Therapie zu vergrößern, besteht in dem Versuch, den Glauben an sich selbst direkt zu fördern und dem Klienten dadurch das Gefühl zu geben, dass er selbst etwas für seine Gesundheit tut. Eine alte Maxime innerhalb des Konzepts des Glaubens an sich selbst lautet: „nichts ist so erfolgreich wie Erfolg". Die tatsächliche Performanz wird als die einflussreichste Quelle für den Glauben an sich selbst gesehen (Bandura 1978); die Befähigung zur Performanz wird also den Glauben an sich selbst steigern und so in mehr Engagement bei der Therapie und bei klientenzentrierter Partnerschaft resultieren. Umsichtige Auswahl erreichbarer Ziele und nachfolgender Erfolg kann eine aufwärts führende Spirale des Glaubens an sich selbst und der Beteiligung am klientenzentrierten Prozess in Gang setzen.

Auch die Erfahrung aus zweiter Hand ist eine Methode, um den Glauben an sich selbst zu steigern. Ergotherapeuten, die versuchen, den Klienten stärker zu beteiligen, können auf die Peer-Gruppe zurückgreifen. Auch wenn nur 3% der über

65-Jährigen einer Selbsthilfegruppe angeschlossen sind (*Minister of National Health and Welfare* 1993), „wird doch die Hilfe, die Senioren brauchen, oft von einem anderen Älteren geleistet, häufig vom Ehepartner oder von anderen der gleichen Altersgruppe" (Angus 1991). Wenn Sie Ihre älteren Klienten mit anderen, die bereits erfolgreich in der Therapie sind, zusammen bringen, kann dies sehr nützlich sein. Man sollte sich auch bewusst machen, dass der Unterweisungsprozess selbst als verbale Überzeugung wirken kann. Beim Erklären, wie wichtig die Klientenbeteiligung ist, können die Klienten besser lernen, an den eigenen Einfluss auf ihre Gesundheit zu glauben.

Zurückhalten von Informationen

Diskriminierung alter Menschen und Einstellungen zur Gesundheit hängen eng mit dem Problem zusammen, Informationen über sich selbst zurückzuhalten, sie nicht auszusprechen – typisch für ältere Menschen. Besonders bezieht sich das auf Schmerz (Hofland 1992), Inkontinenz (Hood 1987), Stürze (Tideiksaar 1994) und Misshandlung (McDonald et al 1995). Einer der häufigsten Gründe dafür ist die Angst vor dem Verlust der Selbstbestimmung, wenn das Gesundheitssystem sich damit befasst (Hofland 1992), und besonders die Angst vor Heimunterbringung (Hood 1987, Rogers & Holm1994, Tideiksaar 1994). Speziell in Kanada mit seiner häufigen Heimunterbringung spielt dies eine Rolle. Inkontinenz und Misshandlung Älterer sind mit Scham und sozialer Isolierung verbunden, und oft fürchten die Opfer von Misshandlung Repressalien, wenn sie den Missbrauch melden (McDonald et al 1995). Schmerz scheint deshalb nicht geäußert zu werden, weil viele ältere Menschen den Diskriminierungsgedanken verinnerlicht haben, dass Schmerz im Alter normal ist und einfach ausgehalten werden muss (Hofland 1992). Entsprechend glauben sie, dass schlechte Gesundheit zum normalen Altern gehört; um sich selbst für relativ gesund ansehen zu können, ignorieren sie ihre Probleme, statt professionelle Hilfe in Anspruch zu nehmen (Clarke 1987).

Klientenzentrierte Strategien: therapeutischer Einsatz der eigenen Person

Vertrauen wird als Grundlage der therapeutischen Beziehung angesehen (Kanadischer Ergotherapie-Verband 1991). Viele alte Menschen sind prädisponiert, Therapeuten zu vertrauen, vor allem älteren Therapeuten (Hofland 1992). Dennoch ist erhebliches Vertrauen notwendig, damit die Klienten nicht wichtige Gesundheitsprobleme, die behandelt werden können und sollten, verschweigen. Durch den bewussten Einsatz seiner eigenen Person kann der Therapeut zeigen, dass er vertrauenswürdig ist; so wird der Klient mit größerer Wahrscheinlichkeit seinen Gesundheitszustand den Tatsachen entsprechend schildern und eine ehrliche Partnerschaft eingehen.

Besonders während der Befunderhebungsphase kann der ältere Klient mehr Befürchtungen haben als der jüngere (Edelstein & Semenchuk 1996). Mögliche Gründe können im schnelleren Ermüden während des Erhebungsprozesses liegen; in der Notwendigkeit, auch intime Informationen preiszugeben; in der Frustration, dass manche Fragen schwierig zu beantworten sind und dass das eigene Gedächtnis nicht mehr so gut funktioniert (Edelstein & Semenchuk 1996). Die Autorin hat auch beobachtet, dass Klienten mit niedrigem Bildungsstand besonders standardisierte Erhebungen scheuen und immer wieder sich selbst und ihre Fähigkeiten abwerten, statt die Aufgabe anzugehen. Darum muss der Therapeut bewusst eine entspannte Atmosphäre schaffen, in der der Klient sich traut, sich am Erhebungsprozess zu beteiligen, und in der er entspannt genug ist, um optimal mitzuarbeiten (Edelstein & Semenchuk 1996). Dies kann erleichtert werden, indem man dem Klienten das eigene Vertrauen in die erfolgreiche Behandlung deutlich macht (Kiernat 1991).

Eine andere Methode, Vertrauen zu stärken, besteht darin, einige der häufigen Ängste älterer Klienten aufzudecken. Man kann damit beginnen, offen auszusprechen, dass und warum viele Klienten Informationen zurückhalten. Oft meinen die Klienten, dass nur sie allein diese Probleme haben, besonders stigmatisierte wie Inkontinenz und Missbrauch. Es ist wichtig, auch die negativen Konsequenzen des Verschweigens zu erläutern, dass nämlich nicht ausgesprochene Probleme schlimmer werden können, aber dass für offengelegte nach einer Lösung gesucht werden kann. Klienten können befürchten, dass es keine Lösung gibt, und wenn es sie gibt, dass es eine ist, die ihnen unangenehm erscheint. Therapeuten, die den Verdacht auf ein bestimmtes Problem haben, sollten mehrere mögliche Lösungen so skizzieren, dass der Klient versteht, es gibt attraktivere Lösungen als das Verschweigen. Wenn Klienten wissen, dass Beratung eines misshandelnden Familienmitglieds eine Möglichkeit ist und sie nicht die einzige Chance in einem Gerichtsverfahren sehen, ist die Wahrscheinlichkeit, dass Klienten sich öffnen, sehr viel größer. Entsprechend berichten

Klienten eher über Stürze, wenn die Folge eine passende Veränderung ihrer bisherigen Umwelt ist und nicht die Abschiebung in ein Heim. Klienten brauchen die Sicherheit, dass die weniger drastischen Maßnahmen immer zuerst in Betracht gezogen werden.

Lebenserfahrung

Man sagt, dass Menschen das Produkt ihrer Erziehung und ihrer Erfahrungen sind. Ältere Klienten bringen eine lange Lebenserfahrung in die therapeutische Beziehung ein. Sie haben sich in ihrem Leben vielen Problemen gestellt, die wahrscheinlich ihre Bewältigungsstrategien gefördert haben (Turk-Charles et al 1996). Sie haben außerdem lebenslange Gewohnheiten erworben, die schwer zu ändern sein können. Kiernat (1991) sagt aber, dass solche Gewohnheiten durchaus effizient sind. Viele alte Leute haben ganz andere Lebenserfahrungen als ihre jüngeren Therapeuten, besonders das persönliche Erleben der Inflation und des zweiten Weltkriegs. Manche können auch Einstellungen mitbringen, die heutzutage nicht mehr akzeptiert werden wie rassistische Intoleranz und ausgeprägte Geschlechterrollen. Klientenzentrierte Praxis braucht Achtung vor den Unterschieden (Law et al 1995), auch wenn die Werte von Therapeut und Klient divergieren.

Viele ältere Klienten kommen mit Erfahrung in der Patientenrolle zur Therapie. Dadurch nehmen sie möglicherweise eine passive Rolle in der Beziehung ein, weil dies früher von ihnen erwartet wurde. Das traditionelle medizinische Modell stattet den Arzt mit Autorität gegenüber dem Patienten aus (Barris 1988). Mit dieser Erfahrungsbasis können sich ältere Klienten wundern oder verunsichert fühlen, wenn sie gebeten werden, eine Entscheidungsrolle für ihre eigene Versorgung zu übernehmen, und sogar soweit gehen, dass sie die Qualifikation des Therapeuten in Frage stellen.

Klientenzentrierte Strategien: Unterweisung und Selbstbestimmung der Klienten

Therapeuten sollten nicht davon ausgehen, dass Klienten wissen, wofür sie in der klientenzentrierten Beziehung zuständig sind, und noch weniger, dass sie sich zutrauen, es zu übernehmen oder auch nur willens sind, es zu versuchen. Therapeuten lernen erst allmählich, wie man klientenzentriert arbeitet. Ebenso müssen Klienten lernen, wie sie sich beteiligen können, erst recht wenn dies deutlich anders ist, als sie es bisher kennen gelernt haben. Es gehört zu den Aufgaben des Therapeuten, ihnen dies beizubringen. Spezielle Vorschläge wurden bereits in diesem Kapitel gemacht. Es kann allerdings sein, dass der Klient absolut nicht die Verantwortung, die zur klientenzentrierten Partnerschaft dazugehört, übernehmen möchte; dann muss der Therapeut seinen Anspruch soweit reduzieren, bis sich alle Beteiligten dabei wohl fühlen.

7.3 Zusammenfassung

Bände sind über die Behandlung älterer Menschen geschrieben worden; dieses Kapitel beschränkt sich auf den Blickwinkel des klientenzentrierten Ansatzes. Dieser verlangt, dass der Therapeut „zunächst klärt, wer der Klient ist, und die Werte und die Kultur des Klienten respektiert" (Law et al 1995). Dargestellt sind hier die typischen Lebensumstände Älterer, einige wesentliche Faktoren, die den Gesundheitszustand beeinflussen, und diejenigen Einstellungen sowohl der älteren Klienten als auch des Gesundheitspersonals, die ein Hindernis für klientenzentrierte Versorgung bedeuten können. Es gibt viele Möglichkeiten, diese zu überwinden. Sechs hier vorgestellte Ansätze dazu sind erweiterte Kommunikation, Eintreten für den Klienten, therapeutischer Einsatz der eigenen Person, Unterweisung des Klienten, das Fördern des Glaubens an sich selbst und die Auswahl für den Klienten, in welchem Umfang auch immer. Der klientenzentrierte Ansatz verlangt, dass der Therapeut die Entscheidung des Klienten respektiert. Manche älteren Klienten möchten lieber einen hauptsächlich vom Therapeuten gesteuerten Plan haben, und der klientenzentrierte Therapeut muss dann auch diese Wahl akzeptieren.

Man sollte bedenken, dass dieses Kapitel nur das erörtern kann, was normalerweise zu beachten ist; das Herzstück des klientenzentrierten Ansatzes besteht darin, die Individualität des Klienten anzuerkennen. Ausgerüstet mit den Informationen über das Normale, sind Sie als Therapeuten nun in der Situation zu entscheiden, in wie weit dies – und ob überhaupt – auf jeden ihrer älteren Klienten anwendbar ist.

Literatur

Abler R M, Fretz B R 1988 Self-efficacy and competence in independent living among oldest old persons. Journal of Gerontology 43(4):S138-S143

Age Concern England 1997 http://www.ace.org.uk/stats

Andrews K 1987 Rehabilitation of the older adult. Edward Arnold, London

Angus D 1991 Caring communities: highlights of the symposium on social supports. Minister of Supply and Services Canada, Ottawa

Bandura A 1978 Self-efficacy: toward a unifying theory of behavioral change. Advanced Behavioral Research and Therapy 1:139-161

Bandura A, Adams N E 1977 Analysis of self-efficacy theory of behavioral change. Cognitive Therapy and Research 1(4):287-310

Barris R, Kielhofner G, Watts J H 1988 The medical model. In: Kielhofner G (ed) Bodies of knowledge in psychosocial practice. Slack, Thorofare, New Jersey, ch 1, pp 3-16

Bonder B R 1994 Growing old in the United States. In: Bonder B R, Wagner M B (eds) Functional performance in older adults. F A Davis, Philadelphia, ch 1, pp 4-14

Brummel-Smith K 1990 Introduction. In: Kemp B, Brummel-Smith K, Ramsdell J W (eds) Geriatric rehabilitation. College-Hill, Boston, ch 1, pp 3-21

Canadian Association of Occupational Therapists 1991 Occupational therapy guidelines for client-centred practice. Canadian Association of Occupational Therapists, Toronto

Chernoff R 1996 Nutritional rehabilitation and the elderly. In: Lewis C B (ed) Aging: the health care challenge. F A Davis, Philadelphia, ch 13, pp 305-324

Clarke J 1987 The paradoxical effects of aging on health. Journal of Gerontological Social Work 10(3/4):3-20

Cooper B A 1985 A model for implementing color contrast in the environment for the elderly. American Journal of Occupational Therapy 39(4):253-258

Davis C M 1996 Psychosocial aspects of aging. In: Lewis C B (ed) Aging: the health care challenge. F A Davis, Philadelphia, ch 2, pp 18-44

Dychtwald K, Flower J 1990 Age wave: the challenges and opportunities of an aging America. Bantam, New York

Edelstein B A, Semenchuk E M 1996 Interviewing older adults. In: Carstensen L L, Edelstein B A, Dornbrand L (eds) The practical handbook of clinical gerontology. Sage, Thousand Oaks, California, ch 7, pp 153-173

Forbes W F, Jackson J A, Kraus A S 1987 Institutionalization of the elderly in Canada. Butterworths, Toronto

Calanos A N, Strauss R P, Pieper C F 1994 Sociodemographic correlates of health beliefs among black and white community dwelling elderly individuals. International Journal of Aging and Human Development 38(4):339-350

Helm M 1987 Theories of ageing and current attitudes to old age. In: Helm M (ed) Occupational therapy with the elderly. Churchill Livingstone, Edinburgh, ch 1, pp 10-15

Hofland S L 1992 Elder beliefs: blocks to pain management. Journal of Gerontological Nursing 18(6):19-24

Hood N 1987 Urinary incontinence. In: Helm M (ed) Occupational therapy with the elderly. Churchill Livingstone, Edinburgh, ch 14, pp 147-158

Kielhofner G 1985 A model of human occupation: theory and application. Williams & Wilkins, Baltimore

Kiernat J M 1991 The rewards and challenges of working with older adults. In: Kiernat J M (ed) Occupational therapy and the older adult: a clinical manual. Aspen, Gaithersburg, Maryland, ch 1, pp 2-10

Kolanowski A M 1992 The clinical importance of environmental lighting to the elderly. Journal of Gerontological Nursing 18(1):10-14

Lai S 1990 Living with sensory loss: hearing (NACA writings in gerontology). Minister of Supply and Services Canada, Ottawa

Law M, Baptiste S, Mills J 1995 Client-centred practice: what does it mean and does it make a difference? Canadian Journal of Occupational Therapy 62(5):250-257

Law M, Polatajko H, Baptiste S, Townsend E 1997 Core concepts in occupational therapy. In: Canadian Association of Occupational Therapists (ed) Enabling occupation: an occupational therapy perspective. Canadian Association of Occupational Therapists, Ottawa, ch 3, pp 29-56

Lawton M P 1985 The elderly in context: perspectives from environmental psychology and gerontology. Environment and Behavior 17(4):501-519

Lawton M P, Nahemow L 1973 Ecology and the aging process. In: Eisdorfer C, Lawton M P (eds) The psychology of adult development and aging. American Psychological Association, Washington, DC, pp 619-674

Levy L L 1986 Sensory change and compensation. In: Davis L J, Kirkland M (eds) The role of occupational therapy with the elderly. American Occupational Therapy Association, Rockville, Maryland, pp 49-67

McDonald L, Pittaway E, Nahmiash D 1995 Issues in practice with respect to mistreatment of older people. In: MacLean M J (ed) Abuse and neglect of older Canadians: strategies for change. Thompson, Toronto, ch 1-1, pp 5-16

Minister of National Health and Welfare 1993 Aging and independence: overview of a national survey. Minister of Supply and Services Canada, Ottawa

Naeyaert K 1990 Living with sensory loss: vision (NACA Writings in Gerontology). Minister of Supply and Services Canada, Ottawa

National Advisory Council on Aging 1990 Informal caregiving: support and enhancement. Minister of Supply and Services Canada, Ottawa

National Advisory Council on Aging 1991 The economic situation of Canada's seniors. Minister of Supply and Services Canada, Ottawa

National Advisory Council on Aging 1993a Aging vignette #1 – how many? Men vs. women? How old? All married? National Advisory Council on Aging, Ottawa

National Advisory Council on Aging 1993b Aging vignette #6 – how healthy? For how long? National Advisory Council on Aging, Ottawa

National Advisory Council on Aging 1993c Aging vignette #11 – Needing support for daily living? From whom? National Advisory Council on Aging, Ottawa

National Advisory Council on Aging 1995 Community services in health care for seniors: progress and challenges. Minister of Supply and Services Canada, Ottawa

National Advisory Council on Aging 1996 Aging vignette #54 – a quick portrait of Canada's retirement income system. National Advisory Council on Aging, Ottawa

Novak M 1993 Aging and society: a Canadian perspective. Nelson, Scarborough, Ontario

Office of Gerontological Studies 1996 Facts on aging in Canada. McMaster University, Hamilton, Ontario

Orange J B, Ryan E B 1995 Effective communication. In: Pickles B, Compton A, Cott C, Simpson J, Vandervoort A (eds) Physiotherapy with older people. W B Saunders, London, ch 10, pp 119–137

Rogers C R 1951 Client-centred therapy: its current practice, implications, and theory. Houghton Mifflin, Boston

Rogers J C, Holm M B 1994 Assessment of self-care. In: Bonder B R, Wagner M B (eds) Functional performance in older adults. F A Davis, Philadelphia, ch 12, pp 181–202

Ross N P, Shapiro E, Roos L L Jr 1984 Aging and the demand for health services: which aged and whose demand? Gerontologist 24(1):31–36

Schwenger C W, Gross M J 1980 Institutional care and institutionalization of the elderly in Canada. In: Marchall V W (ed) Aging in Canada. Fitzhenry & Whiteside, Don Mills, Ontario, ch 23, pp 248–256

Shilton M 1995 Attitudes toward ageing and older people. In: Pickles B, Compton A, Cott C, Simpson S, Vandervoort A (eds) Physiotherapy with older people. W B Saunders, London, ch 3, pp 29–42

Stone L O, DeWit M 1991 Association between uses of formal and informal sources of support in help received by the older population. In: Angus D (ed) Caring communities: highlights of the symposium on social supports. Minister of Supply and Services Canada, Ottawa, p 36

Stone R, Cafferata G L, Sangl J 1987 Caregivers of the frail elderly: a national profile. Gerontologist 27(5):616–626

Strain L A 1989 Illness behaviours in old age. Journal of Aging Studies 3(4)325–340

Thorson J A, Powell F C 1991 Age differences in health attitudes and beliefs. Psychological Reports 69:1111–1115

Tideiksaar R 1994 Falls. In: Bonder B R, Wagner M B (eds) Functional performance in older adults. F A Davis, Philadelphia, ch 14, pp 224–239

Tobias J S, Block M, Steinhaus-Donham C, Reinsch S, Tamaru K, Weil D 1990 Falling among the sensorially impaired elderly. Archives of Physical Medicine and Rehabilitation 71:144–147

Todd A K, Rider B A, Page-Robin E 1986 Attitudes of occupational therapy students toward older persons. Physical and Occupational Therapy in Geriatrics 5(2):71–81

Turk-Charles S, Rose T, Catz M 1996 The significance of gender in the treatment of older adults. In: Carstensen L L, Edelstein B A, Dornbrand L (eds) The practical handbook of clinical gerontology. Sage, Thousand Oaks, California, ch 5, pp 107–128

van Maanen HMTh 1988 Being old does not always mean being sick: perspectives of health as perceived by British and American elderly. Journal of Advanced Nursing 13:701–709

Waller K V, Bates R C 1992 Health locus of control and selfefficacy beliefs in a healthy elderly sample. American Journal of Health Promotion 6(4):303–309

Walsh J R, Tsukuda R A W, Miller J 1989 Management of the frail elderly by the health care team. Green, St Louis

Waxler-Morrison N 1990 Introduction. In: Waxler-Morrison N, Anderson J, Richardson E (eds) Cross-cultural caring: a handbook for health professionals. University of British Columbia Press, Vancouver, ch 1, pp 3–10

Yee B W K, Williams B J 1996 Medication management and appropriate substance use for the elderly. In: Lewis C B (ed) Aging: the health care challenge. F A Davis, Philadelphia, ch 14, pp 325–363

Zeiss A M, Steffen A M 1996 Interdisciplinary health care teams: the basic unit of geriatric care. In: Carstensen L L, Edelstein B A, Dornbrand L (eds) The practical handbook of clinical gerontology. Sage, Thousand Oaks, California, ch 19, pp 423–450

Kapitel 8

Klientenzentrierter Ansatz in psychiatrischen Einrichtungen

Die Entwicklung klientenzentrierter Praxis in der Psychiatrie   87

Schwierigkeiten bei klientenzentrierter Praxis in psychiatrischen Einrichtungen   90

Zusammenfassung   96

8 Klientenzentrierter Ansatz in psychiatrischen Einrichtungen

A. Kusznir, E. Scott

> Dieses Kapitel beschreibt die Entwicklung klientenzentrierter Praxis in der psychiatrischen Ergotherapie und beleuchtet mit Hilfe von Fallstudien die typischen Anforderungen, die sich an das klientenzentrierte Arbeiten stellen. Ergotherapeuten müssen in bestimmten Situationen gelegentlich direktiv sein; diese Abweichung von Klientenzentriertheit optimal zu bewältigen, ist nicht einfach.

Mit einem klientenzentrierten Praxismodell in psychiatrischen Institutionen zu arbeiten, kann zwar vorteilhaft und lohnend sein, aber auch schwierig und komplex. Für viele Ergotherapeuten in diesem Bereich mag die Einführung eines klientenzentrierten Ansatzes anfangs mühelos erscheinen, da sie weniger auf das medizinische Modell fixiert sind als viele ihrer Kollegen. Außerdem arbeiten einige bereits in einem klientenzentrierten Modell wie z. B. dem sozialpsychiatrischen. Allerdings gibt es nur wenige Therapeuten, die das Gefühl haben, bei ihrer Arbeit noch nie auf Schwierigkeiten gestoßen zu sein. Ziel dieses Kapitels ist es, die Entwicklung der klientenzentrierten Praxis in der Ergotherapie in psychiatrischen Einrichtungen nachzuzeichnen und einige der dort auftretenden alltäglichen Probleme anzusprechen.

Hier sollen Empfehlungen anhand der gesammelten Erfahrungen von neun Ergotherapeuten ausgesprochen werden, die in einer Einrichtung für psychiatrische Forschung und klinische Behandlung angestellt sind, dem Zentrum für Sucht und psychische Gesundheit – *Clarke Division* in Toronto, Kanada.

8.1 Die Entwicklung klientenzentrierter Praxis in der Psychiatrie

Unter der Schirmherrschaft des Kanadischen Berufsverbandes (CAOT) haben Ergotherapeuten an der Entwicklung und Operationalisierung von Richtlinien für klientenzentrierte Praxis seit über 15 Jahren mitgearbeitet. Anfangs ging es um allgemeine Leitlinien, um die Beschreibung der Stadien ergotherapeutischer Behandlung, die für alle praktischen Arbeitsgebiete galten. Sie bildeten die Grundlage des klientenzentrierten Ansatzes in Kanada (*Department of National Health and Welfare* 1983). Diese Richtlinien sind in Kanada weit verbreitet und werden vielfach genutzt (Blain & Townsend 1993), und der Begriff „klientenzentriert" gehört zum allgemeinen Sprachgebrauch vieler kanadischer Ergotherapeuten.

Health Canada und CAOT entwickelten die Leitlinien 1993 in Zusammenarbeit weiter und veröffentlichten das Buch "*Occupational therapy guidelines for client-centred mental health practice*" (Ergotherapeutische Richtlinien für klientenzentrierte Praxis in der Psychiatrie). In diesem Buch wird der Begriff „klientenzentrierte Praxis" von der gedanklichen Orientierung auf Respekt und Partnerschaft zu einer Definition erweitert, die die Zusammenarbeit zwischen Therapeut und Klient betont. Wissen und Erfahrung des Klienten sind vorrangig. Als wichtige Komponente dieser Beziehung werden verbale und nonverbale Signale angesehen, die dem Therapeuten ermöglichen, das Verständnis des Klienten von nützlicher und sinnvoller Betätigungsperformanz zu erfassen (CAOT 1993).

Die Richtlinien definieren weiterhin einige der Parameter und Funktionen des Therapeuten und des Klienten bei dieser Zusammenarbeit. Es wird besonders empfohlen, dass der Therapeut aktiv nach Gelegenheiten zu Auswahl und Entscheidungen für den Klienten sucht und diese so strukturiert, dass sie im Einklang mit den Fertigkeiten und Erfahrungen des Klienten stehen. Die Klienten werden ermutigt, die nötigen Fertigkeiten zu entwickeln und Rollen zu übernehmen, die sie für die Beteiligung an ihrer eigenen Befunderhebung, Therapieplanung und Behandlung brauchen. Außerdem hat der Ergotherapeut eine moralische und ethische Verpflichtung sicherzustellen, dass Klienten über die verschiedenen Möglichkeiten und Risiken, die mit einem bestimmten Behandlungsverlauf oder einer Aktion verbunden sind, aufgeklärt werden. Den Autorinnen ist gegenwärtig, dass diese Betonung von Klientenentscheidung, Autorität, Risikoübernahme und Gleichberechtigung in der Klient-Therapeut-Beziehung ein organisatorisches System verlangt, das die Fähigkeiten eines Klienten anerkennt und die ethische, moralische und gesetzliche Verantwortung seiner Entscheidungen mit ihm teilt (CAOT 1993).

Die neueste Weiterentwicklung des klientenzentrierten Rahmens mit den Kernkonzepten im Kanadischen Modell kann man nachlesen in „*Enabling occupation: an occupational therapy perspective*" (Befähigung zu Betätigung: eine ergotherapeutische Sichtweise) (CAOT 1997). Dieses Buch befasst sich nicht ausschließlich mit psychiatrischen Settings, es stellt aber als einen der wesentlichen Werte und Gedanken die Überzeugung heraus, dass Klienten Erfahrungen mit und Kenntnis von ihren eigenen Betätigungen haben; dass Klienten aktive Partner im ergotherapeutischen Prozess sind; dass die Übernahme von Risiken für positive Veränderungen notwendig ist; dass sich klientenzentrierte Praxis auf das Ermöglichen von Betätigung richtet. Das Kanadische Modell der Betätigungsperformanz zeigt die Verbindung auf zwischen dem Aktivwerden eines Menschen bei für ihn sinnvollen Betätigungen und der Interaktion mit der Umwelt, außerdem die Umsetzung der ergotherapeutischen Grundgedanken über klientenzentrierte Praxis in der täglichen Arbeit durch den Prozess der Befähigung.

Befähigung unterscheidet sich von Behandlung, indem sie den Klienten nicht nur als aktiv Beteiligten in den ergotherapeutischen Prozess einbezieht, sondern es gehört auch der Prozess des „Erleichterns, Leitens, Unterweisens, Zuredens, Zuhörens, Reflektierens, Ermutigens und sonstigen Zusammenarbeitens mit Menschen dazu, damit Einzelpersonen, Gruppen und Organisationen Mittel und Gelegenheit haben, ihr eigenes Leben zu gestalten" (CAOT 1997, S. 50). Im Mittelpunkt steht der Respekt gegenüber dem Klienten und die Zur-Kenntnisnahme seiner Erfahrungen und seines Wissens, die Beteiligung an Entscheidungen und das Eintreten für die Bedürfnisse des Klienten (CAOT 1997, S. 49).

Darüber hinaus gibt es weitere wichtige Beiträge zur Entwicklung des klientenzentrierten Blickwinkels in der psychiatrischen Ergotherapie. Viele Theoretiker und Dozenten der Ergotherapie (Bruce und Christiansen 1988, Yerxa 1994) sagen, dass von den ersten Tagen des Berufes an Ergotherapeuten den humanistischen Gedanken verfolgt haben, der die individuelle Auswahl und das Recht auf Selbstverwirklichung hochhält. Der amerikanische Ergotherapieverband hat sieben Kernwerte für den Beruf aufgestellt, die auch den Geist klientenzentrierter Praxis wiedergeben. Die Kernwerte Altruismus, Gleichheit, Freiheit, Gerechtigkeit, Würde, Wahrheit und Vernunft (AOTA 1993) beziehen sich nicht nur auf humanistische Ideale sondern auch auf die Arbeit mit Klienten in einer wertschätzenden therapeutischen Beziehung.

Die qualitativen Untersuchungen über die Komponenten beim therapeutischen Verhältnis, die der Benennung der sieben Kernwerte folgen und sie stützen, tragen zum Verständnis von klientenzentrierter Praxis bei. Devereaux unterstrich 1984, dass die Wertschätzung zum tragenden Teil in der Entstehung einer therapeutischen Beziehung wird und dass das In-Verbindung-treten zu Klienten zum Angelpunkt dabei wird, den Klienten zum Erhalt optimaler Betätigungsperformanz zu verhelfen. Peloquin (1995) stellte in ihrer Untersuchung über Empathie fest, dass „Kompetenz und Wertschätzung" wesentliche Bestandteile beim Aufbau einer Zusammenarbeit sind. Sie wies auch auf weniger hilfreiche Begegnungen zwischen Klienten und ihren Betreuern hin, die deutlich machten, wie Fragen der Macht und lustloses Verhalten die eigentlich auf Zusammenarbeit angelegte therapeutische Beziehung negativ beeinflussen können.

Rosa und Hasselkus untersuchten 1996 die therapeutisch-kooperative Beziehung durch eine qualitative Studie, in der sie 83 Ergotherapeuten nach ihren persönlichen Erfahrungen in Bezug auf den Beziehungsaufbau zu ihren Klienten befragten. Die Interviewer fragten Therapeuten quer durch viele Fachgebiete, wie sie Klienten in Beziehungen wahrnehmen, die als „zusammenarbeitend" gegenüber „nicht zusammenarbeitend" bezeichnet wurden. Das Gefühl, sich in einer gegenseitig unterstützenden Partnerschaft zusammen zu tun, war nach den detaillierten Berichten meist mit Klienten verbunden, die von den Therapeuten als „motiviert, fleißig, entschlossen, anerkennend und inspirierend empfunden wurden, kurz – als Menschen, mit denen man gern zusammen arbeitet". Zu den „nicht weiterhelfenden" und „nicht zusammenarbeitenden" Beziehungen gehörte meist ein Therapeut, der unrealistische Empfehlungen machte und der wenig Möglichkeiten und Zeit hatte, eine therapeutische Beziehung zum Klienten aufzubauen. Die Klienten in diesen Beziehungen wurden oft als unfreundlich oder depressiv empfunden, als Menschen, die Ergotherapie nicht richtig verstehen, sich beschweren über mangelnde Fortschritte bei der Therapie oder die negativ auf den Therapeuten reagieren und den sie sogar – allerdings selten – körperlich angriffen. Es dürfte kaum notwendig sein zu erwähnen, dass Ergotherapeuten in der Psychiatrie wohl alle schon einmal nahe an solche Szenen, wenn auch nicht an alle, geraten sind.

Für die Entwicklung der klientenzentrierten Praxis in der Psychiatrie ist der Beitrag von Ergotherapeuten als Fallmanager im psychosozialen Rehabilitationsmodell wichtig. Krupa und Clark betonten 1995 die spezielle und wesentliche Rolle, die Ergotherapeuten als Fallmanager für Menschen mit schweren und bleibenden psychischen Störungen haben. Besonders herausgehoben wird hierbei die Relevanz eines klientenzentrierten Ansatzes. Diese Autoren weisen auch darauf hin, dass die stärkere Einflussnahme der Klienten auf Entwicklung, Durchführung und Evaluation von Diensten auch von anderen Quellen außerhalb der Ergotherapie vertreten wird (Everett & Nelson 1992, Nikkel et al 1992, Paulson 1991).

Everett und Nelson lieferten 1992 eine interessante Beschreibung über das Zustandekommen einer erfolgreichen klientenzentrierten Beziehung, bei der der Fallmanager sich als effektiver Partner im therapeutischen Prozess erwies. Die Klientin in dieser Beziehung hatte eine Borderline-Störung; sie drohte mit Selbstverstümmelung während ihrer Beschäftigung mit ihrer von Missbrauch und Drogenkonsum gekennzeichneten Vergangenheit. Die Annahme des Fallmanagers, dass die Klientin trotz dieser Drohung eine kompetente Erwachsene war, stellte sich als wichtig heraus. Die Kommunikation auf der Basis „von Erwachsenem zu Erwachsenem" empfand sie als besonders hilfreich, ebenso dass ihr „nie gesagt wurde, was sie zu tun hatte" und dass darauf, was sie zu sagen hatte, wirklich gehört wurde. Die Autoren geben einige nützliche Hinweise zum Umgang mit Klienten mit der Diagnose Borderline-Störung. Besonders das Umformen der psychosozialen Standarderhebung zu einer Evaluation mit mehr Beteiligung und Kundenfreundlichkeit wurde als hilfreich angesehen, weil sie dem Klienten das Gefühl der eigenen Autorität und Beteiligung in der Anfangsphase der therapeutischen Zusammenarbeit gibt.

Neben Everett und Nelson gibt es noch weitere Autoren aus Berufsgruppen außerhalb der Ergotherapie, die sich mit auftretenden Schwierigkeiten bei der Arbeit mit dem klientenzentrierten Ansatz beschäftigen. Einige schlagen – allerdings nicht immer bezogen auf psychiatrische Institutionen – eine offene direkte Evaluation der Relevanz des klientenzentrierten Ansatzes vor. Clemens und Kollegen (1994) machten qualitativ in die Tiefe gehende Interviews mit Fallmanagern, die mit gebrechlichen alten Menschen arbeiteten. Sie untersuchten das Ausmaß, in dem sich die klientenzentrierte Theorie in der Praxis des Fallmanagement widerspiegelt. In dieser Studie bejahten Fallmanager (hier Sozialarbeiter oder Krankenschwestern), dass klientenzentrierte Theorie wichtig sei in der Arbeit mit Alten und Gebrechlichen in einer Langzeiteinrichtung. Die Untersuchenden stellten aber auch fest, dass in der täglichen Praxis häufig von den klientenzentrierten Grundgedanken abgewichen wird. Das geschieht z. B. bei Auseinanderklaffen von Klientenwünschen und den Rahmenbedingungen der Institution, bei der unvermeidlichen Unterbringung in einem Heim und beim Befolgen des Pflegeplans einerseits und der Klientenbeteiligung andererseits. Obwohl es oft eine Rechtfertigung für die Abweichung vom klientenzentrierten Ansatz gibt, betonen die Autoren doch die Notwendigkeit, Burnout-Syndrom und Rollenkonflikte anzusprechen.

Rothman et al beschreiben 1996, dass Sozialarbeiter oft gefangen sind zwischen Selbstbestimmung der Klienten und ergebnisorientierter kompetenzbasierter Praxis. Sie führten eine Untersuchung bei 35 erfahrenen Sozialarbeitern durch und baten diese aufzuzeigen, wie stark direktiv sie mit Klienten umgingen. Das Ergebnis zeigte, dass Sozialarbeiter zwar einen non-direktiven Stil bevorzugen, aber dennoch über ein großes Repertoire an direktiven Reaktionen verfügen. Bei der Durchsicht von Szenen, in denen eine direktive Reaktion erfolgte (Anwendung einer eigenmächtigen Aktion durch den Sozialarbeiter ohne Wissen und Einverständnis des Klienten oder einer Klientengruppe) stellte sich heraus, das 95% der Befragten dies für ethisch vertretbar hielten. Etwa 86% der Befragten gaben an, zumindest in bestimmten Situationen sich direktiv zu verhalten. Ein Modell, das vorschreibt, dass Probleme mit dem Klienten oder der Klientengruppe erörtert werden müssen, wurde als ethisch sehr problematisch empfunden.

Burnard machte sich 1995 stark für das Einführen von Beratung in die Praxis von Pflegepersonal und empfahl „klientenzentriertes" Beraten mit zusätzlichen Ratschlägen, Informationen und Vorschlägen. Außerdem wollte er ein Gleichgewicht herstellen zwischen dem Mitteilen bestimmter Erfahrungen durch die Klienten, um deren Autonomie zu stärken, und dem völligen Sich-selbst-überlassen der Klienten bei Entscheidungen. Burnard argumentiert, dass der klientenzentrierte Ansatz einige theoretische Ungereimtheiten enthält; er ist sich sicher, dass durch das Vermeiden jeglichen Ratschlags die Beratungsmöglichkeiten einer wichtigen Option beraubt werden und dass der Klient beim Entscheiden allein gelassen wird. Ähnlich wird dies von Wiltshaw (1997) gesehen, der Vorteile und Einschränkungen des kognitiven Verhaltensansatzes gegenüber einem klientenzentrierten Ansatz in der Psychiatrie nennt. Er untersuchte die unterschiedlichen Faktoren, die einer effektiven therapeutischen Beziehung zugrunde liegen und schloss, dass für klientenzentrierte Arbeit in der Psychiatrie eine gewisse Flexibilität der theoretischen Ausrichtung nötig ist.

Aus der Literatur lässt sich die stetige Weiterentwicklung der klientenzentrierten Praxis in der psychiatrischen Ergotherapie über die letzten 15 Jahre erkennen. Obgleich Ergotherapeuten sich auf Nachweise aus den qualitativen Studien von Peloquin (1990), Rosa und Hasselkuss (1996) und Devereaux (1994) berufen können, wird doch ein systematischerer und rigoroserer Ansatz für die Evaluation der tatsächlichen Anwendung und der Wirksamkeit des klientenzentrierten Ansatzes in der täglichen Arbeit gebraucht. Andere Berufsgruppen verwenden ebenfalls den klientenzentrierten Ansatz, und sie haben sogar versucht, dessen Möglichkeiten und Grenzen zu erfassen. Solche Untersuchungen können unerfreulich sein, sind aber notwendig; der erste Schritt wäre jedoch, Therapeuten in der Psychiatrie um Fallbeispiele und um ihre Wahrnehmung der diesbezüglichen Schwierigkeiten zu bitten.

8.2 Schwierigkeiten bei klientenzentrierter Praxis in psychiatrischen Einrichtungen

Eine Gruppe von neun Ergotherapeuten im Zentrum für Sucht und Psychiatrie – *Clarke Division, Toronto,* die mit vielen Klienten unterschiedlichen Alters und mit verschiedenen Zustandsbildern arbeiteten, stellten sich die Aufgabe, die Schwierigkeiten herausfinden, die das Arbeiten in klientenzentriertem Rahmen mit sich brachten. Jeder der Therapeuten war zwar vertraut mit dem klientenzentrierten Blickwinkel, aber es war ihnen auch bewusst, dass es Schwierigkeiten und Dilemmata gab. Zur Aufgabe gehörte die Beschreibung von Fallbeispielen, die typisch für die Probleme in der Psychiatrie sind. Gelegentlich stellten die Therapeuten auch Fälle mit nicht ausschließlich psychiatrischen Aspekten vor, um ihr Anliegen zu verdeutlichen.

Die Therapeuten wurden ebenfalls gebeten, sich über den speziellen Zeitpunkt, an dem es schwierig wurde, klientenzentriert zu bleiben, Gedanken zu machen sowie über das Ergebnis des ergorapeutischen Prozesses. Außerdem sollten sie entscheiden, ob das Ergebnis in den Augen sowohl der Therapeuten als auch der Klienten positiv oder negativ war. Die Autorinnen analysierten die Fallstudien nach Themen und gaben diese Themen danach zur Begutachtung an die Therapeuten zurück. Sie arbeiteten dann die abgegebenen Empfehlungen weiter aus, dabei hielten sie sich an die Leitgedanken der klientenzentrierten Praxis, wie sie in dem Buch „*Enabling occupation: an occupational therapy perspective*" (CAOT 1997) dargestellt sind. Die Schwierigkeiten, klientenzentriert zu bleiben, waren zwar nicht unbedingt auf bestimmte Phasen der psychiatrischen Behandlung begrenzt, es schälten sich aber doch die folgenden Eckpunkte als besonders wichtig heraus:

- das Widerstreben der Klienten, sich auf den ergotherapeutischen Prozess einzulassen
- Diskrepanz von Vorstellungen und Erwartungen zwischen Therapeut und Klient
- Schwierigkeiten der Klienten, Entscheidungen zu treffen
- Diskrepanz zwischen der Entscheidung eines Klienten und seinen Fähigkeiten
- Schwierigkeiten, die Umwelt des Klienten zu verändern.

8.2.1 Widerstreben der Klienten, sich auf den ergotherapeutischen Prozess einzulassen

Ganz gleich welches Setting, welcher Grund für die Verordnung, welche Dauer der Behandlung – das Widerstreben des Klienten, sich auf den ergotherapeutischen Prozess einzulassen, kann zu einer Klippe für klientenzentrierte Praxis werden. Auf Kurzzeit-Akutstationen haben Ergotherapeuten oft kaum die Möglichkeit, eine therapeutische Beziehung aufzubauen. Natürlich ist aber gerade auf einer solchen Station die erste Begegnung mit einem Klienten besonders wichtig für die therapeutische Beziehung und für das Sich-Einlassen des Klienten auf den ergotherapeutischen Prozess.

Hier der Fall von Herrn L.: Er ist 34 Jahre alt, unverheiratet, arbeitslos, mit der Diagnose Schizophrenie, auf einer Kurzzeitstation aufgenommen zur medikamentösen Einstellung. Vor der Aufnahme lebte Herr L. allein in einer Junggesellenwohnung, seinen Lebensunterhalt bestritt er durch Sozialhilfe. Seine Eltern und älteren Geschwister machten sich große Sorgen um ihn wegen seiner bekannten Schwierigkeiten mit der selbständigen Versorgung. Nach Berichten seiner Familie hatte er seit mindestens einem Monat nicht mehr abgewaschen und seine Wäsche gewaschen. Bei der ersten Begegnung mit der Ergotherapeutin lernte sie ihn als schüchternen, unsicheren, verwirrten Mann kennen, der die Notwendigkeit der Erhebung eines ADL-Status in Frage stellte. Er spielte die Sorgen seiner Familie herunter, „das sind alles so Sauberkeitsfanatiker". Herr L. wollte so schnell wie möglich zurück in seine Wohnung, damit er sich um seine tropischen Fische kümmern konnte; er bestand darauf, dass eine Erhebung des ADL-Status unnötig sei, „die Dinge werden immer dann gemacht, wenn sie dran sind".

Die Therapeutin fand heraus, welche Tätigkeiten Herrn L. wichtig waren, und besonders auch, was ihm nicht wichtig war, wie das Säubern seiner Wohnung und die Erhebung des ADL-Status. Die Herausforderung zu diesem Zeitpunkt bestand darin, Herrn L. zu etwas zu überreden, das in seinen Augen keinen Wert hatte und das er nicht tun wollte.

Empfehlungen

- Obwohl es zu diesem Zeitpunkt sehr wichtig ist, die Meinung des Klienten zu betonen und zu beachten, sollte die Therapeutin doch über ihre Verpflichtungen mit Herrn L. sprechen und ihn so in den Erhebungsprozess einbeziehen. Deutlich zu machen, dass die Erhebung nichts mit der therapeutischen Beziehung zu tun hat, kann sehr wirkungsvoll sein.
- Hilfreich kann auch das gemeinsame Herausfinden der Stärken von Herrn L. sein sowie eine unvoreingenommene Einstellung gegenüber seinen Einschränkungen.

Das Zögern eines Klienten, sich auf den ergotherapeutischen Prozess einzulassen, lässt sich auch bei anderen Aspekten der Gesundheitsversorgung beobachten. Der 37-jährige Herr E., bisher in mehreren Buchhalterjobs tätig, erlitt einen Autounfall und wurde nach erfolglosen Versuchen, die Arbeit wieder aufzunehmen, von seiner Versicherung zur ergotherapeutischen Befunderhebung überwiesen. Bei dem Unfall hatte er sich eine Rotatoren-Manschettenruptur und eine leichte Gehirnerschütterung zugezogen. Es gab keine direkten Anzeichen für eine Hirnverletzung. Eine Operation und anschließende Therapie brachte zwar eine Verbesserung der Ruptur, aber er bekam Gedächtnis- und Konzentrationsprobleme.

Die ergotherapeutische Befunderhebung sowie eine psychologische Untersuchung wurden angeordnet, um festzustellen, ob kognitive Behandlung notwendig sei, und um eventuell eine bleibende Hirnschädigung zu bestätigen. Im Anfangsinterview zeigte sich Herr E. entmutigt und verärgert über das „Versicherungssystem" und die Anordnung zu einer erneuten Erhebung. Er sah die Erhebung als Einbruch in seine Privatsphäre an und schob seine Schwierigkeiten auf die Chefs der kurzen Arbeitsverhältnisse, die er seit dem Unfall eingegangen war. Sein Ärger und seine nur passive Akzeptanz der Erhebung bedeuteten eine Herausforderung für die klientenzentrierte Sichtweise.

Empfehlungen

- Die Therapeutin konnte die Schädigung, die der Stimmung und dem Affekt von Herrn E. zugrunde lagen, erkennen, indem sie ihm Gelegenheit gab, seine Sorgen auszusprechen. Weiteres Befragen ergab, dass er in einer heftigen Depressionsphase steckte; dennoch musste die Schwierigkeit, ihn in den Prozess, in den er sich gezwungen fühlte, einzubinden, mit ihm angesprochen werden.
- Es war sicher hilfreich, dass die Therapeutin Herrn E. ausführlich über die Modalitäten der vorgesehenen Befunderhebung und auch über die Konsequenzen einer möglichen Nichtteilnahme informierte. Sie erklärte sich auch bereit, ihm die Auswahl der Reihenfolge für die einzelnen Teile der Erhebung zu überlassen.

Herr E. wurde weniger feindselig und ablehnend der Erhebung gegenüber, und am Ende der Evaluation würdigte er das Verständnis und die Erklärungen der Therapeutin. Außerdem verstand er allmählich, welchen Einfluss die Depression haben könnte und dass dies letztlich der Grund für das Scheitern seiner Arbeitsversuche gewesen sein könnte.

Zusätzliche Schwierigkeiten können auftreten, wenn der Klient den Ergotherapieprozess initiiert. Frau C. war eine 38-jährige ledige Frau, selbständig in Nachtclubs tätig. Obwohl sie der Psychiatrie ziemlich pessimistisch gegenüberstand und sich nicht viel davon versprach, bat sie um eine Verordnung zur Behandlung ihrer Depression in einer klinischen Ambulanz. Nach ihrer zweiten Sitzung bei einem Psychiater teilte sie ihm ihren Wunsch nach einer anderen Art von Arbeit mit. Sie hatte von der Verlockung einer hochbezahlten Tätigkeit, aber auch von ihrem Schamgefühl berichtet und schien interessiert an einer beruflichen Beratung.

Frau C. nahm an zwei Sitzungen in der ambulanten Ergotherapie teil, wo sie kurz ihre Lebensgeschichte darstellte und von einigen ihrer Bedenken über ihre derzeitige Beschäftigung im einzelnen berichtete. Zu ihrem dritten und vierten Termin erschien sie nicht, obwohl sie für die von der Therapeutin gemachten Vorschläge, Interessen herauszufinden und schriftliche Informationen zu Stressmanagement anzusehen, Interesse bekundet hatte. Trotz der Bemühungen der Therapeutin, die berufliche Vorgeschichte von Frau C. auf informelle und vorurteilsfreie Weise zu ergründen, weigerte sie sich, weiter zur Ergotherapie zu kommen. Als der Psychiater sie dazu befragte, äußerte sie ihr schlechtes Gewissen darüber, die Therapeutin enttäuscht zu haben, und gab an, dass sie vielleicht später darauf zurückkäme. Im Nachhinein stellte sich die Überweisung von Frau C. in die Ergotherapie als verfrüht heraus; während der Sitzungen war dies aber nicht zu erkennen gewesen.

Empfehlungen

- Es ist unumgänglich, der Klientin zu helfen, ihre Reaktionen auf die Ergotherapie zu verstehen. Es war sehr wichtig, dass die Therapeutin sich noch einmal mit Frau C. traf, um ihre Entscheidung, nicht mehr zu kommen, mit ihr zu besprechen und ihr zu versichern, dass sie durchaus das Recht auf diese Entscheidung habe. Die Klienten dazu zu bringen, ihre eigenen Bedürfnisse zu erkennen, ist sehr wichtig bei der Beibehaltung eines klientenzentrierten Blickwinkels.

Bis heute hat Frau C. nicht den Wunsch geäußert, wieder in die Ergotherapie zu kommen, geht aber weiter zu ihrem Psychiater.

8.2.2 Diskrepanz von Meinungen und Erwartungen zwischen Therapeut und Klient

Wenn auch die Erfahrungen und das Wissen der Klienten bei klientenzentrierter Praxis an erster Stelle stehen und Autorität in der Klient-Therapeut-Partnerschaft haben, bedeutet dies nicht, dass das fachliche Können des Therapeuten unwichtig ist (CAOT 1993). Schwierigkeiten stellen sich ein, wenn fachliches Können oder berufliche Ansichten mit den Vorstellungen oder Sorgen von Klienten bezüglich ihrer Fähigkeiten, des Behandlungsverlaufs oder des Behandlungsprogramms kollidieren. Ergotherapeuten können dies relativ leicht ansprechen, wenn ein Risiko erkennbar ist, aber in der Psychiatrie sind Risiken eher spekulativ oder weniger deutlich.

Dies lässt sich gut verdeutlichen an Frau J., einer 45-jährigen arbeitslosen Frau mit der Diagnose bipolare Störung. Frau J. hatte zwar in den letzten fünf Jahren nicht gearbeitet, davor war sie aber 17 Jahre lang als Kassiererin angestellt gewesen. Sie kündigte diese Arbeit, als sie ein beträchtliches Vermögen geerbt hatte, wurde später aber fast völlig verarmt aufgenommen, weil sie in einem manischen Stadium dieses Geld verschleudert hatte. Da sie nicht willens war, sich wieder eine Anstellung als Kassiererin zu suchen, wurde sie an die Ergotherapie überwiesen, um ihre beruflichen Chancen zu ergründen. Eine kurze Überprüfung ihrer Funktionen ergab erhebliche Probleme bei den Komponenten der Betätigungsperformanz, die für den freien Arbeitsmarkt nötig waren. Obwohl Frau J. zugab, dass sie Probleme mit dem Gedächtnis und der Konzentration hatte, bestand sie darauf, sofort eine Arbeit zu suchen, um ihre Schulden abzuzahlen. Sie war nicht einverstanden mit der Einschätzung, dass sie noch nicht arbeitsfähig sei und dass Rehabilitationsmaßnahmen oder ein Trainingsprogramm zunächst sinnvollere Optionen seien; sie stimmte aber zu, den Kontakt mit dem Therapeuten über die nächsten Monate zu halten, während sie auf Arbeitssuche war. Außerdem gelang es dem Therapeuten und der Klientin, gemeinsam Ziele festzulegen bezüglich der Dauer, wie lange sie Arbeit suchen würde, ehe sie sich für ein Rehabilitationsprogramm anmeldete. Es erleichterte diesen Zielsetzungsprozess, dass die Bemühungen der Klientin, einen Job zu finden, vom Therapeuten für gut geheißen wurden.

Empfehlungen

- Das Verständnis für den Wunsch der Klientin, ihre finanziellen Verluste wieder auszugleichen, erleichterte den weiteren Kontakt mit ihr. Die nachfolgenden Sitzungen waren auch hilfreich, um mögliche Risiken zu erkennen und ihre Fortschritte bei der Jobsuche zu verfolgen.
- Es ist wichtig, mögliche Meinungsverschiedenheiten direkt aber taktvoll anzusprechen. Außerdem muss der Therapeut deutlich die Begründung für mögliche Entscheidungen in einer Sprache vortragen, die vom Klienten verstanden wird.

Frau J. sucht weiterhin nach einer Arbeitsstelle und ist nach wie vor dagegen, ein Training oder eine Rehamaßnahme in Erwägung zu ziehen. Sie hat sich daran gewöhnt, von der Sozialhilfe zu leben; trotz ihrer Schwierigkeiten, morgens aufzustehen, hat sie sich ungefähr einmal pro Woche beworben.

In Fällen, wo es nicht möglich ist, die Fortschritte eines Klienten nachzuverfolgen, muss der Ergotherapeut zusammen mit seinen Teamkollegen genauer die Risiken aufzeigen und Pläne für ein mögliches Scheitern vorbereiten. Dafür ist Frau M. ein gutes Beispiel, eine 81-jährige Witwe und pensionierte Lehrerin, die allein in einem zweigeschossigen Haus lebt. Frau M. wurde mit gebrochenem Arm und Bein ins Krankenhaus eingeliefert, nachdem sie zu Hause gestürzt war. Im Krankenhaus wurde ein schlechter Allgemeinzustand festgestellt, besonders ein nachlassendes Gedächtnis sowie rheumatische und depressive Symptome. Nachdem sie sich körperlich einigermaßen erholt hatte, wurde sie in eine gerontopsychiatrische Einrichtung verlegt, wo ihre Stimmungs- und Gedächtnisprobleme behandelt und die Entlassung vorbereitet werden sollte. Ihre Stimmung hellte sich schnell auf, als die Ergotherapeutin sie in mehrere soziale und therapeutische Gruppen eingliederte. Frau M. entpuppte sich als ein intelligenter, geselliger Mensch, der unbedingt wieder nach Hause wollte. Es schien sehr wichtig, ihre sozialen Bedürfnisse zu befriedigen, um so die Depression unter Kontrolle zu halten.

Die Ergotherapeutin wurde gebeten festzustellen, ob Frau M. fähig war, allein zu leben, und Vorschläge für die Entlassung zu machen. Körperlich war sie nach den Knochenbrüchen auf ein Gehgestell angewiesen, und viele alltägliche Verrichtungen konnte sie nicht bewältigen. Das eingeschränkte Bewegungsausmaß der oberen Extremitäten machte auch das selbständige An- und Ausziehen schwierig. Sie konnte sich zwar eine Tasse Tee zubereiten, komplexere Nahrungszubereitung war jedoch schwierig. Es stellten sich auch Probleme mit der Ausdauer und dem Gleichgewicht heraus; so brauchte sie Unterstützung, um die Treppe hinauf zu gehen. Bei einem Hausbesuch zeigte sich, dass Frau M. in einem großen Haus wohnte, das recht reparaturbedürftig war. Im gesamten Haus funktionierten die Lampen nicht, weil Frau M. keine Glühbirnen auswechseln konnte. Dies erklärte teilweise ihren Sturz, aber auch andere Dinge traten zu Tage. So, wie die Möbel standen, konnte Frau M. ihr Gehgestell nicht benutzen. Sie war aber sehr stolz darauf, dass sie sich an den Möbeln entlang hangeln konnte. Es schien ihr nicht viel auszumachen, dass sie sich auf die untere Etage würde beschränken müssen.

Trotz Frau M.s Überzeugung, nach Hause zurückzukehren, schien für ihre Familie und mehrere ihrer Therapeuten ein Pflegeheim die sinnvollste Lösung. Die Ergotherapeutin machte sich die Mühe, für Frau M.s Wünsche einzutreten und den Einbau eines Badezimmers in der unteren Etage zu organisieren. Trotz einer Unmenge von gemeindenaher Unterstützung traten doch mehrere größere Probleme zu Tage. Da es niemanden gab, der Frau M. abends beim Auskleiden half, wurde es unvermeidlich, dass sie in der Tageskleidung schlief. Auch dies brachte sie nicht von ihrer Überzeugung ab, dass sie unbedingt weiter zu Hause wohnen wollte.

Empfehlungen

- Es brauchte Verständnis und Respekt für die eigene Art der Bewältigung und Anpassung der Klientin an die Anforderungen. Dieser Prozess erfordert, der Klientin auch solche Möglichkeiten aufzuzeigen, die nicht unbedingt den Werten des Therapeuten oder des Teams entsprechen.
- Wenn man im Team arbeitet, ist es wichtig, auf die Werte und die Wahl des Klienten hinzuweisen. Mehrere Teammitglieder machten sich Sorgen bei dem Gedanken, dass Frau M. allein leben würde, und übersahen dabei, dass das selbständige Leben aus der Sicht von Frau M. die einzige Option war.
- Die Autoren wurden durch die Arbeit von Clemens und Kollegen (1994) daran erinnert, dass es wesentlich ist, sich danach zu richten, was die Klientin tun will, nicht, was sie tun kann – auch wenn die Heimeinweisung für viele gebrechliche alte Menschen unvermeidlich ist.

8.2.3 Schwierigkeiten von Klienten, Entscheidungen zu treffen

Innerhalb des klientenzentrierten Rahmens hat der Klient das Recht, Entscheidungen zu fällen, aber es gibt auch Situationen, in denen er Schwierigkeiten hat, etwas zu entscheiden und dabei zu bleiben. Nehmen wir das Beispiel von Frau L., einer 40-jährigen Grundschullehrerin, die seit drei Jahren nicht mehr gearbeitet hatte. Ihre erste depressive Phase hatte sie nach einer Krankschreibung wegen einer Virusinfektion. In der Ergotherapie fing sie ständig an zu weinen, war leicht erregbar, verwirrt und schämte sich für ihren derzeitigen Zustand. Besonders machten ihr Ermüdung und das Entscheiden zu schaffen, und sie war extrem selbstkritisch. Die Ergotherapeutin bat Frau L. um ihre Meinung zu einem Fragebogen zum Selbstausfüllen, den sie vorbereitet hatte und den die Versicherung verlangte. Darin war ein Rehabilitationsplan vorgesehen, den Frau L. und die Ergotherapeutin aufstellen sollten. Frau L. war davon überfordert und reagierte darauf, indem sie Bedenken äußerte, ob die Therapeutin das überhaupt könne und erfahren darin sei.

Empfehlungen

- Es war wichtig, sich den Kampf der Klientin mit ihrer Depression zu vergegenwärtigen und ihr zu helfen, ihre eigenen Reaktionen zu verstehen.

Notwendig war, Frau L.s Schwierigkeiten beim Entscheiden als Teil ihrer Depression zu interpretieren und ihr nicht zu gestatten, ihre Fähigkeiten und Fertigkeiten abzuwerten.
- Jeder Klient hat seine eigene Schwelle, an der er meint, praktische Dinge nicht mehr bewältigen zu können. Dieser Schwellenwert hängt ab von den Erfahrungen des Klienten mit unterschiedlichen Systemen, von der allgemeinen Stimmung und dem Grad seines Vertrauens.

Mit dem Zurückgehen der depressiven Symptome konnte Frau L. wieder mehr Dinge in der Institution und im freiwilligen Praktikum selbst in die Hand nehmen und Vertrauen aufbauen. Sie ist zwar nach wie vor unglücklich über ihre lange Abwesenheit von ihrer Arbeitsstelle, aber beteiligt sich jetzt aktiv an der Aufstellung eines Programms und an Aktivitäten, die ihr letztlich helfen werden, ihre Arbeitsfähigkeit wieder zu erlangen.

Manchmal kann auch die Schwierigkeit eines Klienten, bei einer einmal gefällten Entscheidung zu bleiben, klientenzentrierte Arbeit erschweren. Dafür ist die Reaktion von Herrn M. ein Beispiel, der entschieden hatte, in betreutes Wohnen umzuziehen. Herr M. ist 38 Jahre alt, ledig, mit der Diagnose schizo-affektive Störung. Bei ihm gab es Probleme mit der Wohnung; durch die jährliche Mieterhöhung sah Herr M., dass immer weniger von seiner Sozialhilfe übrig blieb. Außerdem fühlte er sich sozial isoliert, die Nahrungszubereitung wurde ihm zu viel. Er ging zu unterschiedlichen Mittagstischen in der Umgebung, blieb aber unzufrieden mit der Qualität der Mahlzeiten, mit sozialen Kontakten und Aktivitäten. Er wurde auf die Warteliste eines Hauses für kooperatives Wohnen für Menschen mit psychischen Behinderungen gesetzt, und anfangs freute er sich sehr auf die Aussicht, in einer Gemeinschaft zu leben. Nach einem Interview mit dem Personal des Hauses wurden Herrn M. die dort geltenden Regeln des Hauses bewusst, die besagen, dass er das Haus verlassen muss, wenn er sich nicht angemessen verhält oder seine Medikamente nicht mehr einnimmt. Er machte sich Sorgen, dass er auf der Strasse stehen könnte, wenn dieser Fall eintritt. Ein Gespräch mit seiner Mutter bestätigte diesen Eindruck und auch, dass er seinen Antrag zurückziehen wollte. Trotz des Bemühens, die Gründe und die Kriterien eines als unangemessenen eingestuften Verhaltens zu erklären und deutlich zu machen, dass er als höflicher und mitfühlender Mensch gilt, der in den letzten 20 Jahren immer seine Medikamente genommen hatte, blieb er überzeugt davon, dass er dieses Risiko nicht eingehen sollte.

Empfehlungen

Es ist unbedingt notwendig, die Quelle und die Vorgeschichte der Belastung, die die Veränderung der Sichtweise des Klienten bewirkt hatte, herauszufinden. In dieser Situation war es wichtig, statt Herrn M. in seiner Meinung zu bestätigen, zu erkennen, dass die Angst vor Obdachlosigkeit und die damit verbundene Scham für Herrn M. sehr realistisch war.

- Der Versuch, den Klienten in die Überprüfung der Risiken und Konsequenzen einzubinden, war nutzlos, seit Herr M. erfüllt war von der Angst vor dem Umzug, und diente nur dazu, seine Schwierigkeiten, Entscheidungen zu treffen, zu vertiefen.
- Hier wurde es nötig, direktiv zu werden und Herrn M. anzubieten, seine Sorgen mit seiner Mutter und den Beratern des Hauses zu besprechen.

Obgleich Herr M. sich von dem Umzug immer noch etwas überwältigt fühlt, fand er den direktiven Ansatz des Therapeuten dennoch hilfreich. Er ist recht zufrieden mit dem sozialen Netz und der Unterstützung in seinem neuen Zuhause und erkennt selbst die deutliche Verbesserung seiner Lebensqualität.

8.2.4 Diskrepanz zwischen der Entscheidung eines Klienten und seinen Fähigkeiten

In allen bisherigen Beispielen handelte es sich um Klienten, die Entscheidungen trafen, die innerhalb ihrer Fähigkeiten lagen. In der Psychiatrie kommt es aber häufig zu komplexeren Schwierigkeiten mit der klientenzentrierten Praxis, da die Entscheidungen der Klienten nicht immer mit ihren Fähigkeiten übereinstimmen. Als Herr R. das erste Mal in die Ergotherapie kam, war er 35 Jahre alt, geschieden, mit der Diagnose chronisch resistente Depression. Er war früher als Laborant angestellt gewesen, meinte aber, dass eine Umschulung zum Börsenmakler zu seiner Genesung beitragen könnte. Als er noch angestellt war, hatte er sich nebenbei mit dem Börsenmarkt beschäftigt und festgestellt, dass dort relativ leicht Geld zu verdienen war. Er erkannte allerdings auch, dass er einige schlechte Geschäfte gemacht hatte, von denen er glaubte, dass sie nicht nur seine Ehe zerstört hatten, sondern auch der Beginn seiner Depression und mehrerer längerer Klinikaufenthalte waren. Eine gründliche Intelligenz-, Berufs- und psychologische Erhebung ergaben eine erhebliche Lernschwäche, außerdem hatte er große Probleme mit der Rechtschreibung und dem Umgang mit Zahlen. Obwohl Herrn R. bedeutet wurde, dass sein berufliches Ziel unrealistisch sei, wurde ihm Gelegenheit gegeben, an einem Aufbauprogramm teilzunehmen, während er auf eine Umschulung wartete. Nach einem Jahr hatte Herr R. nur wenig Lernfortschritte gemacht, aber war immer noch auf sein berufliches Ziel fixiert.

Der Kontakt von Herrn R. zu seinem Ergotherapeuten war beendet worden, weil Herr R. keine anderen beruflichen Optionen in Betracht zu ziehen bereit war, aber einige Jahre später meldete er sich wieder in der Ergotherapie und bat um Hilfe bei Sozialtraining und Zeitmanagement. Herr R. nahm jetzt an einem Lehrgang teil, der ihn auf das Examen zum Börsenmakler vorbereitete. Einige Kurse hatte er nicht bestanden und hatte besonders Probleme mit den geforderten Gruppenarbeiten. Er hatte das Gefühl, dass ihn viele Kursteilnehmer mieden und dass er von seinen Lehrern nicht genug Hilfe bekam. In den ergotherapeutischen Sitzungen machte er nur kleinere Fortschritte. Er versteifte sich darauf, dass Entfremdung der Grund für seine Schwierigkeiten sei. Er bestand den Kurs nicht, und er will immer noch keine andere berufliche Möglichkeit in Erwägung ziehen. Sein Therapeut vermutet, dass ein anfänglich direktiver Ansatz Herrn R. motiviert hätte, seine eigenen Ressourcen zu erkennen und dass der klientenzentrierte Ansatz nur seiner Tendenz Vorschub leistete, die Gründe für sein Versagen auf andere zu schieben.

Empfehlungen

- Es war zwar wichtig für den Therapeuten, während des gesamten ergotherapeutischen Prozesses einen unvoreingenommenen Kontakt zu Herrn R. zu halten, dennoch kann die starke Tendenz des Klienten, andere für sein Versagen verantwortlich zu machen, jegliches positive Ergebnis verhindern, wenn die Klientenentscheidung und seine Fähigkeiten nicht übereinstimmen.

Es gibt Situationen, in denen Ergotherapeuten in der Psychiatrie nicht vermeiden können, sich direktiv zu verhalten, während sie dennoch versuchen, klientenzentriert zu sein. Die Bemühungen, eine Gruppe in einer Initiative zu beruflicher Selbständigkeit zu aktivieren, ist ein gutes Beispiel dafür. Die Gruppe „Produktivität Plus" hatte acht Mitglieder, drei Männer und fünf Frauen, von denen die meisten schwere, langdauernde psychische Krankheiten wie Schizophrenie, schizoaffektive Psychose oder bipolare Störung hatten. Alle Klienten waren mehrfach in stationärer Behandlung gewesen und erhielten Medikamente, auf die sie unterschiedlich, teilweise unerwartet reagierten. Obwohl die meisten der Klienten mehrere Jahre lang nicht gearbeitet hatten und Erfahrungen bei erfolglosen Versuchen in beruflichen Rehabilitationsprogrammen gemacht hatten, wollten sie doch wieder in eine bezahlte Tätigkeit. Die Gruppe beschloss gemeinsam, dass sie ihre selbstgenähten Sachen verkaufen wollte, und sie traf sich wöchentlich, nicht nur um weitere Produkte herzustellen, sondern auch um eine Verkaufsstrategie zu entwerfen.

Der Sinn der folgenden Gruppensitzungen in der Ergotherapie bestand darin, eine auch finanziell lohnende Arbeitssituation zu schaffen, die den Klienten wieder Hoffnung und Vertrauen in ihre Fähigkeit, einer sinnvollen Tätigkeit nachzugehen, geben sollte. Die Therapeuten wollten auch den Gemeinschaftssinn in der Gruppe wecken, Training bestimmter Fertigkeiten anbieten wo nötig und – als Wichtigstes – gezielte Anregungen von den Klienten entgegennehmen, um eine auf die arbeitsbezogenen Bedürfnisse der Teilnehmer zugeschnittene Umgebung zu schaffen. Die Teilnehmer, die in die Gruppe eintraten, taten dies nicht nur, um zu arbeiten, sondern auch, um ihre Verantwortung und Fähigkeiten vor ihrer Familie und Freunden unter Beweis zu stellen, um Freundschaften zu schließen, unter Freunden zu sein und einer eigenen Tätigkeit nachzugehen.

Die am häufigsten auftretende Schwierigkeit war für die Therapeuten, unter klientenzentriertem Blickwinkel den Gruppen- und Entscheidungsprozess zu begleiten, ohne die Gruppe zu dominieren oder zu leiten. Dies wurde jedes Mal deutlich, wenn die Gruppe ein Problem hatte oder wenn eine Entscheidung anstand. Zusätzlich wichtig wurde die Klientenzentriertheit, als es um den finanziellen Profit der Gruppe ging und diese ermuntert wurde, Risiken zu übernehmen und mit dem Programm das Krankenhaus zu verlassen und sich gemeindenah zu etablieren.

Bezüglich des Gruppenprozesses fanden die Therapeuten, dass vielfache komplexe Erwartungen und Fertigkeiten vorhanden waren, die berücksichtigt werden mussten. Immer wieder schwierig war es, wann und wie die Entwicklung einer Führungsperson innerhalb der Gruppe unterstützt, wann eingegriffen werden sollte und wann nicht, um die derzeitige Arbeit mit zu tragen. Einige Klienten erklärten sich bereit, am Verkaufstisch während einer Veranstaltung zu arbeiten. Die Art, wie die Gruppe mit dem Problem umging, wenn jemand, der eingeteilt war, nicht erschien, erforderte jedes Mal eine erneute Untersuchung und das Zurückgreifen auf die Erfahrungen der Gruppe. Oft gehörte die Fähigkeit, zu planen und vorzubereiten, nicht gerade zu den Stärken der Gruppe, und die Therapeuten lagen häufig quer zu deren Meinung. Die Therapeuten fanden, dass unbedingt nötig sei, eine Umgebung zu schaffen, die den Wünschen der Teilnehmer entsprach, weil das Beibringen von Fertigkeiten für Einzelne nur in einer Atmosphäre von Wohlergehen und Zugehörigkeit stattfinden konnte.

Empfehlungen

- Obwohl die Therapeuten von Beginn an dem klientenzentrierten Ansatz verschrieben waren und viele der Grundprinzipien angewandt hatten, ließ sich doch direktives Verhalten nicht immer vermeiden und wurde mehrfach gebraucht.

Heute treffen sich die Mitglieder von „Produktivität Plus" immer noch in einem Gemeinschaftszentrum, und die Gruppe ist weiterhin eine Quelle zusätzlichen wirtschaftlichen Einkommens für alle Mitglieder. Was aber wichtiger ist – die Gruppenmitglieder haben den Input der Therapeuten, die bisher das Projekt entwickeln geholfen haben, eingeschränkt.

8.2.5 Schwierigkeiten, die Umwelt des Klienten zu verändern

Das Kanadische Modell der Betätigungsperformanz betont die Verbindung zwischen den sinnvollen Betätigungen eines Menschen und seiner Umwelt (CAOT 1997). Gelegentlich gibt es wesentliche und wiederkehrende Dinge in der Umgebung eines Menschen, die starken Einfluss auf klinische Ergebnisse und den klientenzentrierten Umgang haben. Wir wollen uns den Fall von Henry ansehen, einem 8-jährigen Jungen, der in trotziger Opposition stand, Panikattacken, Schulphobie, Trennungsängste und ein Aufmerksamkeitsdefizit hatte. Henry ist Einzelkind und lebt mit seinen Eltern von Sozialhilfe in einer Sozialwohnung. Er brauchte Barbiturate in hohen Dosen, um seine heftigen Ausbrüche, seine Ängste und Unaufmerksamkeit unter Kontrolle zu bringen.

Bei Henrys Aufnahme in ein Tagesprogramm für Kinder wurde die Diagnose „schwere Entwicklungskoordinations-Störung" gestellt. Als er gebeten wurde, altersgemäße Aufgaben zu absolvieren, wurde er ängstlich, gelegentlich heftig und trat in Opposition. Henry arbeitete mit dem Ergotherapeuten daran, neue Einsichten und Problemlösestrategien zu entwickeln, um alltägliche Aufgaben erfüllen zu können: Treppen steigen, kleine Mahlzeiten zubereiten, freundlich mit anderen spielen und bei Gemeinschaftsaktivitäten mitmachen. Auch wurde mit den Eltern gearbeitet. Henry lernte, seine neuen Fertigkeiten zu Hause und in seinem Stadtteil umzusetzen.

Innerhalb seiner 18-monatigen Teilnahme an dem Tagesprogramm machte er dramatische Fortschritte in den Fertigkeiten und holte mehr als sechs Jahre Kompetenz auf. Bei seiner Entlassung wurde er in ein spezielles Schulprogramm überwiesen. Durch regelmäßigen Kontakt zu den Eltern gelang es dem Personal der Schule, Henry wieder in seine Regelschule zu integrieren. Ein halbes Jahr später trafen Henry mehrere schwere Verluste (seine Großmutter starb, zwei seiner Lieblingslehrer verließen die Schule), und Henrys Eltern und das Personal der Schule kümmerten sich nicht genug um ihn. Henry regredierte und bekam wieder Probleme mit Aufmerksamkeit, Ängsten und Impulskontrolle.

Empfehlungen

- Trotz Befolgung der wesentlichen Prinzipien klientenzentrierten Umgangs darf nicht übersehen werden, wie wichtig es ist, die Re-Integration in das normale Umfeld umfassend zu begleiten. Der Therapeut muss die Intervention so weit ausdehnen, dass er sich für angemessene Umweltbedingungen einsetzt, damit ein sinnvoller, positiver Weg eingeschlagen werden kann.

Henry musste die Schule verlassen und nahm an einem neuen Behandlungsprogramm teil. Aber erst, als er wieder zu seinem alten Behandlungsteam kam, stabilisierte sich sein Verhalten.

8.3 Zusammenfassung

Um in der Psychiatrie innerhalb des klientenzentrierten Rahmens bleiben zu können, muss man sensibel für die Bedürfnisse, Stimmungen, Werte und Visionen der Klienten sein, gekoppelt mit Wachsamkeit für mögliche Momente im ergotherapeutischen Prozess, an denen der klientenzentrierte Umgang in Gefahr ist. Solche Phasen, die in diesem Kapitel dargestellt wurden, sind Widerstreben der Klienten, sich auf den ergotherapeutischen Prozess einzulassen; Unstimmigkeiten zwischen Therapeut und Klient bezüglich Vorstellungen und Erwartungen; Schwierigkeiten der Klienten, Entscheidungen zu treffen; Diskrepanz zwischen der Entscheidung eines Klienten und seinen Fähigkeiten; Schwierigkeiten, die Umwelt des Klienten zu verändern. Diese Liste hat keinerlei Anspruch auf Vollständigkeit, sie stellt vielmehr den Versuch dar, einige der täglich auftretenden Schwierigkeiten in der Psychiatrie aufzuzeigen und zu reflektieren. Manchmal sahen die betroffenen Ergotherapeuten sich genötigt, direktiv zu reagieren und sich über Teile des klientenzentrierten Ansatzes hinwegzusetzen. Dieses kurze Verlassen des klientenzentrierten Weges ist in der Psychiatrie unvermeidlich, und der Umgang mit diesem Abweichen stellt eine beträchtliche Herausforderung dar.

Die Autorinnen danken den Ergotherapeutinnen und Ergotherapeuten Claudia Bali, Carrie Clark, Joan Lewis, Edward McAnanama, Susan Nagle, Wendy Parkinson, und Anne Wilcox für das Beisteuern der Beispiele. Ihr Fleiß und ihre praktische Erfahrung haben viele Anregungen für dieses Kapitel gebracht und zur Veranschaulichung beigetragen.

Literatur

American Occupational Therapy Association 1993 Core values and attitudes of occupational therapy practice. American Journal of Occupational Therapy 47:1085–1086

Blain J, Townsend E 1993 Occupational therapy guidelines for client-centred practice: impact study findings. Canadian Journal of Occupational Therapy 60(5):271–285

Bruce M A, Christiansen C H 1988 Advocacy in word as well as deed. American Journal of Occupational Therapy 42(3):189–191

Burnard P 1995 Implications of client-centred counselling for nursing practice. Nursing Times 91(26):35–37

Canadian Association of Occupational Therapists 1993 Occupational therapy guidelines for client-centred mental health practice. CAOT Publications ACE, Toronto

Canadian Association of Occupational Therapists 1997 Enabling occupation: an occupational therapy perspective. CAOT Publications ACE, Toronto

Clemens E, Wetle T, Feltes M, Crabtree B, Dubitzky D 1994 Contradictions in case management. Journal of Aging and Health 6(1):70–88

Department of National Health and Welfare, Canadian Association of Occupational Therapists 1983 Guidelines for the client-centred practice of occupational therapy. CAOT Publications ACE, Toronto

Devereaux E B 1984 Occupational therapy's challenge: the caring relationship. American Journal of Occupational Therapy 38(12):791–798

Everett B, Nelson A 1992 We're not cases and you're not managers: an account of a client-professional partnership developed in response to the "borderline" diagnosis. Psychosocial Rehabilitation Journal 15(4):50–60

Haiman S 1995 Dilemmas in professional collaboration with consumers. Psychiatric Services 46(5): 443–445

Krupa T, Clark C C 1995 Occupational therapists as case managers: responding to current approaches to community health service delivery. Canadian Journal of Occupational Therapy 62(l):16–22

Nikkel R E, Smith G, Edwards D 1992 A consumer-operated case management project. Hospital and Community Psychiatry 43:577–579

Paulson R I 1991 Professional training for consumers and family members. Psychosocial Rehabilitation Journal 14:69–80

Peloquin S M 1990 The patient-therapist relationship in occupational therapy: understanding visions and images. American Journal of Occupational Therapy 44(1):13–21

Peloquin S M 1995 The fullness of empathy: reflections and illustrations. American Journal of Occupational Therapy 49(1):24–31

Rosa S A, Hasselkus B R 1996 Connecting with patients: the personal experience of professional helping. Occupational Therapy Journal of Research 16(4):245–260

Rothman J, Smith W, Nakashima J, Paterson M A, Mustin J 1996 Client self-determination and professional intervention: striking a balance. Social Work 41(4):396–405

Wilshaw C 1997 Integration of therapeutic approaches: a new direction for mental health nurses? Journal of Advanced Nursing 26:15–19

Yerxa E J 1994 Dreams, dilemmas, and decisions for occupational therapy practice in a new millennium: an American perspective. American Journal of Occupational Therapy 48(7):586–589

Kapitel 9

Klientenzentrierter Ansatz bei Personen mit körperlichen Beeinträchtigungen

Einleitung   101

Sieben Gesichtspunkte für den Umgang mit Klienten   101

Synergistische Beziehungen   101

Der Interaktive Planungsprozess   105

Schwierige Situationen bei klientenzentriertem Umgang   110

Zusammenfassung   111

9 Klientenzentrierter Ansatz bei Personen mit körperlichen Beeinträchtigungen

M. Gage

Der Umgang mit Klienten, die körperliche Funktionsstörungen haben, unterscheidet sich von dem in anderen Bereichen. Dieses Kapitel beschreibt den Prozess, wie eine tragende Beziehung zum Klienten aufgebaut wird und wie der Interaktive Planungsprozess dazu benutzt werden kann, klientenzentriert realistische Ziele festzulegen.

9.1 Einleitung

Der klientenzentrierte Umgang mit vorübergehend körperlich Kranken unterscheidet sich nicht grundsäzlich von dem in anderen Bereichen, wohl aber der mit bleibend körperlich Behinderten. Kapitel 9 beschreibt einen speziellen Ansatz, den Interaktiven Planungsprozess (M.Gage, unveröffentlichte Arbeit, 1995). Dieser Ansatz kann auch bei Klienten mit anderen Problemen angewandt werden, das aber ist nicht Gegenstand des Kapitels.

9.2 Sieben Gesichtspunkte für den Umgang mit Klienten

Als erstes sollten Sie sich über die klientenzentrierte Beziehung Gedanken machen, sie zu verstehen suchen und dies dann als Messlatte an Ihre derzeitigen Praxismethoden anlegen. Der Begriff „klientenzentriert" ist so vage, dass er von verschiedenen Leuten unterschiedlich interpretiert werden kann. Daher sollten Sie darauf gefasst sein, dass Ihre Kollegen und Ihre Klienten zwar denselben Begriff benutzen, ihm aber unterschiedliche Bedeutung beimessen und unterschiedliche Erwartungen daran haben. Forscher am Picker-Institut in Boston befragten Klienten zu ihren Erfahrungen mit operativer und konservativer Behandlung und fanden aus Sicht der Klienten folgende sieben Gesichtspunkte als wesentlich für den klientenzentrierten Umgang heraus (Gerteis et al 1993):

- Respektieren der Werte, Vorlieben und Bedürfnisse des Klienten
- Koordination und Integration der Versorgung
- Information, Kommunikation und Unterweisung
- körperliches Wohlbefinden
- emotionale Unterstützung und Minderung von Angst und Beunruhigung
- Einbeziehen von Familie und Freunden
- Ablösungsprozess und Kontinuität

Diese sieben Punkte wurden bei Umfragen in Krankenhäusern quer durch die Vereinigten Staaten ermittelt, sie sind seither durch Studien in Kanada und Großbritannien validiert worden (Bruster et al 1994, Charles et al 1994). Daher scheint es aus Sicht der Klienten wesentlich – unabhängig vom Gesundheitssystem, in dem Sie arbeiten – dass diese sieben Gesichtspunkte beachtet werden. In diesem Kapitel können sie nicht einzeln detailliert abgehandelt werden; es wird jedoch empfohlen, sich mit der Arbeit von Gerteis et al (1993) zu beschäftigen, um festzustellen, ob die eigene derzeitige Praxis aus Klientensicht klientenzentriert ist. Der interaktive Planungsprozess, der später vorgestellt werden soll, baut speziell auf diesen sieben Gesichtspunkten auf.

9.3 Synergetische Beziehungen

Die ungleiche Verteilung der Macht, wie sie in Kapitel 4 dargestellt wurde, stellt ein Hindernis für die vollständige Beteiligung des Klienten in jedem Planungsprozess dar. Ungleichheit der Macht entsteht, wenn Wissen, soziale Position und Charisma des einen Partners dem des anderen nicht entsprechen; die daraus entstehende ungleiche Machtverteilung wirkt sich auf die Fähigkeit des schwächeren Teils aus, sich wirklich an gemeinsamen Entscheidungen zu beteiligen. Aus diesem Grund kann echte klientenzentrierte Praxis nur ausgeführt werden, wenn dieses Hindernis bei der Gleichberechtigung klar ausgesprochen wird.

Dafür ist es wichtig, dem Klienten zu vermitteln, dass dessen Wissen über sein eigenes Leben und seine persönlichen Krankheitserfahrungen für den Therapeuten genauso wertvoll sind wie das Können des Therapeuten für den Klienten. Der Klient muss verstehen, dass der Therapeut eine synergistische Beziehung entwickeln möchte. Eine solche Beziehung, bei der die Bemühungen aller Partner kombiniert werden, führt zu einem besseren Ergebnis, als jeder der Beteiligten allein erreichen könnte. Kompromisse in dem Sinne, dass beide Partner, um zu einer annehmbaren Lösung zu kommen, einen Teil dessen opfern müssen, was sie ursprünglich wollten, sollten vermieden werden. In einer synergistischen Beziehung bemühen sich die Partner um synergistische Lösungen, die den Bedürfnissen aller Beteiligten entsprechen. Die Entwicklung einer solchen Beziehung zwischen Klient und Therapeut ist ein Schlüsselelement bei allen Stufen des Interaktiven Planungsprozesses.

Klienten mit frisch erworbenen physischen Behinderungen finden es anfangs schwierig, sich auf eine synergistische Beziehung einzulassen. Der Klient hat noch nicht genug Erfahrung mit dem Zustand seiner veränderten Fähigkeiten und fühlt sich nicht kompetent, sich umfassend an den Entscheidungen über seine Therapie zu beteiligen, oder er hat noch kein Gefühl dafür, was ein gutes Ergebnis sein könnte. In dieser Phase muss sich der Therapeut darauf konzentrieren, eine solide Vertrauensbasis aufzubauen, die zur Grundlage der synergistischen Beziehung wird. Dazu gehört die Entwicklung einer gemeinsamen Vorstellung eines Ergebnisses, wie der Klient es sich wünscht; diese Beziehung muss von beiden Seiten gepflegt werden (Gage 1997). Hier sollen nun die einzelnen Aspekte einer solchen synergistischen Beziehung vorgestellt werden.

9.3.1 Aufbau einer soliden Basis

Nach Gage gehört zu diesem Prozess Folgendes:

- Den Klienten als Ganzheit ansehen
  - die Stärken sehen, nicht nur die Probleme
  - die Auswirkungen der Erkrankung auf die gesamte Familie erkennen
  - die Bereitschaft, dem Klienten dabei zu helfen, Unterstützung auch bei Angelegenheiten zu finden, die nicht direkt mit Ihrer Behandlung zu tun haben
  - bedenken, dass der Klient 24 Stunden am Tag mit seiner Erkrankung leben muss und von daher als Experte für Krankheitserfahrung und Symptome anzusehen ist.
- Der Klient muss sich verstanden fühlen
  - empathisches Zuhören, das sich darum bemüht, die Erfahrungen der anderen Person zu verstehen
  - zeigen, dass Sie verstanden haben

  - die Aktionen verändern, um sie neuen Informationen anzupassen
  - neue Probleme, die vom Klienten oder engen Bezugspersonen angesprochen werden, zur Kenntnis nehmen und sich darum kümmern
  - auf Besorgnisse, Gefühle und Symptome eingehen
  - geäußerte Wünsche akzeptieren, auch wenn sie nicht unbedingt Ihrem Rat und Ihrer Position entsprechen
  - dem Klienten glauben.
- Sich gegenseitig als Mensch kennen lernen
  - den Klienten als Menschen kennen, nicht nur als „den Fall"
  - bereit sein, dem Klienten auch relevante Informationen über Sie selbst zu geben.
- Gegenseitiges Vertrauen in die Kompetenz
  - ein Gefühl von Kompetenz vermitteln, ohne zu übertreiben oder unrealistische Hoffnungen zu wecken
  - deutlich machen, dass Therapeuten von der Fähigkeit des Klienten überzeugt sind, seine eigenen Kräfte zur Lösung seiner Probleme mobilisieren zu können.
- Eine Umgebung schaffen, in der Zuhören möglich ist
  - das Gefühl vermitteln, dass Sie auch als stark ausgelasteter Therapeut Zeit für die Sorgen des Klienten haben
  - eine kreative Lösung dafür finden, wie Sie mit Unterbrechungen durch andere umgehen, während Sie mit dem Klienten über für ihn wichtige Dinge sprechen.
- Veränderungen erleichtern
  - Möglichkeiten finden, die Umgebung und die Atmosphäre so zu gestalten, dass sich der Klient sicher genug fühlt, Ideen des Therapeuten zu verändern oder auch entgegengesetzte Vorschläge zu machen
  - Sich so verhalten, dass das mögliche Ergebnis nicht auf das vom Therapeuten für realistisch Gehaltene reduziert wird.

9.3.2 Entwicklung einer gemeinsamen Vorstellung

Zielsetzung ist als einzig wirklich wirksames Mittel beschrieben worden, um das Erreichen eines Ergebnisses zu sichern (Locke & Latham 1990). Wenn ein Ziel von Ihnen fordert, etwas zu erreichen, das zur Zeit nicht der Realität entspricht, kommt es zu kreativer Spannung. Die Energie aller Beteiligten ist darauf gerichtet, diese Spannung zu lösen, indem das Ziel erreicht wird. Dadurch entstehen kreative Lösungen, zu denen es sonst nicht gekommen wäre, weil nun die Beteiligten an dem Weg arbeiten, die Diskrepanz zwischen der momentanen Realität und dem zukünftigen Zustand aufzulösen.

Aus diesem Grund muss man sich gemeinsam auf das erwünschte Ergebnis verständigen, da dies die Voraussetzung für hervorragende therapeutische Ergebnisse ist. Wenn der Klient andere Erwartungen an das Ergebnis hat als der Therapeut, wird es statt der gemeinsamen Suche nach kreativen Lösungen zu einem Konflikt kommen, der die Erfolgsaussichten verringert. Dieser Konflikt wird nicht immer offen ausgesprochen, sondern kann sich in mangelnder Compliance mit den Vorgaben des Therapeuten ausdrücken.

Wenn Compliance zu einem Problem wird, muss der Therapeut aufpassen, dass der Klient nicht als renitent abgestempelt wird. Das würde nur zu einem Machtkampf zwischen Klient und Therapeut führen. Der Therapeut sollte vielmehr davon ausgehen, dass mit dem Plan etwas nicht in Ordnung ist, und er sollte nach einer alternativen Strategie suchen, die funktionieren könnte. Möglicherweise erkennt der Klient die Verbindung zwischen Plan und dem von ihm erwünschten Ergebnis nicht, oder die dem Klienten aufgetragenen Übungen werden nicht ausgeführt, weil es andere Dinge im Leben des Klienten gibt, die ihn davon abhalten, weil sie wichtiger für ihn sind. Klären Sie, wie Sie den Lebenskontext des Klienten mit dem Therapieplan in Einklang bringen können – oder umgekehrt. Wenn der Klient beispielsweise in einem Gerichtsverfahren steht, das mit dem Grund für seine Behinderung zusammenhängt, könnte er – bewusst oder unbewusst – befürchten, dass es sich negativ auf das Verfahren auswirkt, wenn jemand sieht, dass er jetzt einige Aktivitäten aus dem Therapieplan ausführen kann. Wenn der Klient außerdem befürchtet, niemals wieder arbeiten zu können, selbst wenn durch die Therapie Besserung eintritt, können die Zahlungen der Versicherung als einzige Sicherung des Familienunterhalts angesehen werden. Solange der Klient sich als Ergebnis wünscht, als total behindert zu gelten, und der Therapeut als angestrebtes Ergebnis ansieht, zu einem realistischen Verständnis der Schwere der Behinderung zu kommen, wird es kaum Fortschritte geben. Ein Therapeut, der diese Dinge offen und ehrlich mit dem Klienten anspricht, wird dem Klienten vielleicht dabei helfen können zu verstehen, dass es wichtig für ihn ist, als jemand gesehen zu werden, der wieder gesund werden möchte.

Es kann auch notwendig werden, eine genaue Dokumentation darüber anzulegen, welche Aktivitäten der Klient im Einzelnen ausführt und wie die Reaktion des Klienten auf die Aktivität ist (z. B. Höhe des Schmerzes bei der Aktivität, Ermüdung nach der Durchführung etc.), weil dies vom therapeutischen Prozess erwartet wird. Klienten, die in gerichtliche Auseinandersetzungen verwickelt sind, wissen, dass sie heimlich gefilmt werden können. Wenn sich die aufgenommenen Aktivitäten nicht mit dem beantragten Behinderungsgrad decken, könnte sich das negativ auf das Prozessergebnis auswirken. Dann kann das Wissen, dass ein solcher Beweis für die Durchführung einer Aktivität immer in Verbindung mit der genau in der Dokumentation festgehaltenen Zeit und den dabei aufgetretenen Schmerzen gesehen wird, genügen, den Klienten zu beruhigen und Sie in die Lage versetzen, mit dem Klienten eine gemeinsame Vision für das Therapieergebnis zu entwickeln.

Sie sollten bei der Arbeit mit körperlich behinderten Menschen auch daran denken, deren *Hoffnungen* bei den erwünschten Ergebnissen zu berücksichtigen. Therapeuten haben gelernt, bei der Befunderhebung und bei Prognosen realistisch zu sein. Objektive Evaluationen sind meist auf den durchschnittlichen Ergebnissen vergleichbarer Klienten begründet. Sie sollten aber auch die Möglichkeit in Betracht ziehen, dass Klienten völlig anders reagieren und erreichen, was niemand für möglich gehalten hätte (Siegel 1993, Sherr Klein 1997). Klienten möchten, dass ihnen zugestanden wird, an Wunder zu glauben, oder zumindest an ein besseres als durchschnittliches Ergebnis, selbst wenn alle Erfahrungen dagegen sprechen. Ein ergreifendes Beispiel dafür wird von Gage (1997) berichtet, die die Erfahrung von Frau P. erzählt, einer Frau im Endstadium einer Krebserkrankung:

Frau P. wandte sich an einen Spezialisten für Visualisierung (einer speziellen Entspannungstechnik) mit der Bitte um Hilfe, wurde aber abgewiesen, weil sie den Wunsch hatte, mit der Visualisierungstechnik ihre Krebserkrankung zu heilen. Ihre Vision von der Zukunft war anders als die, die der Experte hatte. Dieser wollte ihr nur helfen, wenn sie zuerst zugab, dass sie ohnehin sterben würde und dass ihr die Techniken nur Erleichterung während des Sterbeprozesses verschaffen würden. Die Betonung lag darauf, dass die Klientin die Realität erkennen sollte, auch wenn ihr damit der Sinn für das Leben entzogen wurde. Der Therapeut verwehrte Frau P. den Zugang zu einer Technik, die ihr Erleichterung verschafft hätte, weil er glaubte, dass es nicht richtig für sie sei, an ein Wunder zu glauben. Als Therapeuten müssen wir dafür offen sein, an der Seite unserer Klienten Hoffnungen für die Zukunft zu haben.

Dem Therapeuten kann es wie die Verschwendung kostbarer Zeit vorkommen, auf ein Ziel hinzuarbeiten, dessen Erfolg mehr als zweifelhaft ist.

Er ist gehalten, Entscheidungen bezüglich der Quantität an Hilfe zu treffen, die er dem einzelnen Klienten zukommen lässt, und ist dadurch manchmal nicht in der Lage, die Arbeit an einigen, ebenfalls hoffnungsvollen Zielen zu rechtfertigen. Wenn der Therapeut zudem glaubt, dass das vom Klienten gewünschte Ergebnis unerreichbar ist, wird er nicht gerade motiviert sein, kostbare Zeit und Ressourcen auf dieses Ziel zu verwenden (Craig & Craig 1974). Meistens ist es jedoch möglich, wenn man die hoffnungsvolle Vision eines Klienten erkannt hat, das Ziel zu unterteilen und mit einem Schritt zu beginnen, der dem Klienten und dem Therapeuten akzeptabel und erreichbar erscheint. Der Therapeut sollte ehrlich mit dem Klienten sein, was die Chancen betrifft, ein begehrtes Ergebnis zu erreichen, und sich zusammen mit dem Klienten für dieses Ziel engagieren – ein erreichbarer Schritt nach dem anderen. Wenn der Klient erst einmal Erfahrung mit dem ihm Möglichen bekommt – jedenfalls bei einer körperlichen Störung – wird er gegebenenfalls bereit sein, das Ziel zu ändern.

Therapeuten haben die Tendenz zu versuchen, diesen Prozess zu beschleunigen. Wenn sie aber dem allmählichen Erkennen statt geben, lassen sie dem Klienten Zeit, selbst ein alternatives Ziel herauszufinden, auf das er hoffen kann, ehe er das zunächst am meisten gewünschte Endergebnis aufgibt.

Frau P.s Therapeut hatte Recht, den Eindruck zu vermeiden, dass Visualisierungsstrategien ihre Krebserkrankung besiegen könnten. Aber statt darauf zu bestehen, dass sie erst zugibt, dass sie sterben wird, ehe er ihr diese Technik beibringt, hätte er zustimmen sollen, ihr beim Erlernen zu helfen, um ihr so Erleichterung zu verschaffen. Das wäre ein mittelfristiges Ziel gewesen, das sie beide motiviert hätte.

9.3.3 Erhalt der Beziehung

Synergistische Beziehungen müssen gepflegt werden, wenn sie erhalten bleiben sollen. Folgende Punkte hat Gage (1997) als wichtig dafür erkannt: menschliche Zuwendung, Gegenseitigkeit, Sichwertgeschätzt-fühlen und Spaß haben.

Menschliche Zuwendung

Dazu gehört:
- Der Klient muss als menschliches Wesen empfunden werden und nicht als Objekt, an dem ein Therapeut sein Können anwendet.
- Der Therapeut muss zeigen, dass es ihm wichtig ist, was aus dem Klienten wird; der Behandlungsprozess darf nicht als reiner Job angesehen werden.
- Der Therapeut muss Zeit mit dem Klienten verbringen, um für diesen wichtige Dinge zu klären.
- Der Therapeut muss merken, wann dem Klienten gut zugeredet werden muss, sich anzustrengen, statt dessen Nein zu akzeptieren; gleichzeitig muss er aber auch das Recht des Klienten auf Selbstbestimmung respektieren.
- Der Therapeut muss dies alles schaffen, ohne berufliche Grenzen zu überschreiten.

Gegenseitigkeit

Macht kann nur gleichmäßig verteilt werden, wenn sowohl Klient als auch Therapeut das Gefühl haben, dass ihre Beiträge auf das Ergebnis hin gleich wichtig sind. Das Gefühl, dass beide Seiten etwas Wichtiges geben und bekommen, das für das Endergebnis notwendig ist, ist ein Schlüsselpunkt. Sollte dies nicht möglich sein, so muss der Klient die Gelegenheit erhalten, auf andere Weise „seine Schuld zurückzuzahlen". Dieses Bedürfnis lässt sich oft daran ablesen, dass der Therapeut Pralinen oder Blumen bekommt. Der Therapeut muss sich klar darüber sein, wie hoch der Wert eines Geschenkes sein darf, so dass er es nicht ablehnen muss. Wenn das Gefühl der Dankbarkeit sehr groß ist, sollte man dem Klienten lieber die Möglichkeit geben, etwas zugunsten anderer Klienten mit ähnlichen Krankheiten zu spenden statt eines Geschenkes, das dem Therapeuten persönlich zugute kommt.

Sich-wertgeschätzt-fühlen

Es genügt nicht, sich nur die Meinung eines Klienten anzuhören. Es ist notwendig, dass Sie diese Meinung auch wertschätzen und entsprechend handeln. Sollte es unmöglich sein, so zu handeln, weil die Vorstellungen des Klienten nicht guter therapeutischer Arbeit entsprechen oder unethisch seien, müssen Sie die Begründung für eine alternative Auswahl mit dem Klienten offen diskutieren. Manchmal wird eine solche Diskussion nicht zur Zufriedenheit des Klienten ausfallen, aber er wird wenigstens wissen, dass der Therapeut seinen Beitrag nicht einfach ignoriert.

▪ **Spaß haben**

Klienten finden eine Umgebung wichtig, in der man bei der Arbeit auf das Ziel hin auch mal lachen kann. Sie empfinden den therapeutischen Prozess oft als lang und schwierig. Wenn eine Portion Spaß hinzukommt, hilft das, die Motivation zu erhalten. Man muss aber aufpassen, dass der Spaß auch zur Kultur des Klienten passt. Jeder hat eine andere Art von Humor, und ein Witz, über den jemand nicht lachen kann, ist eher dazu angetan, die Synergie zu zerstören und Zwietracht zu säen. Wenn Klienten sich beleidigt fühlen, sollten Sie unbedingt alles unternehmen, damit sie sich sofort wehren. Klienten dürfen auch auf keinen Fall das Gefühl bekommen, dass Sie ihre Schwierigkeiten nicht ernst, sondern auf die leichte Schulter nehmen.

9.4 Der interaktive Planungsprozess

Der Interaktive Planungsprozess ist mit der Intention entwickelt worden, Klientenzentriertheit unter Beachtung der sieben Gesichtspunkte der Versorgung (Gerteis et al 1993) zu maximieren. Dieser Planungsprozess führt Wissen, Fähig- und Fertigkeiten von Klient und Therapeut in dem Bemühen zusammen, das für die Gesundheit bestmögliche Ergebnis zu erhalten. Der Interaktive Planungsprozess funktioniert am besten, wenn der Therapeut dabei die Prinzipien für eine synergistische Beziehung beachtet, die oben beschrieben wurden. Im Folgenden werden die Schritte des Interaktiven Planungsprozesses so beschrieben, als ob sie linear abliefen. Sie sind aber jeder selbst Teil eines sich wiederholenden Prozesses, wobei auf jeden Schritt so oft zurückgekommen wird wie nötig, damit neue Daten in den Plan integriert werden können.

9.4.1 Anliegen und Erwartungen des Klienten

Der erste Schritt in diesem Prozess besteht darin, die Anliegen und Erwartungen des Klienten voll und ganz zu verstehen. Dies ist ein wesentlicher Grundstein. Missverständnisse, die hier entstehen, können zu unsichtbaren Hindernissen während des gesamten Behandlungsprozesses werden. Darum sollte man sich alle Punkte in Tabelle 9.1 genau ansehen.

Beim ersten Zusammentreffen mit dem Klienten werden Sie natürlich nicht den vollen Durchblick wie in Tabelle 9.1 bekommen können. Ein gutes Verständnis aller Anliegen wird erst allmählich zustande kommen, wenn der Klient merkt, dass seine Beiträge vom Therapeuten wertgeschätzt werden und dass die von ihm gegebenen Informationen wichtig für den Behandlungsprozess sind. Der Therapeut sollte versuchen, möglichst früh ein erstes Verständnis zu bekommen, ehe der Erhebungsprozess weiter fortschreitet. Wenn der Therapeut erst einmal seine Kenntnisse durch den Erhebungs- und Behandlungsprozess unter Beweis gestellt hat, wird sich die ungleiche Verteilung der Macht weiter verschieben und so die Öffnung des Klienten noch weniger wahrscheinlich machen. Indem der Therapeut dem Klienten deutlich macht, dass die Informationen, die dieser über seine Krankheitserfahrungen hat, wichtig für den Erhebungs- und Behandlungsprozess sind, versucht er schon vor der eigentlichen Erhebung, vom Klienten Informationen zu erhalten. So werden Klienten allmählich empfinden, dass auch sie Macht haben, nämlich durch ihr Wissen über sich selbst.

9.4.2 Fachwissen und Fertigkeiten des Therapeuten

Unter der Prämisse, dass jeder Klient seine ganz eigenen Krankheitserfahrungen hat, können entsprechend unterschiedliche Kenntnisse und Fertigkeiten nötig sein für gleiche Anliegen, die von zwei Klienten mit der gleichen Diagnose geäußert werden. Sobald der Therapeut die Sichtweise eines Klienten verstanden hat, muss er seine eigenen Fähig- und Fertigkeiten überdenken, ob sie auch für die genannten Anliegen ausreichend sind. Gegenseitiges Vertrauen in die Kompetenzen war eines der Synergiethemen. Dieses Vertrauen kann sich nicht entwickeln, wenn ein Therapeut sich scheut zuzugeben, dass er etwas nicht kann.

Wenn ein Therapeut für ein bestimmtes Anliegen nicht über die entsprechenden Fertigkeiten verfügt, gibt es mehrere Möglichkeiten zu reagieren. Er kann seine eigenen Defizite für so wesentlich halten, dass es nicht sinnvoll wäre, diesen Klienten zu behandeln. In diesem Fall sollte er neue Möglichkeiten mit dem Klienten erörtern und ihm behilflich sein, Unterstützung von anderer Seite zu bekommen. Dann sollte er dazu übergehen, die Dinge in Angriff zu nehmen, die in seinen Bereich fallen. Oder er könnte versuchen, sich die für die Bedürfnisse des Klienten erforderlichen Fertigkeiten anzueignen. In einer solchen Situation ist es wichtig, offen und ehrlich mit dem Klienten zu sein und mit ihm auch alternative Strategien zu diskutieren. Wegen des Machtunterschieds ist es schwierig für einen Klienten, Hilfe von einem Therapeuten zurückzuweisen. Darum muss der Therapeut den Klienten überzeugen, dass es durchaus in Ordnung ist, sich woanders Hilfe zu suchen, und dass er darum nicht von anderen Diensten ausgeschlossen wird. Wenn Sie zum Beispiel einen Klienten mit einer Hüftfraktur nach einem Autounfall haben und Sie bemerken Probleme mit dem Gedächtnis, müssen Sie Ihre Beobachtung

Tabelle 9.1 Das Befähigungsinterview

Untersuchungsbereich	Erklärung
Untersuchen Sie, wie der Krankenhausaufenthalt oder die Erkrankung das Leben des Klienten, seine Familie, seine Arbeitsfähigkeit usw. beeinflusst hat. (Allgemeine Untersuchung, was die Erkrankung für den Klienten bedeutet.)	Dies stellt sicher, dass der Therapeut nicht von bloßen Annahmen ausgeht, was die Erkrankung für den Klienten bedeutet; solche Annahmen könnten auf den „durchschnittlichen" Erfahrungen mit dieser Erkrankung beruhen und nicht auf den Erfahrungen gerade dieses Klienten. Wenn man sich das klar macht, wird es einem dazu verhelfen sicherzugehen, dass die Prioritäten ganz speziell für diesen Klienten gesetzt werden und nicht entsprechend den allgemeinen Erfahrungen des Therapeuten mit Erkrankungen dieser Art.
Kümmern Sie sich um alles, was der Klient für wichtig hält. Sie sollten unbedingt auch das untersuchen, was nur indirekt mit der Erkrankung zu tun hat.	Zu verstehen, was dem Klienten aus seiner Sicht Sorgen bereitet, hilft dabei, die richtigen Prioritäten zu setzen. Es ist sehr wichtig, dass Dinge, auch wenn sie sich nur mittelbar auf Entscheidungen auswirken, verstanden werden (z. B. die Ehefrau ist ebenfalls krank, und es ist nicht zu erwarten, dass sie beim Transfer helfen kann).
Ergründen Sie das vom Klienten in Bezug auf seine Erkrankung erwünschte Ergebnis, also, was der Klient sich wünscht, dass es geschehen möge.	Wenn der Klient von einem bestimmten Ergebnis annimmt, dass es vor Ende der Therapie erreicht wird, so müssen Sie das vor Beginn der Behandlung wissen. Dann können Sie die diesbezüglichen Fortschritte registrieren; wenn deutlich wird, dass dies nicht zu erreichen ist, können Sie dem Klienten helfen, seine Erwartungen zu korrigieren. Viele Klienten haben keine genau definierten Erwartungen an das Ergebnis. Dann müssen Sie dem Klienten helfen, realistische Erwartungen zu entwickeln.
Ergründen Sie, ob der Klient irgendwelche Vorstellungen von bestimmten Behandlungen hat.	Wenn ein Klient zu Beginn seiner Therapie von einer bestimmten Behandlung erwartet, dass sie allein ihm Heilung bringt, der Therapeut ihm diese Behandlung aber nicht anbietet, könnte der Klient sich gegen alle anderen Behandlungen wehren. Der Therapeut könnte den Klienten als unkooperativ abstempeln, obwohl es eigentlich am unterschiedlichen Ansatz liegt, dass sich kein Fortschritt einstellt. Nicht immer kann der Therapeut die gewünschte Behandlung anbieten; sie könnte kontraindiziert sein oder sich als ineffektiv erwiesen haben. Wichtig ist, die Gründe dafür zu Beginn des Behandlungsprozesses anzusprechen.
Finden Sie heraus, ob der Klient eine Hypothese hat, wie es zu der Erkrankung gekommen ist und ob diese Annahmen sich von den Ihren unterscheiden.	Wenn der Klient zum Beispiel überzeugt ist, dass seine Erkrankung eine Strafe Gottes für frühere Sünden ist, wird er nicht gesund werden, wenn die Verfehlungen nicht erst wieder gut gemacht worden sind. Wenn der Therapeut nach dem medizinischen Modell arbeitet und versucht, nur den Körper zu rehabilitieren, könnte er dem Klienten nicht weiterhelfen. Ein anderes Beispiel ist ein herzkranker Klient, der davon überzeugt ist, dass jegliche Übung zu einem weitere Herzanfall führt. Es wird unmöglich sein, den Klienten zur Mitarbeit zu gewinnen, solange diese Überzeugung nicht erfolgreich überwunden ist.

mitteilen und eine spezielle Befunderhebung empfehlen, ohne dabei die Angst des Klienten unnötig zu schüren, während er auf das Ergebnis wartet. Bitte glauben Sie nicht, dass ich Ihnen empfehle, Informationen zurückzuhalten, sie sollten nur mit der nötigen Sensibilität für die Situation des Klienten vorgetragen werden.

9.4.3 Dokumentation des vom Klienten erwünschten Ergebnisses

Der Begriff „vom Klienten erwünschte Ergebnisse" wird benutzt, um die Aussagen zu beschreiben, die bei einem interaktiven Prozess mit dem Klienten gemacht werden, und die zum Fokus der Behandlung und der Ergebnismessung werden. Vom Klienten erwünschte Ergebnisse sind nicht Ziele im üblichen Sinne. Im Allgemeinen haben Ziele realistisch, verständlich, messbar, objektivierbar und erreichbar zu sein (Saunders 1984). Das vom Klienten erwünschte Ergebnis ist jedoch einfach das, was er erreichen möchte. Es ist nicht begrenzt auf objektiv beobachtbares Verhalten, auch nicht auf das, was in den Augen des Therapeuten realistisch ist. Es ist das, was der Klient zum Zeitpunkt der Erhebung als wünschenswerten zukünftigen Zustand ansieht. Das erwünschte Ergebnis wird auch nicht in Stein gemeißelt. Es kann sich verändern, wenn der Klient mehr Erfahrungen macht mit dem, was mit den Einschränkungen durch seine körperliche Erkrankung möglich ist. Daher wird das vom Klienten gewünschte Ergebnis auch so aufgeschrieben, als ob der Klient es selbst formuliert, nämlich in der ersten Person.

Das vom Klienten empfundene Selbstvertrauen, also die von ihm empfundene Fähigkeit, eine bestimmte Aufgabe auszuführen, gründet sich auf Informationen über die eigene Wirksamkeit, die durch die Erfahrungen mit den neuen Einschränkungen nicht mehr ganz genauso sind wie früher (Bandura 1986). Es kann also vom Klienten nicht erwartet werden, dass er ein realistisches Gefühl dafür hat, was erreichbar ist. Man kann auch nicht davon ausgehen, dass der Klient sofort „realistisch" wird, sobald der Therapeut ihm erklärt hat, was er für realistisch hält. Es ist einfach notwendig, den Klienten beim Ausprobieren dessen, was unter der neuen physischen Einschränkung möglich ist, zu unterstützen. Wenn der Therapeut das erwünschte Ergebnis für unerreichbar hält, sollte er zunächst überlegen, ob es ein realistisches Zwischenergebnis gibt, das den Klienten auf das erwünschte Ergebnis hinführt – denken Sie noch einmal daran, dass es wichtig ist, dem Klienten die Wahl eines *hoffnungsvollen* Ergebnisses zuzugestehen.

Bezüglich der vom Klienten erwünschten Ergebnisse ist es auch wichtig zu verstehen, wie diese Wünsche zustande kommen. (Der Therapeut sollte aber im Gespräch mit dem Klienten die Wörter „Ziel" und „erwünschte Ergebnisse" vermeiden. Diese Begriffe werden hier im Kapitel nur gebraucht, damit der mit dem Klienten arbeitende Therapeut besser den Planungsprozess versteht.) Da Klienten noch keine Erfahrung damit haben, was in ihrer neuen Situation möglich ist, möchten sie sich vielleicht lieber auf die Zielsetzung durch den Therapeuten verlassen. Oft können Klienten mit der Frage: was sind Ihre Ziele? nicht viel anfangen. Sie wissen aber, was ihr Anliegen ist und was ihnen wichtig ist, wieder tun zu können.

Aus den Informationen aus dem Befähigungsinterview (Tabelle 9.1) kann der Therapeut verstehen, was dem Klienten wichtig ist und ob dieser meint, dass spezielle Strategien dafür geeignet sein könnten. Der Therapeut wiederum kennt Ergebnisse, die von ähnlichen Klienten erreicht wurden. Durch einen interaktiven Prozess, der sowohl die Anliegen des Klienten als auch die Erfahrungen des Therapeuten berücksichtigt, kann der Therapeut dem Klienten zu Aussagen über die erwünschten Ergebnisse verhelfen, die dann auch die Anliegen und Strategien widerspiegeln, die der Klient beim Befähigungsinterview geäußert hat. Es gilt dabei sicherzustellen, dass der Klient seine früheren Aussagen nicht deshalb verändert, weil der Therapeut die Tendenz hat, sich für realistische, messbare, erreichbare Ergebnisse einzusetzen.

9.4.4 Allgemeine Hypothesen

Klienten sagen oft, dass ihre individuellen Vorlieben, Werte und ausdrücklichen Bedürfnisse nicht berücksichtigt wurden, als die Behandlungspläne erstellt worden sind (Gerteis et al 1993). Rogers und Holm schreiben 1991, dass Therapeuten, sobald sie die Diagnose auf der Verordnung lesen, schon ihre Hypothese darüber bilden, was nicht in Ordnung ist und welche Behandlung angezeigt sein könnte. Das bedeutet, dass die hauptsächliche Planung bereits geschieht, ehe die spezielle Krankheitserfahrung dieses Klienten oder das von ihm erwünschte Ergebnis überhaupt bekannt sind.

Sobald sie aber bekannt sind, muss man entscheiden, ob diese Kenntnis eine neue Hypothese nötig macht. Manche Hypothesen haben sich so stark verfestigt, dass angenommen wird, sie gelten für alle Klienten. Als zum Beispiel eine Therapeutin die Diagnose Rückenmarksverletzung hörte, nahm sie automatisch an, dass der Klient sich nicht mehr selbst anziehen konnte und dass das selbständigen An- und Ausziehen das erwünschte Ergebnis sei. Das Anziehen war für diesen Klienten so anstrengend, dass er beschloss, jemanden dafür zu engagieren, damit ihm noch genug Kraft übrig bliebe, um die Dinge zu tun, die ihm wirklich wichtig waren. Er wollte mit dem Anziehtraining schon längst aufhören, befürchtete aber, dass er damit der Therapeutin zu nahe treten würde. Viele Wochen wertvoller Behandlungszeit wurden so vergeudet, nur weil die Therapeutin von einer falschen Hypothese ausging. Hätte sie sich die Zeit genommen, die Bedeutung verschiedener Betätigungen für ihn zu klären, dann hätte eine andere Hypothese für die Planung benutzt werden können und wertvolle Zeit wäre gespart worden.

9.4.5 Ressourcen des Klienten

Die Literatur zur Machtverteilung betont, dass es wichtig ist, den Klienten sehr deutlich zu verstehen zu geben, dass es in ihrer Hand liegt, die eigene Gesundheit zu beeinflussen (Rappaport 1985). Zu diesem Zweck besteht der nächste Schritt im Interaktiven Planungsprozess für den Therapeuten darin, mit dem Klienten herauszufinden, was er zu erfolgreichen Ergebnissen beitragen kann. Die Rolle des Klienten sollte nicht als „Kooperieren im Behandlungsprozess" beschrieben werden. Dabei bliebe er in einer relativ passiven Rolle, was die Steuerung seiner eigenen Zukunft angeht. Außerdem wird dadurch nicht deutlich, welche Aktionen vom Klienten erforderlich sind. Diese sollten real festgelegt werden, wie zum Beispiel: „täglich ein Heimprogramm durchführen", oder „Firmen anrufen, um den preiswertesten Badewannensitz zu finden".

Eine endgültige Aussage zum Beitrag des Klienten kann erst gemacht werden, wenn alle Erhebungen abgeschlossen sind und der Anfangsplan zur Behandlung aufgestellt ist. Der Sinn, dass man sich um solche Beiträge des Klienten früh kümmert, besteht darin, ihm ein Gefühl dafür zu vermitteln, dass er selbst daran mitarbeiten kann, dass ein positives Ergebnis zustande kommt. Indem der Therapeut den Blick auf Stärken des Klienten richtet und sich nicht nur auf die Probleme konzentriert, vergrößert er die Chance, dass der Klient selbst aktiv nach Lösungen sucht statt passiv darauf zu warten, dass der Therapeut ihn heilt. Die gemeinsamen Anstrengungen von Klient und Therapeut werden mit größerer Wahrscheinlichkeit zum Erfolg führen als die von nur einem von beiden.

Man sollte auf jeden Fall über die Überzeugung sprechen, dass man sich selbst helfen kann. Manche Klienten erwarten einen Zauberstab vom Therapeuten, den dieser nur zu wedeln braucht, um alles wieder gut zu machen. Andere sind der Meinung, dass es sich für einen Therapeuten nicht gehört, vom Klienten zu erwarten, dass er dessen Arbeit tut. Deshalb muss man Aufklärungsarbeit leisten dahingehend, dass jeder Mensch selbst für seine Gesundheit verantwortlich ist und dass die Rolle des Therapeuten darin besteht, sein Wissen, wie man Hindernisse überwinden kann, einzubringen, statt allein für die Heilung zuständig zu sein.

9.4.6 Hindernisse bei der Erhebung

Jetzt, wo der Therapeut verstanden hat, was der Klient zu erreichen versuchen möchte und was er dazu beizutragen bereit ist, ist es an der Zeit, herauszufinden, was dem entgegenstehen könnte. Vom Therapeuten wird erwartet, dass er sein ganzen fachliches Können einsetzt, um dem Klienten zu helfen, dessen erwünschtes Ergebnis zu erreichen und auch weitere Dinge herauszufinden, die zwar wichtig, dem Klienten im Moment aber nicht gegenwärtig sind.

Diese Erhebung sollte so ausgerichtet sein, dass sie das erwünschte Ergebnis einbezieht. Zu ganzheitlicher Praxis gehört eher, alle Aspekte der Stärken des Klienten zu untersuchen, als sich auf die Probleme zu konzentrieren und sie zu behandeln. Dabei sollten auch solche Anteile eingeschlossen werden, die sich auf möglicherweise wichtige Dinge beziehen, die der Klient aber vielleicht nicht kennt.

Klientenzentriert zu arbeiten bedeutet nicht, sich nur um das zu kümmern, was der Klient benennt. Der Therapeut hat gelernt, was bei bestimmten Diagnosen speziell zu erwarten ist, und wird daher auch wissen, was davon mit dem Klienten besprochen werden muss. Etwas nicht anzusprechen, nur weil der Klient es nicht erwähnt, wäre nicht klientenzentriert. Wenn andererseits etwas angesprochen wurde, der Klient es aber für unwichtig hält, sollte der Therapeut bereit sein, dieses hintan zu stellen, es sei denn, dass andere dadurch gefährdet werden oder der Klient nicht entscheidungsfähig ist. Auf jeden Fall muss sich der Therapeut bemühen, dass der Klient die Folgen dieser Entscheidung versteht; letztendlich muss der Therapeut aber die Wahl des Klienten akzeptieren und nicht versuchen, mit einem fachlichen Machtwort die Wahl ins Wanken zu bringen. Wenn Sie zum Beispiel bei einem Klienten mit gebrochenem Bein feststellen, dass er außerdem eine Lernbehinderung hat, würden Sie dem Klienten Ihre Beobachtung mitteilen und über Möglichkeiten der Abhilfe informieren. Der Klient hat sich möglicherweise an seine Lernbehinderung gewöhnt und sieht keinen Bedarf an Befunderhebung und Behandlung. Unter der Annahme, dass der Klient entscheidungsfähig ist und dass keine Gefahr für den Klienten selbst oder für andere besteht, sollte der Therapeut das Recht auf Behandlungsverweigerung aber respektieren.

9.4.7 Validierung der Erhebungsdaten

Sobald die Befunderhebung abgeschlossen ist, muss mit dem Klienten deren Analyse besprochen werden, um zu einer neuen Sichtweise der Erhebungsdaten zu kommen. Wenn es zum Beispiel um die Rückkehr zur Arbeit geht, mag der Therapeut nach Anzeichen Ausschau halten, ob der Klient bereit ist, sich von sich aus sehr anzustrengen. Wenn Sie nur gelegentliches Bemühen feststellen und dies mit dem Klienten ansprechen, eröffnen Sie ihm damit die Gelegenheit, die Angst vor einem erneuten Unfall oder vor einem neuen Herzanfall auszusprechen. Das führt zu einer anderen Interpretation der erhobenen Daten, die wichtig für Ihre Schlussfolgerungen sein könnte.

9.4.8 Aushandeln spezieller Behandlungsziele

Jetzt müssen spezielle Behandlungsziele unter Berücksichtigung der erwünschten Ergebnisse formuliert werden. Sie sind spezifische und messbare Indikatoren für die Behandlung. Wenn die Erhebungsergebnisse Dinge aufgedeckt haben, die die erwünschten Ergebnisse verändern, müssen sie ebenfalls geändert werden.

9.4.9 Einverständnis des Klienten

Sobald die Behandlungsziele festgelegt sind, sollte der Klient gebeten werden, sein Einverständnis zu diesen Zielen zu geben. Um Missverständnissen vorzubeugen, sollten die Zusammenhänge zwischen Zielen und erwünschtem Ergebnis dem Klienten noch einmal deutlich erklärt werden.

9.4.10 Entwerfen und Durchführen des speziellen Behandlungsplanes

Wenn der Klient sich mit diesen Zielen einverstanden erklärt hat, kann der spezifische Aktionsplan zur Erreichung dieser Ziele entwickelt und umgesetzt werden.

9.4.11 Evaluation

Der richtige Zeitpunkt für die Evaluation wird von Situation zu Situation unterschiedlich sein, abhängig von den erwünschten Ergebnissen und der Zeit, die für das Erreichen der Ziele angesetzt wird. Wenn der richtige Zeitpunkt gekommen ist, sollte man darauf achten, dass bei der Evaluation überprüft wird, ob die angestrebten Ergebnisse erreicht sind und nicht nur die formulierten Ziele. Das Erreichen spezieller Ziele wird unlogisch, wenn es den Klienten nicht näher an sein ursprünglich erwünschtes Ergebnis heranbringt. Die Ziele wurden so gesetzt, dass sie das erwünschte Endergebnis in handhabbare Schritte unterteilen. Es kann vorkommen, dass eine fehlerhafte Begründung für ein spezielles Ziel dazu führt, dass dessen Erreichung keine Bedeutung für das Endergebnis hat.

Die Evaluation kann auf drei Arten durchgeführt werden:

- Sie können geschlossene Ja/Nein-Fragen benutzen. So würden Sie den Klienten z. B. fragen: „Sind Sie mit diesem Ergebnis zufrieden?" und der Klient würde antworten: „ja" oder „nein". Der Behandlungserfolg hinge also davon ab, wie viele Ja-Antworten Sie bekommen. Es ist dabei richtig, wenn ein Klient auf eine Frage nach einem Ergebnis, das inzwischen nicht mehr relevant ist, mit Ja antwortet. Dieser Punkt kann aber auch einfach von der Liste gestrichen und als erreicht betrachten werden, wenn er irrelevant geworden ist. Es macht keinen Sinn, weiter auf Ergebnisse hinzuarbeiten, denen keine Wichtigkeit mehr beigemessen wird.
- Man kann auch eine Ziel-Erreichungs-Skala (Kiresuk & Cusick 1993) benutzen. Es übersteigt die Möglichkeiten dieses Kapitels, den gesamten Prozess hier zu beschreiben. Der Leser wird dafür auf die spezielle Literatur hingewiesen (Kirshner & Guyatt 1985, Lewis et al 1987, Lloyd 1986, Ottenbacher & Cusick 1993). Die Stärke liegt in der Gewinnung eines Standards, der den Vergleich des Fortschritts zwischen Klientengruppen ermöglicht. Dieser Prozess erfordert jedoch, dass für jedes Ziel fünf Ebenen des mögli-

chen Ergebnisses gebraucht werden, und es ist nicht immer einfach, diese fünf Stufen zu entwickeln, ohne die Bedeutung des Ergebnisses für den Klienten zu verändern.

- Eine weitere Wahlmöglichkeit besteht mit dem *Canadian Occupational Performance Measure* (COPM) (Law et al 1994). Bei dieser Skala stuft der Klient für jede Betätigung deren Wichtigkeit, seine derzeitige Performanz und die Zufriedenheit mit der Performanz ein. Der Vorteil dieser Skala besteht darin, dass der Fortschritt angezeigt wird und nicht nur das Erreichen oder Nichterreichen des erwünschten Ergebnisses. Der Nachteil ist, dass nicht zu erkennen ist, ob der Grad der Verbesserung groß genug ist, um das Leben des Klienten ausreichend zu verändern; allerdings hat eine Veränderung des Zufriedenheitswertes durchaus Aussagekraft bezüglich der Zufriedenheit des Klienten mit seiner Performanz. Eine Kombination der Ja/Nein-Fragen mit dem COPM erscheint empfehlenswert. Dieses System ist nur für verhaltens- und performanzbezogene Ergebnisse geeignet. Ergebnisse wie „ich möchte ein schmerzfreies Einführen der Kanüle" können nicht auf dieser Skala gemessen werden. (Es ging dabei um das erwünschte Ergebnis eines Dialyse-Klienten.) Die meisten ergotherapeutischen Ergebnisse können jedoch mit dem COPM gemessen werden.

Wenn Sie durch die Evaluation herausfinden, dass die erwünschten Ergebnisse erreicht worden sind, kann der Klient aus der Behandlung entlassen werden. Wenn sie nicht erreicht worden sind und keine Fortschritte gemacht wurden, muss jeder Schritt des Interaktiven Planungsprozesses noch einmal durchlaufen werden. Es besteht bei Therapeuten eine gewisse Tendenz, nur den speziellen Behandlungsplan zu überprüfen statt zu hinterfragen, ob der Therapeut vielleicht die Anliegen oder etwas im Lebenskontext des Klienten nicht ganz durchschaut hat, was die Fortschritte beeinträchtigt. Auf die ersten Schritte im Interaktiven Planungsprozess kommt es entscheidend an, und wenn zu diesem frühen Zeitpunkt ein Irrtum unterlaufen ist, kann das den gesamten Prozess beeinträchtigen. Außerdem könnten sich während der Behandlung neue Informationen ergeben haben, die die erwünschten Ergebnisse betreffen. Wenn man sich nicht bewusst bemüht, jeden Schritt zu überprüfen, wird die Bedeutung der neuen Informationen eventuell nicht voll verstanden.

Zusätzlich zum Überprüfen des derzeitigen Ergebnisses in Bezug auf das erwünschte Endergebnis sollten auch andere wichtige Faktoren verfolgt werden. Wenn Sie zum Beispiel mit einem Klienten arbeiten, der ein eingeschränktes Bewegungsausmaß hat, so ist es durchaus sinnvoll, das Bewegungsausmaß zu messen. Auch wenn ein größeres Bewegungsausmaß vielleicht nicht zu den vom Klienten erwünschten Ergebnissen gehört, könnte es doch dem Therapeuten wertvolle Hinweise geben, auf die er eine veränderte Behandlung stützt. Eine allein auf die Aussagen des Klienten gestützte Evaluation stellt nicht wirklich sicher, dass Sie als Ergotherapeut die bestmöglichen Ratschläge und Beiträge zur Entwicklung eines angemessenen Behandlungsprogramms geleistet haben.

9.5 Schwierige Situationen bei klientenzentriertem Umgang

9.5.1 Unterschiedliche Ziele von Klient und Familie

Wenn die Familie eines Klienten andere Ergebnisse wünscht als ein kompetenter Klient, sollte man als erstes versuchen, zu einer gemeinsamen Lösung zu kommen, die den Bedürfnissen aller Beteiligten entspricht. Man muss sich klar sein, dass ein Familienmitglied von einer Entscheidung genau so betroffen sein kann wie der Klient selbst. Der Klient lebt schließlich nicht in einem Vakuum, und seine Wahl könnte erhebliche Auswirkungen auf die Familie haben. Der Klient ist eben Teil des Systems: wenn ein Teil des System sich verändert, werden die Auswirkungen von den anderen Teilen gespürt. Das Verkennen dieses Effekts kann zu schlechten Entscheidungen führen und zu schlechten Ergebnissen. Versuchen Sie, das Anliegen jedes Beteiligten und das, was er erreichen möchte, gründlich zu verstehen. Als nächstes schaffen Sie eine Atmosphäre, die offen ist für Brainstorming-Ergebnisse, bei denen alle erwünschten Ergebnisse angesprochen werden. Dieser Prozess mündet oft in gemeinsamen Lösungen, die den Konflikt beheben.

Natürlich können nicht alle Konflikte gelöst werden. Wenn es unmöglich ist, den Bedürfnissen aller gerecht zu werden, muss der Therapeut sich an die Wünsche des Klienten halten (unter Beachtung der einschlägigen Gesetze und Verordnungen).

9.5.2 Moralische Dilemmata

Therapeuten finden sich gelegentlich in einer Situation wieder, in der die vom Klienten erwünschten Ergebnisse mit den Vorstellungen des Therapeuten kollidieren. Zum Beispiel könnte es sein, dass der Therapeut gebeten wird, eine Behandlung durchzuführen, deren Ziel der Therapeut für nicht der Sicherheit entsprechend hält. Vorausgesetzt, dass der Klient voll geschäftsfähig ist und das Ergebnis andere nicht gefährdet, weder illegal noch unmoralisch ist, könnte sich der Therapeut verpflichtet fühlen, dem Klienten zuzubilligen, „riskant zu leben". Rechtlich liegt die Situation je nach Land unterschiedlich. Daher sollte sich der Therapeut über die Rechtslage kundig machen und sich im Zweifelsfall beraten lassen.

Moralisch schwierige Situationen erfordern Beratung und Unterstützung durch Kollegen, um sich selbst rechtlich abzusichern. Wenn der Therapeut das Gefühl hat, dass er Klienten dazu verhilft, sich selbst zu schaden, sollte er sich Hilfe holen, um mit den emotionalen Konsequenzen fertig zu werden.

Wenn sich ein moralisches Dilemma darauf bezieht, dass ein Klient sich bei einer Aktivität beteiligen möchte, die den moralischen Standards des Therapeuten widersprechen, sollte er versuchen, dem Klienten auf andere Weise Hilfe zu ermöglichen. Wenn zum Beispiel ein Klient Lagerungshilfe zum vorehelichen Geschlechtsverkehr wünscht, könnte er auf einen Therapeuten stoßen, der dies für unmoralisch hält. Wichtig ist dabei, dass der Therapeut seine eigenen Ansichten nicht dem Klienten aufzwingt. Er sollte den Klienten lieber an einen anderen Therapeuten verweisen, der hier keine moralischen Bedenken hat.

9.5.3 Therapeut als Teil des Teams

Es ist für ein einzelnes Teammitglied durchaus möglich, den Interaktiven Planungsprozess ohne andere Teammitglieder zur Planung der eigenen Behandlungsaspekte zu benutzen. Wenn zumindest ein Teammitglied diesen Prozess anwendet, kann sich dieser Therapeut in Teamsitzungen zum Anwalt der Klientenperspektiven machen. Wenn das Team größer ist, erscheint es günstiger, wenn das gesamte interdisziplinäre Team den Prozess anwendet. Auf diese Weise kommen die Meinungen und Fertigkeiten aller Mitglieder, einschließlich des Klienten als wichtiger Teil, zum Tragen. Gage hat 1994 eine Strategie für die Koordination des Teams bezüglich der erwünschten Ergebnisse des Klienten vorgestellt. Einer aus dem Team stellt den ersten Kontakt her und beginnt mit dem Interaktiven Planungsprozess. Zuerst wird eine Liste derjenigen erwünschten Ergebnisse erarbeitet, die vom gesamten Team akzeptiert werden. Aus jeder Berufsgruppe erarbeitet dann ein Teammitglied seine berufsspezifischen Aspekte der Behandlung mit dem Klienten bezüglich dessen gewünschten Ergebnissen.

9.6 Zusammenfassung

Klienten mit körperlichen Beeinträchtigungen werden Therapie wahrscheinlich eher als klientenzentriert empfinden, wenn der Therapeut sich an die Vorschläge für eine synergistische Beziehung und an den Interaktiven Planungsprozess hält. Dieser Prozess integriert die erwünschten Ergebnisse und die Fähigkeiten des Klienten mit den Fähig- und Fertigkeiten des Therapeuten. Zum einen erfährt der Klient einen klientenzentrierten Prozess, zum andern empfindet der Therapeut Zufriedenheit durch den Fortschritt des Klienten, zu dem er beigetragen hat.

Literatur

Bandura A 1986 Social foundations of thought and action. Prentice Hall, Englewood Cliffs, New Jersey

Bruster S, Jarman B, Bosanquet N, Weston D, Erens R 1994 National survey of hospital patients. British Medical Journal 309:1542–1546

Charles C, Gauld M, Chambers L, O'Brien B, Haynes R B, Labelle R 1994 How was your hospital stay? Patients' reports about their care in Canadian hospitals. Canadian Medical Association Journal 150(11):1813–1822

Craig J H, Craig M 1974 Synergic power: beyond domination and permissiveness. ProActive Press, Berkeley, California

Gage M 1994 The patient-driven interdisciplinary care plan. Journal of Nursing Administration 24(4):26–35

Gage M 1997 From independence to interdependence: creating synergistic health care teams. Canadian Journal of Occupational Therapy 64:174–183

Gerteis M, Edgman-Levitan S, Daley J, Delbanco T 1993 Through the patient's eyes. Jossey-Bass, San Francisco

Kiresuk T, Sherman R 1968 Goal attainment scaling: a general method of evaluating comprehensive mental health programs. Community Mental Health Journal 4:443–453

Kirshner B, Guyatt G 1985 A methodologic framework for assessing health indices. Journal of Chronic Diseases 38:27–36

Law M, Baptiste S, Carswell A, McColl M A, Polatajko H, Pollock N 1994 Canadian occupational performance measure, 2nd edn. CAOT Publications ACE, Ottawa

Lewis A B, Spencer J H, Haas G L, DiVittis A 1987 Goal attainment scaling: relevance and replicability in follow-up of inpatients. Journal of Nervous and Mental Disorders 175:408–417

Lloyd C 1986 The process of goal setting using goal attainment scaling in a therapeutic community. Occupational Therapy in Mental Health 6(3):19–30

Locke E Latham G 1990 A theory of goal setting and task performance. Prentice Hall, Englewood Cliffs, New Jersey

Ottenbacher K Cusick A 1993 Discriminative versus evaluative assessment: some observations on goal attainment scaling. American Journal of Occupational Therapy 47:349–354

Rappaport J 1985 The power of empowerment language. Social Policy 16:15–21

Rogers J C, Holm M B 1991 Occupational therapy diagnostic reasoning: a component of clinical reasoning. American Journal of Occupational Therapy 45(11): 1045–1053

Saunders B 1984 Muriel Driver Memorial Lecture 1984 Quality assurance – reflection on the wave. Canadian Journal of Occupational Therapy 51:161–170

Sherr Klein B 1997 Slow dance: a story of stroke, love and disability. Vintage Canada, Toronto

Siegel B 1993 How to live between office visits. Harper Collins, New York

Kapitel 10

Das Canadian Occupational Performance Measure (COPM)

Ergebnismessung   115

Beschreibung des COPM   116

Entwicklung des COPM   118

Psychometrische Eigenschaften des COPM   118

Schwierigkeiten bei der Anwendung des COPM   119

Fallbeispiele   121

Zusammenfassung   124

10 Das Canadian Occupational Performance Measure (COPM)

N. Pollock, M.A. McColl, A. Carswell

Dieses Kapitel beschreibt das Canadian Occupational Performance Measure (kanadisches Messinstrument der Betätigungsperformanz) (COPM), ein individuelles Ergebnis-Messinstrument, das auf dem kanadischen Modell der Betätigungsperformanz und auf den Ergotherapie-Richtlinien für klientenzentrierte Praxis beruht. Das COPM und seine Entwicklung werden beschrieben; der Nachweis für Reliabilität, Validität, Praktikabilität und Sensitivität wird erbracht; Schwierigkeiten bei der Anwendung werden besprochen und zur Veranschaulichung einige Fallbeispiele dargestellt.

10.1 Ergebnismessung

Im Gesundheitssystem werden standardisierte Messinstrumente gebraucht, mit deren Hilfe man Schlüsse auf die Qualität der Versorgung ziehen kann. Donabedian hat 1976 drei Elemente zum Sammeln von Informationen über die Effektivität von Therapie aufgestellt: Struktur (die Anteile des Settings, in dem Intervention angeboten wird), Prozess (was tatsächlich bei der Intervention gemacht wird) und Ergebnis (die Auswirkung der Intervention auf die Behinderung des Klienten). Zwischen diesen drei Anteilen besteht eine Wechselbeziehung; eine gute Struktur vergrößert die Wahrscheinlichkeit eines guten Prozesses, und ein guter Prozess erhöht die Aussicht auf ein gutes Ergebnis. Man tut gut daran, alle Elemente der Struktur, des Prozesses und des Ergebnisses zu betrachten, wenn man ein Interventionsprogramm beurteilt (Donabedian 1993). In diesem Kapitel wird der Schwerpunkt auf dem Ergebnis liegen.

Traditionell beziehen sich Ergebnismessungen im Gesundheitswesen – wie Mortalitäts- und Morbiditätsstatistiken – auf unerfreuliche Tatsachen nach Beendigung des Versorgungsprozesses. In letzter Zeit werden Ergebnisse dagegen schon während des gesamten Therapieverlaufs gemessen, und die Instrumente dafür beziehen sich jetzt auf die Messung der Lebensqualität, des Gesundheitszustandes, auf dessen Veränderungen, auf Veränderungen bezüglich des Wissensstandes eines Klienten über seine Behinderung oder bezüglich seines Verhaltens und auf die Zufriedenheit mit seiner Therapie.

In der Ergotherapie kann mit Hilfe von Ergebnis-Messinstrumenten die Wirkung von ergotherapeutischer Intervention auf die Performanz der Klienten erfasst werden. Solche Instrumente sollten die Folgen therapeutischer Aktionen, die aus der gleichberechtigten und informierten Beteiligung von Klienten und Therapeuten erwachsen, auf die Betätigungsperformanz erkennen lassen. Besonders die ergotherapeutischen Ergebnis-Messinstrumente sind systematische Verfahren, um die qualitativen und quantitativen Auswirkungen einer Intervention oder eines Therapieprogramms aufzuzeigen. Sie enthalten Messungen, die standardisiert, valide, reliabel und sensitiv für Veränderungen sind, und die es Therapeuten ermöglichen, Ergebnisse in der Performanz von Klienten in Beziehung zu ihrer Intervention zu setzen.

10.1.1 Wonach wird ein Ergebnis-Messinstrument ausgewählt?

Das Ziel eines ergotherapeutischen Ergebnis-Messinstrumentes besteht darin, eine empirische Basis für klinische Entscheidungen zu bieten (Ellenberg 1996, Higgins 1997). Bei der Auswahl eines Messinstrumentes sollte man einige Punkte beachten. So sollte es die üblichen psychometrischen Eigenschaften wie Reliabilität, Validität und Sensitivität besitzen und als Grundlage einen Rahmen oder ein ergotherapeutisches Praxismodell haben, so dass Klient und Therapeut vereinbaren und festlegen können, welche Daten gemessen werden sollen. Außerdem müssen der Zeitpunkt der Erhebung und die Gründe für die Messung des Ergebnisses bestimmt werden.

Ein ergotherapeutischer Rahmen oder ein Praxismodell erlaubt Klienten und Therapeuten, die Ziele der Intervention, die Mittel und die angestrebten Ergebnisse festzulegen. Sobald die angestrebten Ergebnisse bestimmt sind, kann das Ergebnis-Messinstrument ausgewählt werden. Zu bedenken ist auch der Zeitpunkt. Wann soll das Ergebnis gemessen werden: am Ende der Intervention, nach der Hälfte der Zeit oder zu gemeinsam vereinbarten Zeiten während des Prozesses? Durch häufigere Messungen lassen sich besser Schlussfolgerungen auf die Effektivität der Intervention ziehen. Die Gründe für das Messen von Ergebnissen wirken sich auf die Auswahl des Instrumentes aus. Unterschiedliche Gründe verlangen unterschiedliche Messinstrumente. Ein Instrument, das den Effekt einer bestimmten Intervention messen soll, wird anders sein als eines, das die Wirkung eines Programms misst, oder eines, das die Qualität der Versorgung verbessern soll.

Der letzte Aspekt ist am schwierigsten anzugehen. Es geht um die Frage, ob die Wirkung speziell der Ergotherapie innerhalb eines interdisziplinären Programms festgestellt werden kann. Wenn Therapeuten ein Messinstrument ausgewählt haben, das sich auf ein eindeutig festgelegtes Praxismodell und auf Ergebnisse der Betätigungsperformanz stützt, wenn wiederholte Messungen vorgenommen werden, wenn das ausgewählte Messinstrument empirischen Nachweis über Reliabilität, Validität und Sensitivität erbringt und Performanzeigenschaften misst – dann lassen sich die Ergebnisse gerechterweise der Ergotherapie zuschreiben.

10.1.2 Individualisierte Ergebnis-Messinstrumente

Rogers und Holm schrieben 1994, dass Klienten, die Ergotherapie bekommen, besondere Erwartungen haben. Sie erwarten zu Recht, dass ihr Therapeut die richtige Intervention auswählt, die sich auf empirischen Nachweis stützt und die effektiv ist; dass die Intervention sich ganz speziell auf ihre therapeutischen Bedürfnisse richtet; dass die Intervention zu den festgelegten Zielen passt. Diese Erwartungen spiegeln einen Vertrag zwischen Therapeut und Klient wider, und die Erfüllung dieser Erwartungen muss auf bestimmte Weise gemessen werden.

Das günstigste Instrument, um die Wirksamkeit dieses Vertrags zu messen, ist ein individualisiertes Ergebnis-Messinstrument. Darunter versteht man ein Instrument, mit dessen Hilfe man Veränderungen in der Performanz und in der Zufriedenheit des Klienten erkennen kann, das die Effektivität der ergotherapeutischen Intervention aufzeigt und das psychometrisch stabil ist. Es kann dazu benutzt werden, den Klienten über den therapeutischen Prozess zu informieren und ihn darin einzubinden, es muss aber auch brauchbare Daten liefern, um die Wirksamkeit der Behandlung zu überprüfen. Das *Canadian Occupational Performance Measure* (COPM) ist ein solches Instrument.

10.2 Beschreibung des COPM

Das COPM ist ein individualisiertes Messinstrument in der Form eines halbstrukturierten Interviews, das die Eigenwahrnehmung eines Klienten bezüglich seiner Performanz misst. Es wurde für den Gebrauch von Ergotherapeuten entwickelt und richtet sich daher auf die Betätigungsperformanz. Das COPM kann folgendermaßen eingesetzt werden: um festzustellen, ob der Klient Ergotherapie braucht; um bei der Anfangserhebung dem Klienten und Therapeuten zu helfen, die Probleme in der Betätigungsperformanz zu verstehen, die der Klient hat und dann entsprechende Ziele zu setzen; als Ergebnis-Messinstrument, um festzustellen, wie weit sich aufgrund der Intervention die Betätigungsperformanz aus Sicht des Klienten verändert hat. Das COPM kann mit einem einzelnen Klienten durchgeführt werden, mit Menschen aus dessen Umfeld (z. B. Familie, Versorger, Lehrer), kann aber auch dann eingesetzt werden, wenn der Klient nicht eine Einzelperson sondern eine Organisation ist wie z. B. ein Pflegeheim oder eine Fabrik. Das COPM ist weder alters- noch diagnosespezifisch, es kann daher mit sehr unterschiedlichen Klienten angewandt werden.

Das COPM basiert auf den *Occupational therapy guidelines for client-centred practice* (Ergotherapie-Richtlinien für klientenzentrierte Praxis) (CAOT 1991) und dem kanadischen Modell der Betätigungsperformanz (CAOT 1991, 1997). Das COPM ist ein Instrument, das die Hauptgedanken dieser Modelle operationalisiert. Der Schwerpunkt liegt auf den Bereichen der Betätigungsperformanz, nämlich Selbstversorgung, Produktivität und Freizeit. Die Sichtweise des Klienten soll mit Hilfe des Interviewprozesses herausgefunden werden, und die Schwierigkeiten in der Betätigungsperformanz werden durch den Klienten benannt. Das COPM integriert die Rollen und Rollenerwartungen des Klienten und stellt dadurch sicher, dass die benannten Probleme für den Klienten relevant sind.

[Anm. d. Übers.: Das Handbuch zum COPM in deutscher Sprache ist erhältlich über:
BTZ Berufliche Bildung Köln GmbH
KV-Bereich
Vogelsanger Straße 193, 50825 Köln

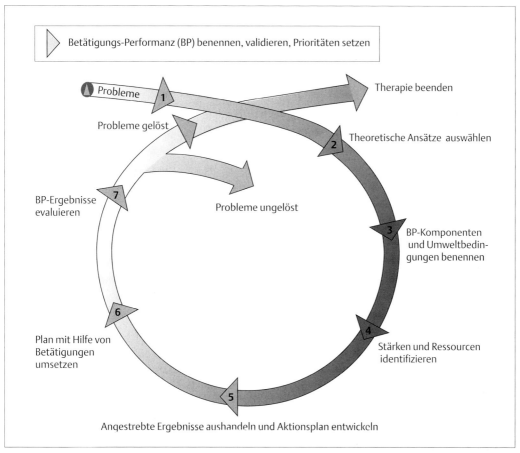

Abbildung 10.1 Prozessmodell der Betätigungs-Performanz. (Abdruck mit freundlicher Genehmigung der CAOT-Veröffentlichungen von V.Fearing, M.Law, J.Clark 1997. *An occupational performance process model: fostering client and therapist alliances. Canadian Journal of Occupational Therapy* 64(1): 7-15)

Der Prozess der Betätigungsperformanz (Abb. 10.1) beschreibt die Schritte, die Klient und Therapeut in der Ergotherapie durchlaufen (CAOT 1997). Der erste Schritt besteht darin, die Betätigungsprobleme zu benennen, zu validieren und die Prioritäten festzulegen. Hier kommt das COPM zum ersten Mal zum Einsatz. Es lenkt den Blick des Klienten auf die für seine Alltagsbetätigungen wichtigen Belange und ermöglicht ihm, diese selbst in eine Rangfolge zu bringen. Als nächstes wählt der Therapeut eine theoretische Sichtweise aus und geht dann in der anschließenden Erhebung dazu über herauszufinden, warum der Klient die genannten Probleme hat. Dabei untersucht er die Performanzkomponenten und die Umwelt und ermittelt Stärken und Ressourcen des Klienten selbst und seines Lebensumfeldes. Bei diesen Schritten wird das COPM nicht benutzt, denn es ist darauf ausgerichtet, die vorhandenen Performanzprobleme aus der Sicht des Klienten zu verstehen. Es gibt viele andere Instrumente und Methoden, die bei Schritt 3 und 4 sinnvoll eingesetzt werden können.

Nachdem dann ein Plan aufgestellt und umgesetzt wurde (Schritt 5 und 6), besteht der letzte Schritt in der Evaluation des Ergebnisses. Hier kommt wieder das COPM zum Einsatz. Die Klienten können ihre Performanz und ihre Zufriedenheit in den Bereichen einstufen, die im ersten Schritt identifiziert wurden. Das COPM wird also am Anfang und am Ende des Prozesses benutzt.

Das COPM ist insofern standardisiert, als es spezielle Vorgaben und Methoden zur Durchführung und zur Einstufung vorsieht; es ist jedoch kein norm-orientiertes Messinstrument. Es ist nicht dafür erdacht, Abweichungen der Betätigungsperformanz von empirisch gestützten Normen zu erfassen. Solche Normen gibt es nicht, und selbst wenn es sie gäbe, so stünde es im Widerspruch zur theoretischen Grundlage des COPM, einen populations-orientierten Standard anzuwenden. Die theoretische Basis, auf der das Instrument aufbaut, beschreibt Betätigungsperformanz als individuelle, ausschließlich subjektive Erfahrung.

10.3 Entwicklung des COPM

In den 80er Jahren begannen mehrere Arbeitsgruppen, Grundideen für die Praxis kanadischer Ergotherapeuten zu formulieren. Daraus gingen diverse Veröffentlichungen hervor, die einen klientenzentrierten Ansatz für die ergotherapeutische Praxis beschrieben (*Department of National Health and Welfare* [DNHW] und CAOT 1983, 1986, 1987). Eine weitere Publikation untersuchte ergotherapeutische Ergebnis-Messinstrumente und stellte dann die Empfehlung auf, dass „ein Instrument oder ein Satz von Instrumenten speziell für die Ergotherapie entwickelt werden sollte" (DNHW und CAOT 1987). Die Antwort auf diese Empfehlung war das COPM. Eine kritische Sichtung von Messinstrumenten, die von Ergotherapeuten angewandt wurden, hatte mehrere Mängel aufgedeckt (Pollock et al 1990): von den evaluierten 136 Messinstrumenten erfassten nur 54 Aspekte der Ergotherapie; andere Einschränkungen bestanden in der mangelnden Einbeziehung der Klienten in den Prozess, wenig Berücksichtigung der Rollenerwartungen oder des Einflusses des Umfeldes des Klienten. Es schien kein Messinstrument zu existieren, das alle Kriterien der Arbeitsgruppe erfüllt hätte, und so wurde das COPM entwickelt.

10.4 Psychometrische Eigenschaften des COPM

Die erste Entwicklung des COPM und die Pilotstudien liefen in mehreren Phasen ab und bezogen Therapeuten und Klienten an 55 Orten in Kanada, Großbritannien, Neuseeland und Griechenland ein (Law et al 1994a). Seitdem wurden viele Studien von den Autorinnen und weiteren Personen durchgeführt, um Praktikabilität, Reliabilität, Sensitivität und Validität des COPM zu bestimmen.

10.4.1 Praktikabilität

Das Ergebnis mehrerer Studien zeigt, dass COPM-Anwender es einfach zu benutzen fanden. Die meisten brauchten für das Ausfüllen des COPM-Bogens 30 bis 45 Minuten (Law et al 1994b, McColl et al 1997, Toomey et al 1995). Die Zeit, die man für das Interview braucht, hängt davon ab, ob Klient und Therapeut bei der Sache bleiben; wenn sie gleich zu Anfang schon Probleme analysieren und lösen wollen, dauert die Erhebung deutlich länger. Therapeuten sagten, dass das COPM einen nützlichen Rahmen für die Anfangserhebung biete und dass es ihnen helfe, klientenzentriert vorzugehen. Manche Therapeuten berichteten auch, dass das COPM ihnen helfe, dem Klienten und anderen Teammitglieder die Rolle der Ergotherapie zu verdeutlichen (Law et al 1994b, Toomey et al 1995).

Von Seiten der Klienten wurde berichtet, dass das COPM ihnen geholfen hatte, ihre Betätigungsprobleme deutlicher zu benennen, ihre persönlichen Prioritäten besser abzuwägen und die Rolle der Ergotherapie besser zu verstehen. Für manche Klienten war es ungewohnt, ihre Probleme für die Intervention selbst zu benennen, sie wurden von dem Prozess überfordert. Manche hatten auch Probleme damit, die Erwartungen an den Therapeuten als den Experten auf den „Experten Klient" zu übertragen. Für viele bedeutete es jedoch Teilhabe an der Macht, und sie freuten sich darüber, Partner in ihrer eigenen Rehabilitation zu sein.

10.4.2 Reliabilität

Bei einem Ergebnis-Messinstrument ist es besonders wichtig, dass die Stabilität des Instruments über längere Zeit gewährleistet ist, damit man darauf vertrauen kann, dass Veränderungen der Einstufungen auch tatsächlich Veränderungen des Klienten entsprechen und nicht Messfehler sind. In vier Studien wurde die Test/Retest-Reliabilität des COPM überprüft (Bosch 1995, Law et al 1994a, Sanford et al 1994, M. Law and D. Stewart, persönliche Mitteilung 1996). Zu den Testpersonen gehörten Klienten unterschiedlichen Alters mit verschiedenen Behinderungen in unterschiedlichen Settings (z. B. ambulant und stationär). Die Korrelations-Koeffizienten reichten von 0.63 bis 0.80 bei den Performanzwerten und von 0.75 bis 0.89 für die Zufriedenheitswerte, was auf eine akzeptable bis hohe Reliabilität hinweist.

10.4.3 Sensitivität

Die Sensitivität bezieht sich auf die Fähigkeit, Veränderungen innerhalb einer bestimmten Zeitspanne zu erfassen. Sie wurde bei der Pilotstudie überprüft und ergab signifikante Unterschiede zwischen Anfangswerten und Werten bei erneuter Erhebung sowohl bei der Performanz als auch bei der Zufriedenheit (P < 0.0001, df = 138). Sanford et al (1994) erhielten ebenfalls deutlich unterschiedliche COPM-Werte bei einem dreimonatigen ambulanten Tagesprogramm für Senioren (P < 0.001). In derselben Studie wurden von Betreuern, Therapeuten und Klienten empfundene Veränderungen der Gesamtfunktionen verglichen mit COPM-Werten, dabei ergaben sich mittlere Korrelationen. Law und Kolleginnen (1991) verglichen COPM-Veränderungswerte in einer Studie zur Effektivität von neurophysiologischer Therapie und zur Auswirkung von Gipsverbänden an der oberen Extremität auf die Handfunktion, sie fanden ebenfalls mittlere Korrelation.

10.4.4 Validität

Die Inhaltsvalidität des COPM wird durch den Prozess gestützt, wie es entwickelt wurde (Bosch 1995). Außerdem stellt das COPM inzwischen einen Messstandard dar für Forschung, Praxis und Ausbildung, wie sich aus Vorträgen bei Kongressen, Zitierungen und Übersetzung in andere Sprachen erkennen lässt (Baptist et al 1993, Steeden 1994, Trombly 1993).

Die Kriteriumsvalidität ist untersucht worden, indem COPM-Werte mit denen anderer Messinstrumente mit ähnlichem Konstrukt verglichen wurden. McColl et al verglichen 1997 mit Hilfe des COPM erkannte Probleme mit solchen, die spontan auf die Frage geäußert wurden: „Welches sind die fünf wichtigsten Schwierigkeiten, denen Sie im Alltag begegnen?" Als Antwort wurden ähnliche Probleme aufgezeigt, allerdings wurden durch das strukturierte COPM-Interview mehr Probleme genannt. Pollock und Stewart (1998) fanden Ähnliches, als sie das COPM mit Lehrern, Eltern und Kindern mit Behinderungen durchführten. Dabei wurde das COPM mit einem offenen, unstrukturierten Interview verglichen. Das COPM war erfolgreicher, Probleme der individuellen Performanz aufzuzeigen, während die offenen Fragen eher Angelegenheiten der Familie, der Schule oder allgemeinere ansprachen. Deckungsgleichheit war im Durchschnitt bei drei von fünf Problemen gegeben.

Bosch erbrachte 1995 den Nachweis der Kriteriumsvalidität durch Vergleichsuntersuchungen zwischen dem COPM und anderen bekannten Messinstrumenten wie dem *Medical Outcomes Study 36-item short form health survey* (SF-36) (Ware und Sherbourne 1992) und dem *Structured Assessment of Independent Living Skills* (SAILS) (Mahurin et al 1991). Das SF-36 dient zum Messen des Gesundheitszustandes und erfasst mehrere Gebiete wie physische Funktionen, soziale und Rollenfunktionen, geistige Gesundheit, Energie / Ermüdung, Schmerz und allgemeine Gesundheit. SAILS misst persönliche und häusliche Aktivitäten des täglichen Lebens und unterteilt Funktionen in kognitive und motorische.

McColl und Kolleginnen (1997) erbrachten in einer neueren Studie den Nachweis für Konstruktvalidität. Die Ergotherapie geht davon aus, dass Betätigungsperformanz innerlich befriedigend ist (Yerxa et al 1988); dass sie ein integraler Aspekt der Selbständigkeit ist (Trombly 1993); dass sie von Natur aus mit Zufriedenheit zusammen hängt (Meyer 1922, Slagle 1934). Messungen der Betätigungsperformanz sollten also theoretisch eine Verbindung zu diesen anderen Begriffen aufzeigen. McColl und Kolleginnen benutzten univariante und multivariante Methoden (und Erhebung von Alter, Geschlecht und Schweregrad der Behinderung) und wiesen eine hohe Korrelation zwischen COPM-Werten und Werten bei allen drei dieser theoretisch ähnlichen Konstrukte nach. COPM-Performanzwerte wurden verglichen mit Werten des *Reintegration Normal Living Index* (Wood-Dauphinee et all 1988) und der *Life Satisfaction Scale* (Michalos 1985). COPM-Zufriedenheitswerte wurden verglichen mit Zufriedenheitswerten im *Performance Scaled Questionnaire* (Yerxa 1988) und in der *Life Satisfaction Scale.*

Zusammenfassend ergibt sich aus den zur Zeit vorhandenen Nachweisen, dass das COPM ein klinisch brauchbares Messinstrument ist mit mittlerer bis hoher Test/Retest-Reliabilität, signifikanter Sensitivität und guter Inhalts-, Kriteriums- und Konstruktvalidität.

10.5 Schwierigkeiten bei der Anwendung des COPM

Viele Ergotherapeuten benutzen das COPM als Teil ihrer Anfangserhebung. Da es somit oft schon als erster Kontakt zwischen Therapeut und Klient dient, hat es ganz besondere Bedeutung für die Art der Beziehung. Beim klientenzentrierten Ansatz müssen Therapeuten den Klienten klar machen, dass sie großes Interesse an deren Sichtweise haben, dass sie den Kontext der Situation der Klienten verstehen möchten, dass der Therapeut seinerseits über relevantes Fachwissen verfügt und dass Klient und Therapeut partnerschaftlich während des gesamten Prozesses zusammen arbeiten werden. Das COPM ist ein gutes Werkzeug, um dem Klienten diese Dinge zu vermitteln. Der Mittelpunkt des COPM, die Betätigungsperformanz, drückt für den Klienten deutlich aus, dass wir als Ergotherapeuten uns für dessen Alltagsaktivitäten interessieren. Wir möchten gern die Betätigungen verstehen, denen die Klienten normalerweise nachgehen, und alle damit zusammen hängenden Probleme. Durch die Einstufungen geben wir zu verstehen, dass wir daran interessiert sind, wie die Klienten ihre Performanz und ihre Zufriedenheit mit dieser Performanz wahrnehmen. Wir möchten, dass die Klienten selbst bestimmen, wo ihre Prioritäten für den ergotherapeutischen Prozess liegen. Das COPM bietet eine Struktur, die dem Klienten ermöglicht, seine Vorstellungen eindeutig dem Therapeuten mitzuteilen, außerdem ermöglicht es die Anfangsmessung, mit der man später die Veränderungen evaluieren kann. Wie bereits gesagt, erlaubt das COPM dem Therapeuten, Überzeugungen und Annahmen zu klientenzentrierter Praxis darzustellen.

Unsere Erfahrung und unsere Untersuchungen zum COPM – und auch die Arbeiten anderer Autoren – haben ergeben, dass Therapeuten, die ohnehin gern klientenzentriert arbeiten, sich mit dem COPM sehr wohl fühlen; dass hingegen diejenigen, die es eher gewohnt sind, mit einem medizinischen Modell zu arbeiten, mehr Schwierigkeiten mit dem COPM haben (Pollock & Stewart 1998, Toomey et al 1995). Wenn man mit dem COPM arbeitet, bestimmt der Klient, woran gearbeitet wird, nicht der Therapeut. Die Rolle des Therapeuten liegt darin, die Gründe für die Schwierigkeiten des Klienten zu erkennen, und dann mit dem Klienten daran zu arbeiten, sie zu überwinden; es ist jedoch unabdingbar, dass der Klient das für ihn Wichtige selbst beschreibt. Der Klient ist der Experte für die Beschreibung seines Problems. Das Expertentum des Therapeuten besteht darin, die Gründe für die Probleme zu analysieren.

Viele Therapeuten sind der Meinung, dass sie ohnehin Klienten nach ihrer Sichtweise und ihren Prioritäten fragen, es gibt jedoch Hinweise, dass das nicht unbedingt so ist. Neistadt (1995) führte eine Untersuchung bei Ergotherapeuten durch, die in motorisch-funktionellen Rehabilitations-Einrichtungen der USA arbeiteten; sie wollte herausfinden, wie weit die Therapeuten die Prioritäten der Klienten in ihre Behandlung einbezogen. Von den 267 Therapeuten gaben 99% an, dass sie routinemäßig die Prioritäten der Klienten bei der Aufnahme erfragen. Im Gegensatz dazu fanden Northen et al 1995 durch Beobachtung beim Anfangsinterview im gleichen Setting heraus, dass nur 37% versuchten, die Wünsche der Klienten zu erfragen, und kein einziger Therapeut den Klienten bat, Prioritäten zu benennen. Das Missverhältnis zwischen selbst benannten und beobachteten Aktivitäten erscheint signifikant. Diese Studien machen die Schwierigkeiten mancher Therapeuten deutlich, die ihnen bei dem Versuch begegnen, die grundlegenden Prinzipien der klientenzentrierten Praxis umzusetzen.

Das COPM kann zwar die klientenzentrierte Beziehung erleichtern, dennoch ist dies keineswegs einfach. Wenn ein Klient klar und deutlich seine Schwierigkeiten bei der Betätigungsperformanz formulieren kann, ist die Durchführung des COPM unkompliziert. Die meisten Klienten, die zur Ergotherapie kommen, können jedoch nicht so einfach eine Liste mit Rangfolge der Probleme aufzählen. Manche Klienten sind auch kognitiv eingeschränkt, so dass die Einsicht in das COPM und das Verständnis davon begrenzt sind. Sie könnten auch eine andere Muttersprache oder Schwierigkeiten mit der Kommunikation haben, was ihre Fähigkeit zu antworten beeinträchtigt. Oder sie könnten emotional gerade sehr unter Druck stehen und Schwierigkeiten mit dem Entscheiden haben oder auch einfach nur nicht gewohnt sein, dass in Gesundheitsfragen ihre Meinung erwünscht ist.

Es gibt viele Faktoren, die die Durchführung des COPM erschweren und damit den Therapeuten herausfordern. Deshalb ist es unerlässlich für denjenigen Therapeuten, der dem klientenzentrierten Ansatz treu bleiben möchte, kreativ vorzugehen, um die notwendigen Informationen zu erhalten. Manche Klienten brauchen einfach mehr Zeit, um über die Fragen oder die Antworten nachzudenken. Andere brauchen erst eine engere Beziehung zum Therapeuten mit mehr Vertrauen, ehe sie sich auf die Fragen einlassen können. Für wieder andere müsste der Prozess konkreter sein, zum Beispiel müsste der Klient sich einen normalen Tagesablauf vorstellen, um diejenigen Bereiche der Betätigungsperformanz ausführlicher zu beschreiben, bei denen es Störungen gibt, oder die besonders wichtig für ihn sind. Manche Klienten brauchen mehr Unterstützung, um die Einstufungsskalen zu verstehen oder Beispiele, bei denen im sonstigen Leben Einstufungen vorgenommen werden, damit sie die Skalen sinnvoll einsetzen können.

Bei einigen Klienten, besonders bei kleinen Kindern oder solchen mit erheblichen kognitiven Schädigungen, muss das COPM mit einem Familienmitglied oder einer engen Bezugsperson durchgeführt werden statt mit dem Klienten selbst. Hier muss aber deutlich gemacht werden, dass diese Person ihre eigene Sichtweise darlegt und nicht an Klientenstatt antwortet. Zum Beispiel wird die Mutter eines kleinen Kindes mit Cerebralparese gefragt, wie wichtig es für sie selbst ist, dass das Kind lernt, sich allein anzuziehen, und nicht, wie wichtig das für das Kind ist. Die Antwortenden können nicht wirklich wissen, wie sich jemand anderes fühlt, von daher können sie nur ihre eigene Sichtweise wiedergeben. Es ist wichtig, dass der Therapeut – auch wenn die Erfolgsaussichten gering zu sein scheinen – versucht, das Interview mit dem Klienten selbst durchzuführen. Viele Therapeuten haben berichtet, dass sie sich über die Höhe der Einsicht gewundert haben bei Klienten, denen sie die Beantwortung des COPM nicht zugetraut hatten.

Es gibt Situationen, in denen Therapeuten die Informationen der Klienten in Frage stellen; dies besonders dann, wenn sie ein Sicherheitsrisiko sehen. So könnte zum Beispiel eine ältere Dame, die allein zu Hause lebt, nicht wahrnehmen, dass sie Schwierigkeiten im Haus hat und dass die Gefahr besteht, dass sie stürzt. Hier könnte es notwendig werden, dass die Therapeutin direkter auf ihre Sorge um die Klientin hinweist und an einer Lösung für das Sicherheitsproblem arbeitet. Wo immer möglich, können Auskünfte der Familie oder von Betreuern bei der Beseitigung eines solchen Dilemmas hilfreich sein. Manchmal ist auch der Klient völlig sorglos, die Familie jedoch durchaus nicht, sondern sie weist auf eine ganze Reihe von Problemen hin. In solchem Fall muss der Therapeut verhandeln, oder er muss sich entscheiden, wer nun eigentlich der Klient ist.

Ein weiterer schwieriger Punkt ist Zeit. In mehreren Studien wird die für das Interview benötigte Zeit mit 30 bis 45 Minuten angegeben. Therapeuten führen oft an, dass in ihrer Einrichtung das COPM zu zeitaufwendig sei. Mit Sicherheit muss für das COPM Zeit investiert werden, wie bei den meisten Investitionen steht aber zu hoffen, dass sie sich auszahlt. Wenn man sich Zeit genommen hat, am Anfang die Sichtweise des Klienten zu verstehen, wird die Zielerarbeitung einfacher und sowohl Klient als auch Therapeut wissen, welche Richtung die Therapie einzuschlagen hat. Die Anfangsevaluation ist bereits geschafft, und die Ergebnisevaluation ist dann einfach und schnell. Dadurch dass die erneute Erhebung ziemlich einfach ist, kann der Erfolg leichter und systematischer überprüft werden und so zu schnellerer Entlassung und höherer Klientenzufriedenheit führen. Durch die vom Klienten gesetzten Prioritäten wird der zweite Teil der Erhebung einfacher und benötigt weniger Zeit. Man braucht nicht eine ausführliche Erhebung sämtlicher Performanz- und Umwelt-Komponenten vorzunehmen sondern kann sich auf diejenigen beschränken, die im Zusammenhang mit den genannten Problemen stehen. Wenn das COPM neben diversen anderen Tests und nur noch nebenbei erhoben wird, dann kann es in der Tat viel Zeit benötigen. Wenn das COPM jedoch den Erhebungsprozess leitet und nur wirklich relevante Instrumente zusätzlich eingesetzt werden, dann sollte sich Zeit sparen lassen.

Ein weiterer wichtiger Punkt bei der Entscheidung, das COPM anzuwenden, sind die Rahmenbedingungen der Institution. Es ist sehr schwierig, klientenzentriert vorzugehen, wenn alle anderen sich an das biomechanische Modell halten. Dies trifft besonders dann zu, wenn Sie in einem Akutkrankenhaus arbeiten, wo das Hauptinteresse meist auf schnelle Stabilisierung und Entlassung gerichtet ist. Hier kann die Rolle des Therapeuten sehr spezifisch und auf bestimmte Ziele ausgerichtet sein, z. B. nur das Ausgeben eines Hilfsmittels, das Herstellen einer Schiene, oder der Schwerpunkt liegt auf nur einer Performanzkomponente oder der Abschwächung eines Symptoms. In solchen Fällen ist der Einsatz des COPM nicht sinnvoll, da es nicht um das gesamte Gebiet der Betätigungsperformanz geht. Wenn die Hauptaufgabe der Therapeuten jedoch in der Entlassungsplanung besteht, kann das COPM ein wertvolles Mittel sein, um herauszufinden, was auf den Klienten zukommt und welche Dienste er möglicherweise braucht. In gemeindenahen Settings (z. B. Tagesklinik, ergotherapeutische Praxen) wird der Einsatz des COPM einfacher sein, weil die Klienten näher an ihrer persönlichen Umgebung sind, täglich mit ihren Schwierigkeiten konfrontiert werden, und nicht theoretisch überlegt werden muss, was zu Hauses alles problematisch sein könnte. Außerdem ist es dort meist leichter möglich, Menschen aus dem privaten Umfeld hinzu zu ziehen, die vielleicht Hilfestellung bei der Ausrichtung der Intervention geben können, wie z. B. Angehörige, Arbeitgeber oder Lehrer.

Das COPM kann zwar schwierig in der Anwendung sein, aber diese Schwierigkeiten sind meist durch den klientenzentrierten Ansatz bedingt. Unserer Erfahrung und den Ergebnissen mehrerer neuerer Studien nach hängt es überwiegend von der Grundeinstellung und den Fähigkeiten des Therapeuten ab, ob das COPM erfolgreich genutzt werden kann, und nicht so sehr von der Art der Klienten oder des Umfeldes.

10.6 Fallbeispiele

Die Fallstudien sollen die Anwendung des COPM und einige der damit verbundenen Schwierigkeiten veranschaulichen. Im ersten Beispiel geht es um eine individuelle Klientin, im zweiten um eine Gruppe und im dritten um eine Organisation.

> **Fallstudie: Frau M., eine individuelle Klientin**
>
> Die 79-jährige Frau M. lebt in einem Hotelzimmer in der Stadt, nachdem ihr die Wohnung gekündigt wurde. Sie wurde zur Untersuchung wegen Verdacht auf schwere Schilddrüsenentzündung und Dickdarmkrebs in ein Krankenhaus eingewiesen. Bei der Aufnahme war sie verwirrt, verweigerte die Einnahme ihrer Medikamente, konnte kein Gehgestell benutzen, konnte weder ihre persönliche Hygiene noch die Nahrungsversorgung bewältigen, und sie war eine schwere und dadurch stark gefährdete Raucherin. Unterstützung durch Familie gab es nicht. Frau M. hatte zwar nicht das Gefühl, dass sie Probleme hatte; alles, was sie wollte, war „bloß hier raus und nach Hause gehen"; sie gab aber zu, dass sie nicht mehr alles tat, was sie früher gemacht hatte. Das war:
>
> - Selbstversorgung
>   - „Ich kann mein Gehgestell nicht benutzen, darum kann ich nicht ins Badezimmer."
>   - „Ich kann nicht baden, aber ich wasche mich täglich."
>   - „Meine Kleidung sauber zu halten, ist richtig schwierig."
>   - „Ich kann nirgendwo hin. Busse und Taxen sind zu teuer."
> - Produktivität
>   - „Ich kann nicht einkaufen gehen."
>   - „Ich esse einfach, was da ist. Kochen interessiert mich nicht."
>   - „Ich kann meine Wohnung nicht sauber machen."
> - Freizeit
>   - „Ich wollte dieses Jahr nach Kuba fahren. Aber ich habe niemanden, mit dem ich fahren könnte. Alle meine Angehörigen leben nicht mehr."
>   - „Ich schreibe keine Briefe mehr. Ich kann keinen Stift halten, und mir fällt auch nichts ein zu schreiben."
>   - „Früher konnte ich meditieren, aber jetzt geht das nicht mehr."
>
> Die Dinge, die Frau M. mit Hilfe des COPM als für sie wichtig benennen konnte, um nach Hause zurückzukehren, stehen unten in Tabelle 10.1. Die Therapeutin arbeitete mit Frau M. auf das übergeordnete Ziel hin, das sie sich selbst gesetzt hatte - nach Hause zurückkehren. Sie überlegten verschiedene Möglichkeiten des Wohnens. Außerdem legte die Therapeutin Wert auf Sicherheit beim Benutzen des Gehgestells, beim Rauchen und Essenkochen und ermöglichte der Klientin mehr Einsicht in ihr eigenes Verhalten. Nach einer vorher vereinbarten Zeit mit ergotherapeutischer Behandlung wurde die erneute Erhebung vorgenommen. Das Ergebnis steht in Tabelle 10.2.

Tabelle 10.1 Anfangswerte des COPM von Frau M.

Problem	Performanz	Zufriedenheit
Mit dem Gehgestell ins Badezimmer gehen	2	1
Baden	1	1
Mahlzeiten kochen	1	1
Einkaufen gehen	1	1
Gesamtwert	5:4 = 1,25	4:4 = 1,0

Tabelle 10.2 Werte der erneuten COPM-Erhebung von Frau M.

Problem	Performanz	Zufriedenheit
Mit dem Gehgestell ins Badezimmer gehen	6	3
Baden	4	5
Mahlzeiten kochen	7	5
Einkaufen gehen	3	2
Gesamtwert	20:4 = 5,0	15:4 = 3,25
Veränderung der Werte	3,75	2,75

Fallstudie: Jonas, seine Eltern und sein Lehrer

Jonas Becker ist ein 13-jähriger Junge mit bekannten Lernschwierigkeiten und Entwicklungsstörungen in der Koordination. Diese Probleme haben ihm die Schule in den letzten Jahren besonders schwer gemacht. Er kann sich und seine Arbeit schlecht organisieren, hat eine begrenzte Aufmerksamkeits- und Konzentrationsspanne, kann schlecht schriftliche Arbeiten zu Ende führen und bekommt täglich eine Stunde Nachhilfe. Jonas bereitet sich jetzt auf die nächste Schulstufe vor. Die Ergotherapeutin ist dabei, mit Jonas, seinen Eltern und Lehrern diesen Wechsel zu planen. Sie hat Jonas, seine Mutter und seinen derzeitigen Klassenlehrer mit dem COPM interviewt. Das Ergebnis steht in Tabelle 10.3.

Dadurch, dass die Personen getrennt interviewt wurden, war es der Ergotherapeutin möglich, die von einander abweichenden Sichtweisen, die jeder mitbrachte, und deren Sorgen, was den bevorstehenden Schulwechsel betraf, zu verstehen. Diese Informationen wurden in einer gemeinsamen Sitzung zusammengetragen und diskutiert. Es gab einige Überschneidungen, was die Lerninhalte betraf, aber Jonas' Prioritäten lagen – wie leicht nachvollziehbar – mehr auf den sozialen Aspekten der Schule. Seine Mutter und sein Lehrer interessierten mehr seine Lernfortschritte. In der Sitzung arbeitete die Ergotherapeutin mit den Betroffenen daran, Kompromisse auszuhandeln und daran, dass jedem deutlich wurde, dass die ihm wichtigen Dinge in Beziehung zu denen der anderen Personen standen. Mit der daraus resultierenden Zustimmung jedes einzelnen Beteiligten zu den gemeinsamen Zielen der Intervention wurden die Chancen größer, dass alle auf die gleichen Ziele hin arbeiteten. Die angestrebten Ergebnisse waren klar formuliert und würden leicht und einfach mit dem COPM zu messen sein, sobald der Zeitpunkt der erneuten Erhebung gekommen ist.

Tabelle 10.3 COPM-Anfangswerte für die einzelnen Personen

Interviewte	Problem	Wichtigkeit	Performanz	Zufriedenheit
Jonas	Freunde finden	10	2	1
	sportliche Spiele	8	1	1
	Hausaufgaben machen	7	3	4
Mutter	selbständig arbeiten	10	3	2
	Freunde finden	9	2	2
	versetzt werden	9	4	2
Lehrer	Schularbeiten bewältigen	10	2	1
	Selbständigkeit	10	1	1
	soziale Fertigkeiten	8	3	4

10.6.1 Gemeindenahe Intervention

Das COPM kann auch bei Gruppen oder Organisationen eingesetzt werden. Eine Gruppe von Klienten könnte beispielsweise ein gemeinsames Problem der Betätigungsperformanz haben. Das COPM wird dann mit der Gruppe durchgeführt, um die Probleme herauszufinden, die im Mittelpunkt der Intervention stehen sollen. Wenn der Klient eine Gesellschaft oder Organisation ist, konzentriert sich das COPM-Interview immer noch auf Betätigungsperformanz, dann aber aus dem Blickwinkel der Organisation. Das Fallbeispiel macht dies deutlich. Die Schwierigkeit bei der Anwendung des COPM bei einer Organisation ist, den- oder diejenigen herauszufinden, der/die für die Organisation sprechen sollen. Wichtig ist, dass das Interview sich auf die Betätigungsperformanz aus Sicht der Organisation bezieht und nicht auf die Sicht eines Einzelnen. So kann man einen guten Blick für die Performanzprobleme bekommen, die sich auf den Ablauf in der Organisation auswirken.

> **Fallstudie: eine Organisation**
>
> Ein Ergotherapeut war Mitglied einer Arbeitsgruppe der örtlichen Stadtverwaltung. Das Ziel der Arbeitsgruppe bestand darin, die Zugänglichkeit von Freizeitangeboten für Personen mit Behinderungen in dieser Gemeinde zu überprüfen. In diesem Fall war also die Stadtverwaltung die Klientin. Sie wurde vertreten durch die Arbeitsgruppe, deren Mitglieder hauptsächlich Nutzer der Angebote waren, aber auch Angestellte der Abteilungen, die Angebote machten. Entscheidungen wurden letztendlich vom Rat der örtlichen Verwaltung getroffen.
>
> Das COPM wurde mit der Arbeitsgruppe durchgeführt. Der Schwerpunkt lag darauf herauszufinden, wie gut die durch die Stadt geschaffene Zugänglichkeit zu den Freizeitangeboten war und wie zufrieden die Arbeitsgruppe mit der Art war, wie die Bereitstellung der Freizeitprogramme durchgeführt wurde.
>
> Die herausgefundenen Punkte, die in der Vergangenheit zu Schwierigkeiten beim Erreichen und Nutzen der Angebote geführt hatten, enthielten Folgendes:
>
> - Ausbildungsstand des Personals bei den Angeboten
> - Zugänglichkeit neuer Räume der Stadtverwaltung
> - Zugänglichkeit und erschwingliche Kosten des Transports
> - Zugang zu Informationen über die Freizeitangebote
>
> Die Ergebnisse sind aus Tabelle 10.4 ersichtlich. Als diese Dinge herausgefunden worden waren, nahm die Arbeitsgruppe (einschließlich des Ergotherapeuten) eine Analyse vor, um die speziellen Gründe für die Probleme herauszufinden. Diese wurden zusammengetragen durch Nachschlagen der entsprechenden Vorschriften, Informationen über derzeit in der Gemeinde angebotene Freizeitprogramme, eine Übersicht der örtlichen Freizeitorganisationen, eine Übersicht der Gemeinden der näheren Umgebung, Vor-Ort-Besichtigungen städtischer Freizeit-Veranstaltungsorte, Nachlesen der Bauvorschriften, außerdem Beratung mit einzelnen Behinderten und Behindertengruppen. Aus diesen gesammelten Informationen wurden Gründe für die Probleme ersichtlich, es ergaben sich aber auch schon Lösungsansätze. Zum Beispiel gaben Nutzer an, dass das städtische Personal im Umgang mit Behinderten fortgebildet werden müsse, speziell im Hinblick auf Veränderungsmöglichkeiten, um Teilnehmer mit unterschiedlich eingeschränkten Fähigkeiten besser einbeziehen zu können. Es wurde die Empfehlung gegeben, dieses Training fortlaufend anzubieten und dass zusätzliche Personen gefunden werden sollten, um das städtische Personal zu unterstützen. Weiter wurde als Problem empfunden, dass derzeit keine Informationen in alternativer Form über die Angebote vorlagen, z.B. in größerer Schrift, auf Kassette oder in Braille-Schrift. Es wurde empfohlen, hier Abhilfe zu schaffen und Zusätze über diese alternativen Informationsquellen in allen Broschüren und Infoblättern über Freizeitangebote aufzunehmen.

Tabelle 10.4 COPM mit Organisationen

Betätigungsproblem	Performanz	Zufriedenheit
Personalfortbildung	4	2
Zugang zu Veranstaltungsorten	6	5
Benutzung von Transportmöglichkeiten	2	4
Zugang zu Informationen	2	2
Gesamtbewertung	14:4 = 3,5	13:4 = 3,25

10.7 Zusammenfassung

Ergebnis-Messinstrumente, die auf einem klar definierten Praxismodell aufbauen, sind unerlässlich für den Erhalt von Qualität in der Ergotherapie. Klientenzentrierte Praxis ist solch ein maßgebliches Praxismodell in der Ergotherapie, im COPM finden sich viele der in diesem Modell enthaltenen Konzepte wieder. Das COPM ist ein individualisiertes Ergebnis-Messinstrument, das für die Anwendung bei unterschiedlichen Klienten und unterschiedlichen Settings geeignet ist. Test/Retest-Reliabilität, Validität und Sensitivität sind nachgewiesen.

Die Integration des COPM in die ergotherapeutische Praxis ist nicht immer einfach. Da es einen klientenzentrierten Ansatz verfolgt, bewährt es sich besser in klientenzentrierter Umgebung als in einer mit traditioneller Vorgehensweise. Wenn Klienten es schwierig finden, die Probleme in ihrer Betätigungsperformanz zu benennen, muss der Therapeut den Erhebungsprozess entsprechend gestalten, damit der Klient oder seine Betreuer wirklich am Prozess beteiligt sind. Wie einfach oder schwierig die Anwendung des COPM ist und was es bringt, hängt auch davon ab, wann und in welchem therapeutischen Umfeld es eingesetzt wird.

Die Autorinnen möchten sich für die Unterstützung bei Mary Law, Sue Baptiste und Helene Polatajko bedanken, ihren Mitautorinnen beim *Canadian Occupational Performance Measure* (COPM).

Literatur

Baptiste S, Law M, Pollock N, Polatajko FL McColl M A, Carswell A 1993 The Canadian Occupational Performance Measure. World Federation of Occupational Therapy Bulletin 28:47–51

Bosch J 1995 The reliability and validity of the Canadian Occupational Performance Measure. Master's thesis, McMaster University, Hamilton, Ontario

Canadian Association of Occupational Therapists 1991 Occupational therapy guidelines for client-centred practice. CAOT Publications ACE, Toronto

Canadian Association of Occupational Therapists 1997 Enabling occupation: an occupational therapy perspective. CAOT Publications ACE, Ottawa

Department of National Health and Welfare & Canadian Association of Occupational Therapists 1983 Guidelines for the client-centred practice of occupational therapy. DNHW, Ottawa

Department of National Health and Welfare & Canadian Association of Occupational Therapists 1986 Intervention guidelines for the client-centred practice of occupational therapy. DNHW, Ottawa

Department of National Health and Welfare & Canadian Association of Occupational Therapists 1987 Toward outcome measures in occupational therapy. DNHW, Ottawa

Donabedian A 1976 Some basic issues in evaluating the quality of health care. In: American Nurse's Association (ed) Issues in evaluation research. American Nurses' Association, Kansas City, p 3

Donabedian A 1993 Quality in health care: whose responsibility is it? American College of Medical Quality 8(2):32–36

Ellenberg D B 1996 Outcomes research: the history, debate, and implications for the field of occupational therapy. American Journal of Occupational Therapy 50:436–441

Higgins C A 1997 Outcome measurement in home health. American Journal of Occupational Therapy 51:458–460

Law M, Cadman D, Rosenbaum P, DeMatteo C, Walter S, Russell D 1991 Neurodevelopmental therapy and upper extremity casting: results of a clinical trial. Developmental Medicine and Child Neurology 33:334–340

Law M, Baptiste S, Carswell A, McColl M A, Polatajko H, Pollock N 1994a The Canadian Occupational Performance Measure, 2nd edn. CAOT Publications ACE, Toronto.

Law M, Polatajko H, Pollock N, McColl M A, Carswell A, Baptiste S 1994b The Canadian Occupational Performance Measure: results of pilot testing. Canadian Journal of Occupational Therapy 61:191–197

McColl M A, Paterson M, Law M 1997 Validation of the COPM for community practice. Queen's University, Kingston, Ontario

Mahurin R K, Bettignies B H, Pirozzolo F J 1991 Structured Assessment of Independent Living Skills: preliminary report of a performance measure of functional abilities in dementia. Journal of Gerontology 46:58–66

Meyer A 1922 The philosophy of occupational therapy. Archives of Occupational Therapy 1:243–245.

Michalos A 1985 Satisfaction and happiness. Social Indicators Research 8:385–422.

Neistadt M 1995 Methods of assessing client's priorities: a survey of adult physical dysfunction settings. American Journal of Occupational Therapy 49:428–436

Northen J, Rust D, Nelson C, Watts J 1995 Involvement of adult rehabilitation patients in setting occupational therapy goals. American Journal of Occupational Therapy 49:214–220

Pollock N, Stewart D 1998 Occupational performance needs of school-aged children with physical disabilities in the community. Physical and Occupational Therapy in Pediatrics 18:55–68

Pollock N, Baptiste S, Law M, McColl MA, Opzoomer A, Polatajko H 1990 Occupational performance measures: a review based on the guidelines for client-centred practice. Canadian Journal of Occupational Therapy 57:82–87.

Rogers J C, Holm M B 1994 Accepting the challenge of outcome research: examining the effectiveness of occupational therapy practice. American Journal of Occupational Therapy 48:871–876

Sanford J, Law M, Swanson L, Guyatt C 1994 Assessing clinically important change in an outcome of rehabilitation in older adults. Conference of the American Society of Aging, San Francisco, California, Abstract no 811, p 100

Slagle E C 1934 Occupational therapy: recent methods and advances in the United States. Occupational Therapy and Rehabilitation 13:289–298

Steeden B 1994 Occupational therapy guidelines for client-centred practice and Canadian Occupational Performance Measure. British Journal of Occupational Therapy 57(1):23

Toomey M, Carswell A, Nicholson D 1995 The clinical utility of the Canadian Occupational Performance Measure. Canadian Journal of Occupational Therapy 62:242–249

Trombly C 1993 Anticipating the future: assessment of

occupational function. American Journal of Occupational Therapy 47:253–257

Ware J E, Sherbourne C D 1992 The MOS 36-item short-form health survey (SF–36): conceptual framework and item selection. Medical Care 30:473–483

Wood-Dauphinee S, Opzoomer A, Williams J I, Marchand B B, Spitzer W O 1988 Assessment of global function: the Reintegration to Normal Living Index. Archives of Physical Medicine and Rehabilitation 69:583–590

Yerxa E J, Burnett-Beaulieu S, Stocking S, Azen S P 1988 Development of the Satisfaction with Performance Scaled Questionnaire. American Journal of Occupational Therapy 42:215–221

Sachverzeichnis

A
Alltagsaktivität 120
Ältere
– Diskriminierung 77 f
– Gesundheitszustand 74 ff
– Gewohnheit 81
– Komorbidität 75 f
– Lebenserfahrung 81
– Selbstbestimmung 79, 81
– Umfeld-Anforderung 76 f
– Unterweisung 79
– Veränderung, sensorische 74 f
– Zurückhalten von Information 80
Alterns-Pionier 74
Alterswelle 73
Anfangserhebung 119
Anfangssitzung 21
Angst 80
– vor Obdachlosigkeit 94
Anstrengung 108
Arbeitsziel 54
Aufmerksamkeit 123
Auseinandersetzung, gerichtliche 103

B
Bedürfnis
– arbeitsbezogenes 95
– soziales 93
Beeinträchtigung, kognitive 61 ff
Befähigung 88
Befähigungsinterview 106
Befunderhebung 21 f
– Validierung 109
Behandlung, gewünschte 106
Behandlungsverweigerung 109
Beziehungsaufbau 88
Behinderung, körperliche 101 ff
Beratung, klientenzentrierte 89
Betätigungs-Bereich 10
Betätigungsperformanz 8 f
– Ergebnis 116
– Prozess 117
Betätigungsverhalten 27
Bewegungsausmaß 110
Beziehung
– synergetische 101 f
– Erhalt 104 f
– therapeutische 41, 54, 80
Bezugsperson 120
Bildungsbarriere 42
Borderline-Störung 89
Brainstorming-Ergebnis 110

C
Canadian
– Model of Occupational Performance s. CMOP
– Occupational Performance Measure (COPM) 110, 115 ff

Client Centred Occupational Performance Initial Interview (CCOPII) 22
Clinical Reasoning 49
Compliance 49
COPM 9 f
– Anfangserhebung 119
– Entwicklung 118
– Erhebung 118
– Fallstudie 121 ff
– Inhaltsvalidität 119
– Klientenunterstützung 120
– Konstruktvalidität 119
– Kriteriumsvalidität 119
– mit Organisation 124
– Rahmenbedingung 121
– Reliabilität 118
– Sensitivität 118 f
– Zeitaufwand 121
COPM-Arbeitsgruppe 55

D
Dankbarkeit 104
Defizit 105
Denken 11
Depression 91, 93
– chronisch resistente 94
Diskriminierung Älterer 77 f
Dokumentation 103

E
Eigenschaft, psychometrische 115
Einkommen, angemessenes 74
Einschränkung, kognitive 61 ff
– Befunderhebung 63 f
Einverständnis 109
Einwilligung 63
Enabling occupation 88
Entscheidung 37, 40, 48
– abgestufte 64 f
– Ersatzperson 65
– ethische Bedenken 41
– informierte 38, 65
– kompetente 62
– Schwierigkeit 93 f
Entscheidungs-Fähigkeiten-Diskrepanz 94 ff
Entwicklungskoordinations-Störung 96
Ergebnis
– erwünschtes 103, 106 f
– Rechtslage 111
– Evaluation 109 f
Ergebnis-Messinstrument 115
– individualisiertes 116
Ergebnismessung 115
Ergotherapie 118
– Ansatz
– direktiver 94 f
– klientenzentrierter 6, 35 ff

– neurophysiologischer 13
– traditioneller 20 f
– Beendigung 23
– Definition 6
– Dilemma, moralisches 110 f
– Effektivität 115
– finanzielle Mittel 43
– Kernprozess 20
– Kernwert 88
– Zielsetzung 22
Ergotherapie-Prozess 19, 63
– klientenzentrierter 21 ff
– Widerstreben 90 ff
Erhebung 119
Erkrankungshypothese 106 f
Ersatzperson 65 f
Erwartung 105 f
Ethik 41, 87
Evaluation 20, 23, 56, 109 f
– Zeitpunkt 109, 116
Experte 39, 120
Expertenwissen 5

F
Fachwissen 40
Fähigkeit, veränderte 102
Fähigkeits-Anforderungs-Modell 76 f
Falldarstellung 50
Familienmitglied 110, 120
Fortbildungsveranstaltung 55
Frage, geschlossene 109
Freizeit 10
Freizeitangebot 124
Frustration 48
Fühlen 11
Funktion, Veränderung 119

G
Gebrechlichkeit 75 f
Gegenseitigkeit 104
Gerichtsverfahren 103
Geschäftsfähigkeit 65
Gesundheitsberuf, Hochachtung 78
Gesundheitsförderung 3
Gesundheitsüberzeugung 78 f
Gesundheitsversorgung 4
Gesundheitswesen, Einschränkung, finanzielle 29
Glaube an sich selbst 78 f
Gruppe 123
– kulturelle 64
– „Produktivität Plus" 95
– soziale 31
Gruppenprozess 95

H
Hintergrundinformation 64
Hirnschädigung 91
Hoffnung 103

Sachverzeichnis

Hypothese 106 f
ICIDH (International Classification of Impairments, Disabilities and Handicaps) 27

I
Information 124
– notwendige 22, 39
– relevante 38
Intervention 52 ff
– gemeindenahe 123
– Steuerung 51
Interventionsziel 123

J
Ja/Nein-Frage, geschlossene 109

K
Kind, Tagesprogramm 96
Klient 52
– älterer 74
– Anliegen 107
– Auseinandersetzung, gerichtliche 103
– Beteiligung 62, 79 f
– Definition 35 f
– Eigenwahrnehmung 116
– Einsicht, begrenzte 53
– Einstellung 79
– entscheidungsunfähiger 64
– als Experte 120
– Geschäftsfähigkeit 65
– Kompetenz 62
– Prägung, kulturelle 42
– Priorität 120
– psychiatrischer 90 ff
  – Re-Integration 96
– Ressourcen 108
– Selbstbestimmtheit 79
– Sicherheit 39 f
– Stärke 108
– Wahlmöglichkeit 39
– Widerstreben 90 f
– Zustimmung 56
Klientenautonomie 51
Klienten-Partizipation 57
Klientenperspektive 111
Klientenrolle 116
Klientenzufriedenheit 121
Kommunikation 38
– effektive 75
Komorbidität 75 f
Kompetenz 62
– geistige 63 f
– im medizinischen Sinne 63
– rechtliche 63
– Vertrauen 102, 105
Konflikt 51
Konzentration 123
Krankheitserfahrung 5, 101, 105 f
Kultur 29, 42
– ländliche 29

L
Lebenserfahrung 81
Lebenskontext 103, 110
Lernbehinderung 109
Lernschwäche 95

M
Macht 30, 36 ff
– Abgeben 37 f
– Teilhabe 118
– Übernahme 37
– Ungleichheit 101
– Verteilung 105
Medikamentenkonsum 75
Meinungsverschiedenheit 92
Mentorsystem 55
Messinstrument
– Sichtung, kritische 118
– Stabilität 118
– standardisiertes 115
Misshandlung 80
Modell
– der Betätigungs-Performanz 8 f
– medizinisches 120
– der menschlichen Betätigung 27
– der verstärkten Kommunikation 78

O
Organisation 123 f

P
Partner in der Gesundheitsversorgung 4
Partnerschaft 13, 22 f
– therapeutische 7
Patient
– Definition 35
– psychiatrischer, Re-Integration 96
Patient's Charter 3
Patientenrolle 81
Patientenunterweisung 38
Performanz-Komponente 8, 10 ff
– affektive 11
– kognitive 11
– physische 11
Person-Umwelt-Betätigungs-Modell 27
Planungsprozess, interaktiver 105 ff, 111
Praxis, klientenzentrierte
– Beteiligung des Klienten 62
– Effektivität 7
– Hindernisse 39 ff
– Präsentation, visuelle 55
– in der Psychiatrie 87 ff
– Übereinstimmung 49
– Umsetzung 47 f, 55 ff
– Unverträglichkeit 51
– Zustimmung, inormierte 62
– teilweise klientenzentrierte 13
Praxistagebuch, reflektierendes 50
Problemlöse-Fertigkeit 42
Problemlösungsmodell 19
Produktivität 10
Prozess 115
Psychiatrie 87 ff
– Kurzzeit-Akutstation 90

Q
Qualitätssicherungsexperte 56

R
Reaktion, direktive 89
Recht auf Behandlungsverweigerung 109

Rechte 29
Rechtslage 111
Respekt 78, 93
– vor dem Therapeuten 79
Ressourcen 108
Richtlinie, ergotherapeutische für klientenzentrierte Praxis in der Psychiatrie 87
Rolle, soziale 31
Rollenerwartung 116
Rollenvorbild
– negatives 49 f
– positives 49
Rollstuhl, roter 66 f

S
Sehgeschädigte 75
Selbstbestimmung 81
– Verlust 80
Selbsthilfegruppe 3
Selbstversorgung 10
Selbstvertrauen 40, 50, 107
Self Instructional
– Package for the COMP 51
– Programme for COPM 55 f
Setting 115
– gemeindenahes 121
Sicherheit 122
Sicherheitsrisiko 121
Sorge 106
Spaß 105
Spiritualität 11
Sprache 36
– klientenzentrierte 39
Stärke 102
Störung, bipolare 92
Struktur, therapeutische 115
Strukturqualität 54
Supervision 54

T
Tagesprogramm für Kinder 96
Tätigkeit, sinnvolle 95
Team, therapeutisches 42
– Beurteilung der Performanz 54
– Engagement 56
– Fähigkeitsprofil 54 f
– Koordination 111
– Mini-Pilotstudie 55
– Planungsprozess, interaktiver 111
– Profil 54
– Ressourcen 55
– Rückmeldung 56
– Selbststudium 55
– Selbstvertrauen 50
– Unterstützung 50 f
Teamarbeit 50 f
Terminologie 48
Therapeut 5
– Eintreten für den Klienten 65, 76, 93
– Fachwissen 105 f
– als Fallmanager 89
– Können, fachliches 92
– Macht 36 ff
– Persönlichkeit 40
– Rollenvorbild 49 f
– Selbsterkenntnis 40
– Selbstvertrauen 40, 50
– als Unterweiser 38

Sachverzeichnis

– Verhalten, direktives 96
Training 54 f
Trainingsmöglichkeit 51

U
Überzeugung 40
Umfeld-Aktivitäts-Hypothese 76
Umfeld-Anforderung 77
Umfeld-Anpassungs-Hypothese 76
Umgang, klientenzentrierter 101
Umgebung, patientenzentrierte 4
Umwelt
– institutionelle 12
– Interdependenz 28
– kulturelle 8, 12, 29, 42
– ökonomische 29
– physische 8, 12, 30
– politische 30
– rechtliche 29 f

– soziale 8, 12, 31
– Verändern 96
– Wandel 4
Umweltbereich 8, 12
Unterstützung einer gefährlichen
  Situation 40
Unterweisung 79, 81

V
Veränderung 48
– demographische 73
– erleichtern 102
– sensorische 74 f
Verantwortung 41
Verordnung 20 f
Verpflichtung, ethische 87
Versorgung
– patientenzentrierte 5 f, 48 f
– selbständige 90

Vertrauen 80, 102, 105
Visualisierungsstrategie 104
Vorgeschichte 64

W
Werte 40
Wertschätzung 88
Widerstreben 90 f
Wohnen, kooperatives 94

Z
Zeit 42, 52
– Vergeuden 108
Ziel 123
Ziel-Erreichungs-Skala 109
Zielsetzung 02
Zufriedenheitswert 110
Zustimmung, informierte 63, 65
Zuwendung, menschliche 104